国家卫生健康委员会"十四五"规划教材
全国中医药高职高专教育教材

供针灸推拿专业用

针法灸法

第5版

主 编　周美启　陈春华

副主编　史　炜　李　强　李　涛　李丽英

编　委　（按姓氏笔画排序）

史　炜（四川中医药高等专科学校）

刘晓旭（黑龙江护理高等专科学校）

刘聘进（亳州职业技术学院）

李　涛（安徽中医药高等专科学校）

李　强（湖南中医药高等专科学校）

李丽英（山东医学高等专科学校）

宋小芳（运城护理职业学院）

陈春华（南阳医学高等专科学校）

范金华（湖北中医药高等专科学校）

周美启（亳州职业技术学院）

赵云龙（保山中医药高等专科学校）

赵惠连（江西中医药高等专科学校）

蔡明星（遵义医药高等专科学校）

廖　凯（江西中医药大学）

人民卫生出版社
·北　京·

图书在版编目（CIP）数据

针法灸法/周美启，陈春华主编. —5 版. —北京：
人民卫生出版社，2023.7（2024.5 重印）
ISBN 978-7-117-34932-1

Ⅰ. ①针⋯ Ⅱ. ①周⋯②陈⋯ Ⅲ. ①针灸疗法－高
等职业教育－教材 Ⅳ. ①R245

中国国家版本馆 CIP 数据核字（2023）第 143477 号

人卫智网	www.ipmph.com	医学教育、学术、考试、健康，购书智慧智能综合服务平台
人卫官网	www.pmph.com	人卫官方资讯发布平台

针 法 灸 法
Zhenfa Jiufa
第 5 版

主　　编：周美启　陈春华
出版发行：人民卫生出版社（中继线 010-59780011）
地　　址：北京市朝阳区潘家园南里 19 号
邮　　编：100021
E - mail：pmph @ pmph.com
购书热线：010-59787592　010-59787584　010-65264830
印　　刷：三河市宏达印刷有限公司
经　　销：新华书店
开　　本：850×1168　1/16　印张：13
字　　数：367 千字
版　　次：2005 年 6 月第 1 版　　2023 年 7 月第 5 版
印　　次：2024 年 5 月第 2 次印刷
标准书号：ISBN 978-7-117-34932-1
定　　价：56.00 元

《针法灸法》
数字增值服务编委会

主　编　周美启　陈春华

副主编　史　炜　李　强　李　涛　李丽英

编　委（按姓氏笔画排序）

史　炜（四川中医药高等专科学校）

刘晓旭（黑龙江护理高等专科学校）

刘聘进（亳州职业技术学院）

李　涛（安徽中医药高等专科学校）

李　强（湖南中医药高等专科学校）

李丽英（山东医学高等专科学校）

宋小芳（运城护理职业学院）

陈春华（南阳医学高等专科学校）

范金华（湖北中医药高等专科学校）

周美启（亳州职业技术学院）

赵云龙（保山中医药高等专科学校）

赵惠连（江西中医药高等专科学校）

蔡明星（遵义医药高等专科学校）

廖　凯（江西中医药大学）

修订说明

为了做好新一轮中医药职业教育教材建设工作，贯彻落实党的二十大精神和《中医药发展战略规划纲要（2016—2030年）》《教育部 国家卫生健康委 国家中医药管理局关于深化医教协同进一步推动中医药教育改革与高质量发展的实施意见》《教育部等八部门关于加快构建高校思想政治工作体系的意见》《职业教育提质培优行动计划（2020—2023年）》《职业院校教材管理办法》的要求，适应当前我国中医药职业教育教学改革发展的形势与中医药健康服务技术技能人才培养的需要，人民卫生出版社在教育部、国家卫生健康委员会、国家中医药管理局的领导下，组织和规划了第五轮全国中医药高职高专教育教材、国家卫生健康委员会"十四五"规划教材的编写和修订工作。

为做好第五轮教材的出版工作，我们成立了第五届全国中医药高职高专教育教材建设指导委员会和各专业教材评审委员会，以指导和组织教材的编写与评审工作；按照公开、公平、公正的原则，在全国1 800余位专家和学者申报的基础上，经中医药高职高专教育教材建设指导委员会审定批准，聘任了教材主编、副主编和编委；确立了本轮教材的指导思想和编写要求，全面修订全国中医药高职高专教育第四轮规划教材，即中医学、中药学、针灸推拿、护理、医疗美容技术、康复治疗技术6个专业共89种教材。

党的二十大报告指出，统筹职业教育、高等教育、继续教育协同创新，推进职普融通、产教融合、科教融汇，优化职业教育类型定位，再次明确了职业教育的发展方向。在二十大精神指引下，我们明确了教材修订编写的指导思想和基本原则，并及时推出了本轮教材。

第五轮全国中医药高职高专教育教材具有以下特色：

1. 立德树人，课程思政　教材以习近平新时代中国特色社会主义思想为引领，坚守"为党育人、为国育才"的初心和使命，培根铸魂、启智增慧，深化"三全育人"综合改革，落实"五育并举"的要求，充分发挥思想政治理论课立德树人的关键作用。根据不同专业人才培养特点和专业能力素质要求，科学合理地设计思政教育内容。教材中有机融入中医药文化元素和思想政治教育元素，形成专业课教学与思政理论教育、课程思政与专业思政紧密结合的教材建设格局。

2. 传承创新，突出特色　教材建设遵循中医药发展规律，传承精华，守正创新。本套教材是在中西医结合、中西药并用抗击新型冠状病毒感染疫情取得决定性胜利的时候，党的二十大报告指出促进中医药传承创新发展要求的背景下启动编写的，所以本套教材充分体现了中医药特色，将中医药领域成熟的新理论、新知识、新技术、新成果根据需要吸收到教材中来，在传承的基础上发展，在守正的基础上创新。

3. 目标明确，注重三基　教材的深度和广度符合各专业培养目标的要求和特定学制、特定对象、特定层次的培养目标，力求体现"专科特色、技能特点、时代特征"，强调各教材编写大纲一定要符合高职高专相关专业的培养目标与要求,注重基本理论、基本知识和基本技能的培养和全面素质的提高。

4. 能力为先,需求为本　教材编写以学生为中心,一方面提高学生的岗位适应能力,培养发展型、复合型、创新型技术技能人才;另一方面,培养支撑学生发展、适应时代需求的认知能力、合作能力、创新能力和职业能力,使学生得到全面、可持续发展。同时,以职业技能的培养为根本,满足岗位需要、学教需要、社会需要。

5. 规划科学,详略得当　全套教材严格界定职业教育教材与本科教育教材、毕业后教育教材的知识范畴,严格把握教材内容的深度、广度和侧重点,既体现职业性,又体现其高等教育性,突出应用型、技能型教育内容。基础课教材内容服务于专业课教材,以"必需、够用"为原则,强调基本技能的培养;专业课教材紧密围绕专业培养目标的需要进行选材。

6. 强调实用,避免脱节　教材贯彻现代职业教育理念,体现"以就业为导向,以能力为本位,以职业素养为核心"的职业教育理念。突出技能培养,提倡"做中学、学中做"的"理实一体化"思想,突出应用型、技能型教育内容。避免理论与实际脱节、教育与实践脱节、人才培养与社会需求脱节的倾向。

7. 针对岗位,学考结合　本套教材编写按照职业教育培养目标,将国家职业技能的相关标准和要求融入教材中,充分考虑学生考取相关职业资格证书、岗位证书的需要。与职业岗位证书相关的教材,其内容和实训项目的选取涵盖相关的考试内容,做到学考结合、教考融合,体现了职业教育的特点。

8. 纸数融合,坚持创新　新版教材进一步丰富了纸质教材和数字增值服务融合的教材服务体系。书中设有自主学习二维码,通过扫码,学生可对本套教材的数字增值服务内容进行自主学习,实现与教学要求匹配、与岗位需求对接、与执业考试接轨,打造优质、生动、立体的学习内容。教材编写充分体现与时代融合、与现代科技融合、与西医学融合的特色和理念,适度增加新进展、新技术、新方法,充分培养学生的探索精神、创新精神、人文素养;同时,将移动互联、网络增值、慕课、翻转课堂等新的教学理念、教学技术和学习方式融入教材建设之中,开发多媒体教材、数字教材等新媒体形式教材。

人民卫生出版社成立 70 年来,构建了中国特色的教材建设机制和模式,其规范的出版流程,成熟的出版经验和优良传统在本轮修订中得到了很好的传承。我们在中医药高职高专教育教材建设指导委员会和各专业教材评审委员会指导下,通过召开调研会议、论证会议、主编人会议、编写会议、审定稿会议等,确保了教材的科学性、先进性和适用性。参编本套教材的 1 000 余位专家来自全国 50 余所院校,希望在大家的共同努力下,本套教材能够担当全面推进中医药高职高专教育教材建设,切实服务于提升中医药教育质量、服务于中医药卫生人才培养的使命。谨此,向有关单位和个人表示衷心的感谢! 为了保持教材内容的先进性,在本版教材使用过程中,我们力争做到教材纸质版内容不断勘误,数字内容与时俱进,实时更新。希望各院校在教材使用中及时提出宝贵意见或建议,以便不断修订和完善,为下一轮教材的修订工作奠定坚实的基础。

人民卫生出版社有限公司

2023 年 4 月

前　言

　　针法灸法是以各种针灸技术的操作方法、临床应用及作用原理为主要内容的针灸分支学科。在教材的编写上，我们以思想性、科学性、先进性、启发性和实用性为原则，结合高职高专教学实际，全面反映本学科基本知识、基础理论和基本技能。通过本教材的学习，学生可掌握临床常用针灸技术的操作方法，熟悉和了解其作用原理及临床应用，以适应针灸临床工作的需要。

　　全书共分绪论、七个章节及三篇附录。绪论主要阐明针法灸法的概念、特征、起源与发展，并介绍针法灸法的基本内容及学习方法。第一章介绍毫针刺法的操作技术和临床应用。第二章介绍灸法的操作技术和临床应用。第三章至第六章，分别介绍拔罐法和刮痧法、三棱针法等特殊针具刺法、耳针法等特定部位刺法、电针法等腧穴特种疗法的操作方法和临床应用。第七章主要介绍针法灸法实训指导内容。附录部分简要介绍了古代医籍论刺灸法、针法灸法研究进展和针法灸法操作技能考核项目及评分细则。

　　本教材在编写过程中，以原4版教材为基础，总结和汲取教材的编写经验和成果，发扬长处，研讨不足和存在的问题，针对教学和临床的实际情况进行修订。将针法灸法的课程特点与高职高专重视专业技能训练的特点相结合，注重理论学习与实践操作有机结合，注重课程教学与中医助理医师资格考试相结合。在章节设置上，将实训指导部分独立为一个章节，供实训教学参考。本版教材还加入了"学习目标""知识链接""思政元素"等模块，并配套有二维码数字增值服务。

　　教材编写过程中，得到了四川中医药高等专科学校、南阳医学高等专科学校、湖南中医药高等专科学校、湖北中医药高等专科学校、保山中医药高等专科学校、山东医学高等专科学校、安徽中医药高等专科学校、黑龙江护理高等专科学校、江西中医药高等专科学校、江西中医药大学、运城护理职业学院、遵义医药高等专科学校、亳州职业技术学院的大力支持，在此一并表示感谢！

　　在编写过程中，我们坚持理论与实践相结合，力求贴近教学和临床工作的实际需要。但由于水平有限，不妥之处敬请各位专家和读者多提宝贵意见，以便在今后的修订中不断完善。

《针法灸法》编委会

2023 年 4 月

目　录

绪　论

PPT 课件

ER-0-1

ER-0-2

知识导览

学习目标

掌握针法灸法的概念。熟悉针法灸法的内容、特征,九针的分类和临床应用。了解针法灸法的起源与发展。

针法灸法是针灸临床必须掌握的基本技能和治疗方法,是阐明经络理论、获取腧穴功用的技术基础,是影响针灸效应和提高治疗效果的重要手段。针灸要取得疗效,准确地选取穴位是基础,正确而熟练地进行合理的针法灸法操作,获得合适的针灸感应是关键。

针法灸法学是研究以防治疾病为目的的各种针灸技术的操作方法、临床应用及其作用原理的一门学科,是针灸学的重要组成部分。

一、针法灸法的概念及特征

（一）针法灸法的概念

针法就是刺法,古称"砭刺",指采用各种不同的针具,运用一定的手法或方式,刺激人体的腧穴或特定部位,以疏通经络,调和气血,调整阴阳,达到防治疾病目的的方法。简而言之,就是各种不同针具的操作技术方法。

灸法,古称"灸焫",是指采用艾绒或其他非艾灸材,烧灼、熏熨人体的腧穴或特定部位,以温通经脉,调和气血,扶正祛邪,从而防治疾病的方法。由于施灸多用艾绒,故常称为"艾灸"。

除针法和灸法之外,针法灸法还包括拔罐法、刮痧法、穴位敷贴法等,其内容主要为各种针灸技术的操作方法、临床运用及作用原理。这些不同的技术方法所用器具各不相同,其刺激方式、治疗作用和范围也各有特点,临床上可根据患者情况、病证性质、证候类型、治疗目的等综合分析,针对性选择应用。

（二）针法灸法的特征

1. 明确经络腧穴定位是应用针法灸法技术的前提条件。针法灸法属中医外治法。其作用部位大多在经络腧穴。针法灸法相关技术是通过刺激经络腧穴,发挥其对机体的调节作用。《灵枢·邪气脏腑病形》:"中气穴则针游于巷,中肉节则皮肤痛。"《神灸经纶》卷一:"灸法要在明证审穴,证不明则无以知其病之在阴在阳,穴不审则多有误于伤气伤血。"这些都说明针灸技术的作用部位在经络腧穴,同时正确的辨证选穴也是取得好疗效的关键。

2. 突出针灸技能训练是掌握针法灸法技术的基本要求。针法灸法包含几十种不同的针灸治疗技术,每一种针灸技术,都有各自不同的器具选择、操作方法和注意事项。仅就每一种针灸技术操作方法而言,又有刺激方式、刺激强度、刺激时间、刺激部位等各自的具体操作要领。这些复杂因素都直接或间接影响针灸的有效性和安全性。如何在临床上根据疾病特点选用不同的针灸器具,进行不同的操作,实施连贯有序的治疗过程,是针灸治疗的重要环节。因此,要求学生在学习针法灸法理论原理的同时,要更加注重技术技能训练,逐步达到熟练程度,再经历一个长期的实践过程体验,方能得其精髓。

3. 灵活选用恰当治法是针法灸法临床应用的根本要求。尽管针灸大多是通过刺激经络腧穴，发挥其调整机体功能状态的治疗作用，但不同针灸的技术在应用范围上又有所侧重。如针刺以机械刺激为主，适用于临床大多数病证；艾灸以温热刺激和药性作用为主，主要用于寒证、虚证。三棱针放血刺激较强，作用于浅表血络，适用于青壮年、实热证；皮肤针叩刺刺激较弱，作用于十二皮部，尤宜于老人、小儿、体弱者。因此，认真掌握针灸诸法的治疗作用、适用范围和选穴配方原则，在临床随证而施，是针法灸法又一个重要特点。值得一提的是，在临床应用时，各种针灸技术既可单独应用，又可根据临床的实际需要相互配合应用，如腰背部肌肉劳损可局部针刺结合拔罐，以期达到最佳的临床效果。

二、针法灸法的起源与发展

（一）针法的起源与发展

1. 砭刺与针法的起源   针法起源最早可以追溯到新石器时代，据推测应该与原始人的治病经验有关。如当身体某处发生疼痛时，很自然地会用手去揉、按、捶、打，以减轻或消除疼痛，在此过程中，极可能在无意间发现使用锐利的小石片代替手指既省力效果又好，久而久之逐渐有意识地运用。这可以说就是刺法的萌芽时期。

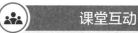

课堂互动

请以生活中使用按压、按摸、温热等方法缓解疼痛的事例来体会关于针法、灸法起源的说法。

东汉的字书就保留有"砭，以石刺病也"（《说文解字》）的记载，中国古代将刺病的石头称为"砭石"。所谓"砭石"，是一种经过磨砺而成的锥形或楔形的小石器——这是最原始的"针"。中国的远古就有"有石如玉，可以为针"（《素问·异法方宜论》王冰注引《山海经》）的传说。原始人用这种石针来叩击皮肤、揉按肌肉，或浅刺放血，经过漫长的摸索和经验积累，逐步发展成为针灸治疗的工具。据文献记载，古人还用砭石来作为划破痈肿、排脓放血的外科工具。"夫气盛血聚者，宜石而泻之"（《素问·病能论》），就是指用砭石割治排脓。为了适合穿刺和切割的需要，砭石的形状亦趋于多样化，有锋者称为"针石"，有刃者称为"镵石"。内蒙古多伦旗头道洼新石器时代遗址出土的一根磨制石针、河南郑州商代遗址出土的一枚玉质小剑形器等，都是文献记载的有力佐证。

大约在距今一万八千年的山顶洞人文化时期，我国古人已能使用石刀等工具制作较为精致的骨针。考古学家在距今六七千年的新石器时代遗址中，发现不少骨针，形式各异。有的一端尖锐，另一端无孔；有的两端皆锐。据认为，这样的骨针极可能是一种针疗工具。此外，古代的"针"字也写成"箴"，据字形推求，说明当时的针具除砭石、骨针之外，极可能使用过竹针治病。到了仰韶文化时期（前5000—前3000），黄河流域发展了彩陶文化，制陶技术出现，人们利用尖锐锋利的碎陶片来切割脓疱或浅刺身体某些部位来治病，称为"陶针"，或称瓷针。《本草纲目》曰："以瓷针治病，亦砭之遗意也。"至今在某些少数民族地区还有人使用着陶针疗法。总之，这些针具属于非金属针具，其发展过程为：砭石（新石器时代）→骨针（山顶洞人文化时期）→竹针（年代不详）→陶针（仰韶文化时期）。

2. 九针的应用和发展   到了殷商时期（公元前16世纪到公元前11世纪），由于冶金术的进步，中国古代文明进入了青铜器时代。青铜器的广泛应用为针具的改进提供了物质条件，于是出现了青铜针具，但限于当时的生产力，使用并不广泛，故这一时期，仍然沿用着砭石、竹针或陶针。春秋时期（前770—前476），铁器出现，随着冶铁术的发展和冶炼技术提高，从战国迄于秦汉，砭石才逐渐被九针所取代。在河南新郑1972年出土的遗存中，发现有1枚砭石，一端呈卵圆形，另一端呈三棱锥形，其形与《灵枢·官针》之圆针、锋针相似，体现了砭石至九针的演变过程。《黄帝内经》中记述的针具发展史上里程碑式的"九针"就萌芽于这一时期。但由于生产力的限制,出现九针之后,还沿用原有的石针,故在《黄帝内经》中九针与砭石并提。春秋时代出现了铁器,随着冶炼技术的进步与提高,直至战国到秦汉,砭石才逐渐被九针取代。

《灵枢·九针十二原》是关于九针的最早记载,详细介绍了九针的形状、大小、应用范围和操作方法。《黄帝内经》还有涉及九针的应用及其形成的,如《灵枢·官针》:"九针之宜,各有所为,长短大小,各有所施也。"九种不同形状的针具,用途各有不同,随着生产工具和技术的进步,针具的制造渐趋精巧,操作手法也更为细致。现介绍九针的形状(图0-1)和用途。

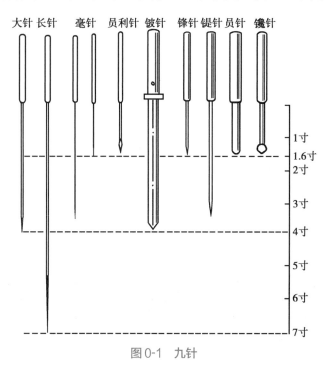

图 0-1　九针

（1）镵针

1）形状:镵是古代的一种犁头,装上弯曲的长柄,用以掘土。镵并有"锐利"(《说文解字》)之意。九针之镵针长一寸六分,"头大末锐",针头较大,在距针之末端一分处骤然紧缩,形成尖端,其形如犁,又极似箭头,后人称为"箭头针"。这种形状不得深入皮肤,宜于浅刺,近人在此基础上发展为皮肤针。

2）用途:"去泻阳气"(《灵枢·九针十二原》)。镵针的形状使其只能浅刺皮肤而不得深入,可用于泻血、点刺,治头痛发热之证。

（2）员针(圆针)

1）形状:长一寸六分,针身呈圆柱形,针头卵圆。后人称为"圆头针"。

课堂互动

请以镵针的形状对照现代皮肤针以说明两者的异同和功能。

2）用途:"揩摩分间,不得伤肌肉,以泻分气"(《灵枢·九针十二原》)。邪侵肌肉,用员针揩摩,因其针头卵圆,不致损伤肌肉,而得疏利分肉间之气血。此针用于揩摩体表,治疗分肉间之气滞。为一种按摩用具。

（3）鍉针

1）形状:鍉针长三寸半,针头圆而微尖,状如黍粟。这种形状便于按摩经脉,而不至于刺入肌肉,陷入皮肤之中。近人称为"推针"。

2）用途:"主按脉勿陷,以致其气"(《灵枢·九针十二原》)。是一种按压经穴,使气血流通的工具,用于体虚不得气者,作催气之用。

（4）锋针

1）形状：长一寸六分，"刃三隅"（《灵枢·九针十二原》）。针身呈圆柱形，针头锋利，呈三棱锥形，后人称为"三棱针"。

2）用途："以发痼疾"，用于顽固性疾病。此针为放血之用，用于痈疡瘤疾，或病在经络的顽固性痹证。实邪壅滞之症，均可以取用锋针放血，以泻除热毒，开启经脉之壅塞。临床上常用来点刺、泻血，治疗痈肿、热证。

（5）铍针

1）形状：针身形如剑锋，针长四寸，宽二分半，这种形状宜于痈脓之切开引流排脓。

2）用途："以取大脓"（《灵枢·九针十二原》）。为外科割治痈脓之用。

（6）员利针

1）形状：长一寸六分，末端尖锐，中部稍显膨大，针身反细小，且圆且锐，如牦牛的尾毛，使能深刺。

2）用途："以取暴气"（《灵枢·九针十二原》），用于痈疽、暴痛、痹证之急性发作等。

（7）毫针

1）形状：长一寸六分或三寸六分，针身细小如毫毛，"尖如蚊虻喙"（《灵枢·九针十二原》）。因其针身细小，可以刺入各经的孔穴，宜于持久留针，静候其气；也可徐缓从容地运用手法，调理经络，补阴和阳，使正气得以充实。

2）用途：疏通经络，调和气血，用以治寒热、痛痹和脏腑疾病，为针刺之常用针具。

课堂互动

1. 请以员利针、毫针的形状对照现代毫针，说明两者的异同和功能。

2. 请以锟针之按压经脉对照现代针刺之循经催气法，以铍针之切开引流对照现代的引流术，说明两者的异同。

（8）长针

1）形状：针长七寸，针身细长，末锐而锋利，便于深刺。

2）用途：用以深刺，治疗邪气深着于内部深层或肌肉深厚处且日久不愈之深邪、"远痹"。后人称为"环跳针"。

（9）大针

1）形状：长四寸，针尖如梃，针身粗圆，便于用以放泻关节内所积聚的水液。

2）用途：古人用以"泻机关之水"（《灵枢·九针十二原》），治疗关节积液。凡邪气深入，流注肌腠，浸淫关节，积水壅滞之证。后人用作火针，治疗瘰疬、痈肿。

上述可见，九针包括了长、短、大、小的不同针具，还有按摩用的圆棒和割治的小刀，用途各有不同，现将其用途列表于下，以便于掌握（表0-1）。

表0-1 九针应用

名称	用法	治疗作用
镵针	浅刺皮肤	泻阳分邪热
圆针	揩摩分肉之间	按摩体表，治分肉间邪气
锟针	按压经脉	不得气者用以催气
锋针	刺络出血	治痈疽、热病

续表

名称	用法	治疗作用
铍针	排脓引流	治痈肿成脓
员利针	深刺	治痈肿痹痛
毫针	调治经络,应用最广	扶正祛邪,补阴和阳
长针	深刺	深邪远痹,组织深部疾患
大针	针刺放水	治关节积液。后人用作火针

从砭石到九针可以看出,针法的形成经过了新石器时代和青铜器时代的漫长岁月。其后随着生产的发展,陆续出现了金针、银针、马衔针、合金针等针具。1968年,我国考古工作者在河北满城西汉刘胜墓中发掘出医用金针四根(图0-2)、银针五根(残缺),形状与《黄帝内经》九针的锋针、圆针、员利针等针具相符合,证明早在两千年前,我们就已经采用金、银制造针具。采用贵重金属制作针具一直沿袭到近代。总之,金属针具的发展过程为:青铜针(夏、商、周时代)→金针、银针(汉代)→不锈钢针(现代)。目前的针具多用不锈钢制成,针身坚韧,不易生锈,且富于弹性,优于其他金属,为针灸临床广泛采用。

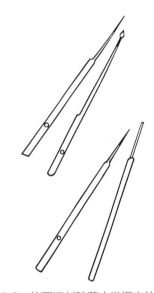

图0-2　从西汉刘胜墓中发掘出的金针

3.针法的发展　原始人使用砭石治病方法较为简单,只用于刺血或排脓。当针具从砭石发展九针,对针法的描述才有了正式的记载。随着针具的改革,针刺的方法也不断发展。早期的医学著作《黄帝内经》就对上古的针刺方法做了总结,这些方法对后世刺法的发展产生了深远的影响。这些内容包括:一是指出补泻是针刺治病的基本原则:"凡用针者,虚则实之,满则泄之,宛陈则除之,邪胜则虚之"(《灵枢·九针十二原》)。二是根据病情选择针具:"病在皮肤无常处者,取以镵针于病所,肤白勿取;病在分肉间,取以员针于病所;病在经络痼痹者,取以锋针;病在脉,气少,当补之者,取以锓针于井荥分俞;病为大脓者,取以铍针;病痹气暴发者,取以员利针,病痹气痛而不去者,取以毫针;病在中者,取以长针;病水肿不能过关节者,取以大针;病在五脏固居者,取以锋针,泻于井荥分俞,取以四时"(《灵枢·官针》)。三是提出运用九针的"九刺""十二刺""五刺"等刺法及适应证。四是认为"守神"是针刺获取疗效的关键。"精神不进,志意不治,故病不可愈"(《素问·汤液醪醴论》),强调神气在治疗中所发挥的作用。五是在补泻手法方面提到徐疾补泻、呼吸补泻、捻转补泻、迎随补泻和开阖补泻等方法。这些论述为后世的针刺手法奠定了基础。

继《黄帝内经》之后,《难经》对针法又有所发挥。如"刺阴者,先以左手摄按所针荥俞之处,气散乃内针。是谓刺荣无伤卫,刺卫无伤荣也"(《难经·七十一难》),强调针刺得气与行气在于左右两手之配合。从晋唐至于宋代的千余年间,针刺手法沿袭《黄帝内经》《难经》,发挥不多。直到12世纪后的金元明时期,针刺手法才进入昌盛发展。金代针灸学家何若愚根据《灵枢》《素问》有关经脉与时间关系的论述,撰成《流注指微论》(后改为《流注指微赋》),倡导"子午流注"按时取穴的时间针法。金元著名针灸家窦汉卿的《针经指南》提出"手指补泻"十四法,即动、退、搓、进、盘、摇、弹、捻、循、扪、摄、按、爪、切,对提高针灸疗效具有重要意义,到今天仍然有很高的实用价值。明初针灸学家陈会在其所著《神应经》中提出的"催气手法",现在仍在临床上广泛使用。明代针灸家徐凤在其所著《金针赋》中提出一整套复式补泻手法,对"烧山火"和"透天凉"做了系统论述,《金针赋》影响颇为广泛。其后高武的《针灸聚英》和汪机的《针灸问对》所述手法都是在此基础上进行的总结和发挥。明代杨继洲的《针灸大成》是一部蜚声针坛的医学名著,总结了明以前针灸成就,在手法上采摘精华,集为大成,并有发挥,提出"刺有大小""大补大泻""小补小泻""平补平泻"以及"十二经分次手法"和"下手八法"等。至此,针刺手法已臻完善,难于有进一步的发展。

新中国成立以后,针刺手法研究进入新纪元,围绕针刺手法开展了不少研究工作,在文献考证、临床观察和实验研究方面,都取得了令人瞩目的成就。一方面,针灸技术的科学基础研究取得积极进展,如针刺手法得以客观显示,针刺手法和针刺得气机制得到初步阐释;针刺手法与针刺效应密切相关,传统手法越来越受到重视。另一方面,古老的针法与现代科学技术结合使得以经络腧穴为依据的物理疗法也获得了新的发展,如与电相结合的电针、电热针、经皮电刺激,与光相结合的红外线照射、激光针,与磁相结合的磁疗仪、电磁针,与外科手术结合发展了挑治、割治、穴位穿线、埋线、结扎以及小剂量药物作穴位注射的水针等。此外,以一定部位为选穴范围的针法如耳针、头针、腕踝针、浮针、面针、鼻针、手针等也有所发展,极大地丰富了临床治疗手段。

知识链接

"虚则补之,实则泻之"是中医治病的基本原则,而《灵枢·九针十二原》论及针法时说:"虚则实之,满则泄之,宛陈则除之,邪胜则虚之",则是补虚泻实这一原则在针法上的具体应用。如放血、引流、排脓等泻实的手法,以及使用补益手法以充养经脉、补益气血的方法。这为后世补泻手法的发展起到了指导作用。

(二)灸法的起源和发展

1. 灸法的起源　灸法在古代又叫"火法""攻法"和"灸焫",其起源于原始社会,与火的发现和使用有关。据考古学方面的研究,我国在距今50万年以前就学会火的应用。在北京周口店发现的"北京人"遗址中,就发现在含骨化石的地层中有遗留的灰烬、烧过的动物骨骼和土石。大约在5万年前的原始氏族公社时期,我们的祖先就懂得了用火来取暖和进行熟食,尤其是人类在"山顶洞"时期就掌握了人工取火的方法。火的应用,对人类的生活繁衍有着十分重大的意义。

火的应用也为灸法的创造提供了先决条件。由于温热刺激皮肤使人感到舒服,或许由于偶然被火灼伤而解除了某种病痛,于是萌发了烧灼可以治病的念头,并从实践逐步积累经验,这大约就是灸法的起源。

古人认为,"灸,灼也,从火久声"(《说文解字》),有"长久当灼"(《艾灸通说》)之意,即是让火热之温暖刺激缓慢地渗入人体以治疗疾病。最初用于灸焫的材料是树枝或柴草,周代时人们就"春取榆柳之火,夏取枣杏之火,季夏取桑柘之火,秋取柞楢之火,冬取槐檀之火。"(《周礼·夏官司马第四·司爟》),在不同季节用不同树枝来灸治疾病。后来,在实践中逐渐认识到"艾"在灸焫方面的独特功效。艾是一种野生植物,在我国广大土地上到处生长,因其气味芳香,易于燃烧,且火力缓和持久,成为灸疗的最佳材料,并逐渐取代了树枝一类燃料。大约在战国前后,艾灸的应用就较为广泛,从"七年之病,求三年之艾"(《孟子·离娄上》)的说法可看出,那时就有人认为艾灸在治疗慢性疾病方面有较好疗效。

2. 灸法的发展　最初的灸法是采用直接灸。如春秋时有"病入膏肓"的说法,是说"(疾病)在肓之上,膏之下,攻之不可,达之不及"(《左传·成公十年》),让医生无从措手。这个"攻"字,据后人注解就是指直接灸法。古代的直接灸,艾炷往往较大,壮数也偏多,动辄达到数百壮,往往使得病人"苦热不堪"(《艾灸通说》),难以忍受。在减轻病人灸治的痛苦方面,古代针灸医生是让病人服下"睡圣散"(《扁鹊心书》),使其昏睡后再行施灸。晋代葛洪《肘后备急方》、唐代孙思邈《备急千金要方》就使用"隔蒜灸""隔盐灸""豆豉灸""黄蜡灸""黄土灸"等灸法,将艾灸与药物结合起来;此后又有"隔姜灸""硫黄灸""温脐灸"等法。《备急千金要方》还有利用竹筒(箭簳)及苇筒塞入耳中,在筒口施灸以治耳病的记载,被称为"筒灸"。这是灸治利用器械的开端,近代发展为温筒灸。宋代有"天灸"和"自灸"的记载,这是利用毛茛叶、斑蝥末、白芥子泥等一类有刺激性药物外敷,使皮肤发疱如灸疮,从而对穴位形成较长时间的刺激。这种不用火热刺激的改良方法,如蒜泥灸、旱莲草灸等,至今仍然有人采用。明代李时珍《本草纲目》载有"神针火灸"和"桑枝灸",是参照古代树枝灸的方法,前者用特制的桃木棍,蘸麻油点火后吹灭,垫绵纸趁热熨灸患处,后者则不蘸麻油,仅"然火吹灭",即予灸之。这种灸熨结合的方法,后来发展成为用药末与艾绒混合制成艾卷熏熨的"雷火神针"和"太乙神针",现代临床上采用的"艾条灸"及"药艾条灸"则是这一方法的发展。此外,明代还有利用灯草蘸油点火于皮肤之上直接烧灼的灸法,称为"灯火灸",和利用凹形铜镜集聚日光以点燃艾火的所谓"阳燧灸"。

现代灸法与古之灸法已经有很大的不同,为了减轻患者的痛苦,直接灸法中的大炷化脓灸法已经较少采用,有时也采用小炷少壮的灸法,并持之以十分慎重的态度;间接灸所隔之物多为姜片、蒜片、食盐、豆豉饼和附子饼等。在灸法衍化出的多样性方面却有较为长足的发展,如艾条灸、药条灸(包括太乙神针、雷火神针等)、温灸器灸、温针灸、天灸、灯火灸等。在施灸工具方面也有所改进,如"霸王灸"就有点燃艾条后罩上金属罩的装置以防止艾火脱落烧毁衣物。近年来,由江西中医药大学陈日新教授发明的热敏灸,已在全国推广应用。热敏灸是采用点燃的艾材产生的艾热悬灸热敏态穴位,激发透热、扩热、局部不(微)热远部热、表面不(微)热深部热、非热觉等热敏灸感和经气传导,并施以个体化的饱和消敏灸量,从而提高艾灸疗效的一种新疗法。

三、针法灸法的基本内容和学习方法

(一)针法灸法的基本内容

针法灸法主要包括毫针刺法、灸法、拔罐法与刮痧法、特殊针具刺法、特定部位刺法、腧穴特种疗法等内容。

毫针刺法,是指用毫针的操作手法作用于腧穴的治疗方法。其基本操作技术包括持针法、进针法、行针法、补泻法、留针法和出针法等,是各种针法的基础,是针灸医师必须掌握的基本方法和操作技能。

灸法,是指采用以艾绒或其他易燃材料烧灼、熏熨人体的腧穴或特定部位,以防治疾病的方法。依据施灸材料的不同,灸法又分为艾灸法和非艾灸法。艾灸法包括艾炷灸、艾条灸、温针灸和温灸器灸等。非艾灸法包括灯火灸、黄蜡灸、药锭灸、药捻灸、药线灸和药笔灸等。此外,还有一种常用的非火热灸法,使用药物敷贴使皮肤发疱的治疗方法,称为天灸,又称发疱疗法,现属"穴位药物敷贴法范畴",目前穴位药物敷贴法在治疗和预防疾病中应用广泛。

拔罐法,是指利用燃烧、抽吸、蒸汽等方法造成罐内负压,使罐吸附于体表腧穴或患处一定部位,以产生良性刺激,达到防治疾病的一种治疗方法。刮痧法,是指利用特制的器具,配以一定的介质,在体表进行相应的手法刮拭,以达到防治疾病的目的。这两种方法易学易懂,操作简单,使用安全,临床应用广泛。

特殊针具刺法,是指利用除毫针之外的针刺工具,作用于人体的经络、腧穴或特定部位,以防治疾病的方法。特殊针具刺法包括三棱针法、皮肤针法、皮内针法、火针法、芒针法、鍉针法等。一般针对特定病证进行治疗,具有针对性强、疗效确切的特点。

特定部位刺法,是指采用针刺等方法作用于人体相对独立的特定部位,以诊断和治疗全身疾病的各种方法,因其刺激部位有别于传统经穴而得名。特定部位刺法包括耳针、头针、腕踝针等,具有穴位集中、操作简便、疗效独特等特点。

腧穴特种疗法,是指在传统针灸疗法的基础上,应用自然和人工的各种物理因素(电、声、光、热、磁等)及化学因素(中西药物)作用于经络、腧穴,达到预防和治疗疾病目的的方法。腧穴特种疗法包括电针法、穴位注射法、穴位敷贴法、穴位埋线法、穴位磁疗法、穴位激光照射法等,具有微创、安全、简便、疗效好等共同特点。

上述针灸方法各具特点,在临床应用时既可单独应用,又可根据临床实际相互配合应用,以期达到最佳的临床效果。

(二)针法灸法的学习方法

针法灸法是经络与腧穴专业基础课程与针灸治疗技术临床应用课程之间的桥梁课程,通过具体的针灸操作技术和方法,将理论与临床实际紧密结合,其实践性强,是针灸推拿专业的主干课程。

要学好本课程,学生应做到以下几点:

1.系统掌握好基本理论和基本知识　充分理解各种操作方法的特点,熟记操作要领,结合临床应用特点加深对理论知识的理解和体会。

2.勤于动手,勇于实践,注重能力提升　针法灸法技术对实践操作的要求非常高,所以除了掌握基础理论知识,更重要的是要加强动手能力的培养,多操作、多练习,强化操作要领流程化的锻炼,以不断提高实践操作水平;要克服对于针刺的恐惧感,在自身练习比较成熟的基础之上,模拟临床实际,两人交叉进行试针练习,以增加对针刺的亲身体验。

3.多观察,多思考,多临床　针灸技术的运用一定要与临床实际相结合,增加临床见习的时间,多观察、多思考,培养针灸治病的思维方式。在能力及环境允许的条件下,多临床、多应用,不断总结提高自身针灸水平。

(刘聘进　周美启)

? 　**复习思考题**

1. 简述针法灸法的概念。
2. 针法灸法有哪些特征?
3. 简述九针的形状及用途。
4. 简述针法灸法的起源和发展。
5. 如何学好针法灸法这门课程?

ER-0-3

扫一扫,测一测

第一章 毫针刺法

ER-1-1

PPT课件

学习目标

　　掌握毫针刺法的概念和特点，毫针持针、进针、行针、留针及出针等操作的基本方法，得气的临床表现、意义以及影响得气的因素和处理方法。熟悉毫针规格与结构，针刺前的准备，治神与守神，候气、催气、行气和守气等促使得气的方法，毫针刺法的单式补泻手法，针刺宜忌，常见针刺异常情况的预防与处理。了解毫针刺法的复式针刺手法以及针刺补泻效应的影响因素。

ER-1-2

知识导览

　　毫针刺法，是指用毫针的操作手法作用于腧穴的治疗方法。其基本操作技术包括持针法、进针法、行针法、补泻法、留针法和出针法等，是各种针法的基础。毫针刺法是针刺疗法的主体，临床应用最广，几乎全身所有穴位均可适用，因此是针灸医师必须掌握的基本方法和操作技能。

第一节　毫针结构与规格

　　毫针为古代九针之一，是古今临床应用最广泛的一种针具。目前使用最普遍的是不锈钢针，不锈钢制作的毫针，具有较高的弹性和韧性，针身挺直光滑，能耐高热和防锈，不易被化学物品腐蚀。除不锈钢针之外，还有金针、银针，其传热、导电性能虽优于不锈钢针，但针体较粗，强度、韧性远不如不锈钢针，加之价格昂贵，除特殊需要外，一般临床很少使用。至于普通钢针、铁针、铜针，因其易锈，弹性、韧性及牢固度也差，目前已不采用。

一、毫针结构

　　毫针的结构，可分为针尖、针身、针根、针柄、针尾五个部分（图1-1）。

　　1.针尖　针身的尖端锋锐部分，又称针芒。是刺入腧穴肌肤的关键部位。

　　2.针身　针尖与针根之间的部分，又称针体。是刺入腧穴内相应深度的部位，针的长短和粗细规格主要指此部分。

　　3.针根　针身与针柄连接处。是观察针身刺入穴位深度和提插幅度的外部标志，也是断针时的多发部位。

　　4.针柄　手指持针处，用金属丝将针的一端呈螺旋形紧密缠绕而成。是持针着力的部位，也是温针装置艾绒的部位。

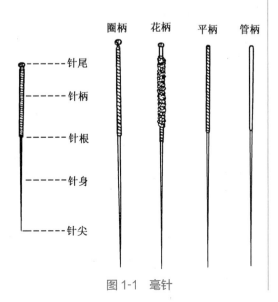

图 1-1　毫针

5. 针尾　针柄的末端部分,用金属丝缠绕呈圆筒状。

🌐 知识链接

一次性消毒毫针

为了严格毫针消毒,防止疾病的传播,近几年来许多国家开始采用一次性毫针,大多用塑料制成短形针柄,每支都装在一条密封管内,用放射性核素射线灭菌。

根据针柄和针尾的构成和形状不同,又可分为圈柄针(又称环柄针)、花柄针(又称盘龙针)、平柄针、管柄针等多种。圈柄针即针柄用镀银或经过氧化处理的金属丝平绕而成,针尾交叉缠绕成环形。花柄针即针柄中间用两根金属丝交叉缠绕呈盘龙形。平柄针的针柄也用金属丝缠绕,但无针尾。管柄针的针柄用金属薄片或塑料制成。后两种针适合用于进针器或管针进针法。

二、毫 针 规 格

毫针的不同规格,主要以针身的长短和粗细来区分。现将其长短(表 1-1)、粗细(表 1-2)规格分别列表如下。

表 1-1　毫针长度规格表

旧规格	0.5	1	1.5	2	2.5	3	4	4.5	5	6
新规格	15	25	40	50	65	75	100	115	125	150

注:新规格单位为 mm,旧规格为英寸 -inch。

表 1-2　毫针粗细规格表

号数	26	27	28	29	30	31	32	33	34	35
直径(mm)	0.45	0.42	0.38	0.34	0.32	0.30	0.28	0.26	0.24	0.22

一般临床以 25～75mm(1～3 寸)长和直径为 0.32～0.38mm(28～30 号)粗细者最为常用,但目前临床呈现细针化的用针趋势,0.30mm 及其以下粗细的毫针使用越来越广泛。短针主要用于耳穴和浅刺,长针多用于肌肉丰厚部位腧穴的深刺,或某些腧穴作横向透刺时应用;毫针的粗细与针刺的强度有关,供辨证施治时选用。

第二节　毫针刺法练习

在针刺施术时,必须要有良好的指力和熟练的手法才能得心应手。因为毫针针身细软,要想随意进针和进行各种手法操作,必须具有一定的指力和熟练的手法。良好的指力是掌握针刺手法的基础,熟练的手法是运用针刺治病的条件。指力和手法必须常练,达到熟练程度后,可使进针顺利、减少疼痛、病人乐于接受。行针时手法运用自如,能够调整经气,起到热补或凉泻的作用,亦可气至病所,取得良好的临床疗效。反之,指力与手法不熟练,则在施术时难以控制针体,进针困难,痛感明显;行针时动作不协调,影响针刺疗效。因此,初学者必须努力练好指力和手法的基本功。毫针练针法,一般分四步进行。

一、纸垫练针法

用松软的细草纸或毛边纸，折叠成长约 8cm、宽约 5cm、厚 2～3cm 的纸块，用线呈"井"字形扎紧。练习时，一手拿住纸垫，一手如执笔式持毫针，使针尖垂直地抵在纸垫上，然后右手拇指与示、中指前后交替地捻动针柄，并渐渐地加一定的压力，待针穿透纸垫后，另换一处如前再刺。如此反复练习至针身可以垂直刺入，并能保持针身不弯、不摇摆、进退深浅自如。纸垫练针初期可用短针，待有了一定的指力和手法基本功后，再用长针练习。纸垫练习主要是锻炼指力和捻转的基本手法（图 1-2）。

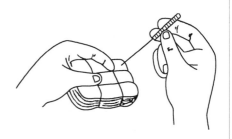

图 1-2　纸垫练针法

二、棉团练针法

经纸垫练针后，有了一定的指力，即可用棉团练习各种操作方法。用棉花一团外用纱布包裹，做成直径为 6～7cm 的圆球。因棉团松软，可以练习提插、捻转、进针、出针等各种手法的模拟动作。捻转时，要求捻转的角度要均匀，快慢自如，一般每分钟捻 150～200 次，方能达到灵活自如的程度。提插时则要求提插的深浅适宜，幅度一致，并保持针身垂直（图 1-3）。

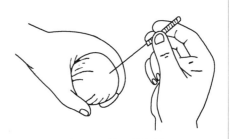

图 1-3　棉团练针法

三、自身练针法

经纸垫、棉团等练针后，具有一定的指力，并初步掌握一定的进针、行针、出针等手法技巧，就可在自己身上进行试针练习。试针时先选择肌肉丰厚的四肢穴位，注意体会进针时皮肤的韧性和用力的大小，体会手法与针感的关系及不同部位腧穴的不同针感反应。要求能逐渐做到进针无痛或微痛，针身不弯，刺入顺利，行针自如，指力均匀，手法熟练。

四、相互练针法

在自身练习比较熟练的基础上，模拟临床实际，两人交叉进行试针练习。要求从实际出发，按照规范操作方法，相互交替对练。练习内容与"自身练针法"相同。相互试针练习时，要学习对方的优点，指出不足的环节，共同进步提高，以便进入临床实际操作时心中有数，真正提高毫针刺法的基本技能。

第三节　针刺前的准备

一、思想准备

针刺前，医患双方都应做好思想准备。医者对初诊患者要做宣传解释工作，使患者对针刺治病的常识有所了解,减少患者对针刺的恐惧心理,消除思想顾虑,积极配合治疗,以便更好地发挥针刺的治疗作用,提高治疗效果,并减少针刺意外事故的发生。医者要安神定志,精力集中于患者身上。

二、患 者 体 位

在接受针刺治疗时,患者体位是否合适,对于正确取穴、针刺操作、持久留针和防止针刺意外都有重要意义。对部分重症和体弱或初诊精神紧张的患者,体位的选择更为重要。如体位不当,可使医者取穴困难,施术不便,也不宜留针,甚至会发生晕针,一旦体位发生移动,又会引起弯针或折针。因此,选择体位对毫针治疗具有重要的临床意义。

(一)选择体位的原则
选择体位应该以医者能正确取穴,操作方便,患者感到舒适自然,并能持久留针为原则。

(二)临床常用体位
临床常用的体位有卧位、坐位两种(图1-4)。

1. 卧位
(1)仰卧位:适用于取头面、胸腹部及部分四肢的腧穴。仰卧位舒适自然,不易疲劳,宜于持久,是临床上最常选的体位。

(2)俯卧位:适用于取头项、后头、腰背、臀部及下肢后面的腧穴。

(3)侧卧位:适用于取侧头、侧胸、侧腹、臀部及四肢外侧等部位的腧穴。

2. 坐位
(1)仰靠坐位:适用于取头面、颈部、胸部及上肢的部分腧穴。

(2)俯伏坐位:适用于取头顶、后头、肩、背部的腧穴。

(3)侧伏坐位:适用于取侧头部、耳部、颈项部的腧穴。

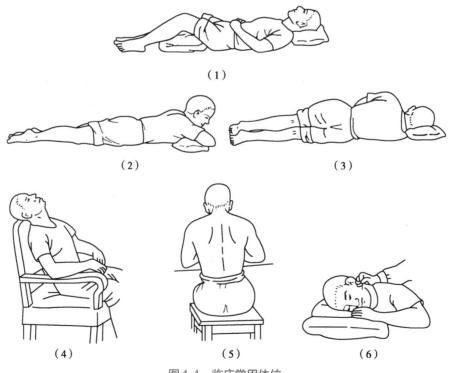

(1)

(2)　　　　　　　　　　　(3)

(4)　　　　　　　(5)　　　　　　　(6)

图1-4　临床常用体位

(1)仰卧位;(2)俯卧位;(3)侧卧位;(4)仰靠坐位;(5)俯伏坐位;(6)侧伏坐位

在卧位和坐位的基础上，根据取穴要求，四肢取适当的屈伸姿势，如仰掌位、俯掌位、侧掌位、屈肘位、屈膝位等。此外还有些特殊腧穴的取法，需要配合某些特殊的体位，具体参阅《经络与腧穴》。

课堂互动

临床治疗颈椎病，选用大椎、风池、肩外俞、肩井、天宗、曲池、外关、后溪等穴，可选择什么体位？

（三）选择体位的注意事项

1. 在条件许可的情况下，尽可能采取卧位，以防止发生晕针、弯针、滞针等异常情况，这对于体质虚弱或精神紧张者尤为重要。

2. 针刺部位要充分暴露，并使局部肌肉放松，以利于施术。

3. 体位选定后，要求患者不要随意改变或移动，以免影响针刺和留针。

4. 在可能条件下，尽量采取一种体位而能暴露针刺处方所选的穴位，免得患者多次变动体位感到不便，或病情因素不能变动体位。

三、针具选择与检查

（一）针具选择

1. 针具质量的选择 现代临床上所用的毫针主要采用不锈钢针，优质的不锈钢毫针应具有很好的形状和造型，即针尖要端正不偏，尖中带圆，尖而不锐，圆而不钝，形如"松针"；针身要光滑挺直，圆正匀称，坚韧而富有弹性；针根要牢固平整，光滑清洁；针柄要与针身结合牢固，针柄的长短、粗细要适中，便于持针操作；针尾要规范整洁。

2. 针具规格的选择 除选优质的毫针外，还要根据患者的体质强弱、形体胖瘦、病情虚实和针刺部位的不同，选择长短、粗细适宜的针具。

（1）毫针长短的选择：凡是腧穴所在部位的肌肉丰厚，或胖人，病邪在里应选长针；凡是腧穴所在部位的肌肉浅薄，或瘦人，病邪在表应选短针。

（2）毫针粗细的选择：凡是体质壮实、肌肉丰满、实热证应选粗针；凡是体质虚弱、肌肉浅薄、虚寒证应选细针。

（二）针具检查

为了防止针刺意外事故的发生和减少患者不必要的痛苦，医者在每次毫针使用前后，均要严格检查，如发现损坏或不符合要求者，应予剔除。

1. 针尖的检查 检查针尖有无钩曲可用右手拇、示、中三指夹持针柄，一面稍加捻转，一面用左手指端抵抹针尖，频频试探，若针尖卷曲，指端可有划刺的感觉；已消毒的毫针，可用消毒棉球裹住针体下端，右手将针反复旋转退出，如发现不滑利或退出后针尖上带有棉絮的，即是针尖有毛钩；如同时检查多支毫针，可使针尖向上，在光线充足处仔细观察，若发现针尖有白点者，表示针尖有毛钩。

2. 针身的检查 凡针身有剥蚀、锈痕、弯曲及圆正不均者，不宜使用。如有明显弯曲、斑剥、锈蚀者，肉眼观察即可发现；若弯曲不明显，可将针放在光洁平坦的桌面上轻轻滚动，当某处不能与桌面紧贴而隆起，则表示该处有折曲；对针身斑剥、锈蚀较小者，可一手执针，一手用拇、示指夹捏针身，上下拉擦，如有不平滑感，即是剥蚀处，或用放大镜检查，尤其是针根处要仔细检查。

3.针柄的检查　检查时,可用一手执住针柄,一手紧捏针身,两手稍用力离合拉送,或做相反方向捻转,如有松动即可察觉。

四、揣 穴 定 位

腧穴定位正确与否直接关系到针刺的治疗效果。定穴可根据处方选穴的要求,按照腧穴的定位方法,逐穴进行定取。为了求得定穴正确,可用手指在已定穴处按压、揣摸,以探求病人的感觉反应,找出具有指感的准确穴位,一般来说酸胀感较明显处即为腧穴的所在之处。定准腧穴位置,还可以指甲在上切掐一"十"字形指痕,作为进针的标志。

五、消　　毒

针刺前必须严格进行消毒,消毒范围包括针具器械、医者的手指、施术部位和治疗室用具。

（一）针具器械消毒

1.高压蒸汽灭菌法　将毫针等针具用纱布包好,放在高压蒸汽锅内灭菌,一般在 $1.0\sim1.4$ kg/cm^2 的压力,$115\sim123$℃的高温下,保持 30min 以上,可达到消毒灭菌要求。此法消毒最为理想。

2.煮沸消毒　将毫针等器具用纱布包扎后,放入清水锅内,待沸腾后再继续煮 15min 左右即可。此法简便易行,无须特殊设备,但容易导致锋利的金属器械锋刃变钝。如在水中加入重碳酸钠使之成为 2% 的溶液,可以提高沸点至 120℃,且有降低沸水对针灸器械的腐蚀作用。

3.药物消毒　将针具放入 75% 酒精内浸泡 30min,取出后用消毒纱布擦干即可使用。也可置于一般器械消毒液内,按规定浓度和时间进行浸泡消毒,如"84"消毒液,或 2% 的戊二醛浸泡 $30\sim60$min,取出用无菌水冲洗后擦干即可。

🌐　　　　　　　　　　　　　　　　　**知识链接**

乙醇消毒原理

乙醇是最常见、也是最为人们所熟悉的消毒剂,人们从孩提时代接种疫苗前用酒精棉球擦拭皮肤时,就知道那是为了消毒,乙醇之所以能消毒,其作用机制如下:

（1）使蛋白质变性:乙醇作用于细菌细胞首先起到脱水作用,乙醇分子进入到蛋白质分子的肽链环节,使蛋白质发生变性沉淀;这种作用在 70% 左右的含量下显得更强。

（2）破坏细菌细胞壁:乙醇具有很强的渗透作用,$60\%\sim85\%$ 的乙醇溶液比较容易渗透到菌体内,使得细菌细胞破坏溶解。

（3）对微生物酶系统破坏:乙醇通过抑制细菌酶系统,特别是脱氢酶和氧化酶等,阻碍了正常代谢,抑制细菌生长繁殖。

直接和毫针接触的器械如针盘、镊子等也应消毒。已消毒的针具必须放在消毒的针盘内,盖上盘盖。消毒毫针只能使用一次,一针一穴,不能重复使用。如有条件,可考虑使用一次性的无菌针灸针具。

（二）医者手指消毒

医者的手在针刺前要用肥皂水洗刷干净,再用 75% 酒精棉球或 0.5% 的碘伏棉球涂擦后,方可持针操作。

（三）施术部位的消毒

在所选定的穴位皮肤上用 75% 酒精棉球,或 0.5% 的碘伏棉球擦拭消毒;也可先用 2% 碘酊涂擦,稍干后,再用 75% 酒精棉球脱碘。擦拭时应从穴位中心向外周作环行消毒。穴位皮肤消毒后,必须避免接触污物,防止重新污染。

（四）治疗室内消毒

治疗台上用的床垫、枕巾、毛毯、床单、垫席等物品,要按时换洗晾晒,如采用一人一用的消毒垫布、垫纸、枕巾则更好。治疗室内保持空气流通,卫生洁净,并定期用专用消毒灯照射消毒。

第四节　毫针刺法的基本方法

毫针刺法是医者必须熟练掌握的从持针到出针的操作过程,具有很高的技术要求和严格的操作规程。

一、持　针　法

持针法是医者握持毫针,保持针身端直坚挺,以便于针刺的方法。临床上持针方法各异,但"持针之道,坚者为宝"(《灵枢·九针十二原》)是持针法的总则。

（一）刺手与押手

针刺治疗时,执针进行操作的手称为"刺手",一般为右手;配合刺手按压穴位局部、协同刺手进针、行针的手称为"押手",一般为左手。

刺手的作用是掌握针具,进针时运指力于针尖,使针顺利刺入皮肤,然后施行各种手法。押手的作用主要是固定穴位皮肤,使毫针能准确地刺入腧穴,减少进针时的疼痛,并使长针针身有所依靠,不致摇晃和弯曲,协助刺手调节和控制针感。古代医家非常重视双手配合,有过很多论述,如"右主推之,左持而御之"(《灵枢·九针十二原》);"左手重而多按,欲令气散;右手轻而徐入,不痛之因"(《标幽赋》),确是经验之谈。可见刺手、押手都很重要,故操作时不能有所偏爱,必须注意两手协调。

（二）持针姿势

刺手持针的姿势,一般以拇、示、中三指夹持针柄,无名指抵住针身,进针时帮助着力,防止针身弯曲,其状如执毛笔(图 1-5)。此外根据用指的多少,又可分为二指持针法、三指持针法、四指持针法、五指持针法,但无论用何种持针法都必须要保持针体端直,避免进针与行针过程中针体弯曲。

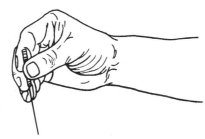

图 1-5　持针姿势

二、进　针　法

进针法是医者采用各种方法将毫针刺入腧穴皮下的操作方法。常用的进针法有以下几种。

1. 单手进针法　用右手拇、示指持针,中指抵住腧穴,指腹紧靠针身下端,当拇、示指向下用力按压时,中指随之屈曲,将针迅速刺入,直刺至所要求的深度。此法多用于短针的进针(图 1-6)。

2. 双手进针法　双手配合,协同进针。又分以下四种:

（1）指切进针法:又称爪切法,用左手拇指或示指指甲切按在腧穴皮肤上,右手持针,将针身紧靠左手指甲缘将针刺入皮下。多用于短针的进针(图 1-7)。

（2）夹持进针法:用左手拇、示两指持捏消毒干棉球,夹住针身下端,露出针尖,将针尖固定在腧穴的皮肤表面,右手持针,双手协同用力,用插入法或捻入法将针刺入皮下,直至所要求的深度。此法多用于长针的进针（图1-8）。

（3）舒张进针法：用左手拇、示两指或示、中两指将针刺部位的皮肤向两侧撑开，使之绷紧，右手持针刺入。此法主要适宜皮肤松弛或有皱纹部位的腧穴进针，特别是腹部腧穴（图1-9）。

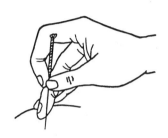

图1-6　单手进针法

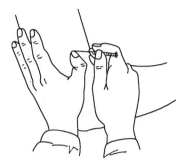

图1-7　指切进针法

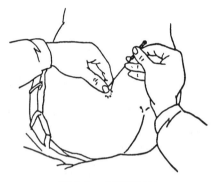

图1-8　夹持进针法

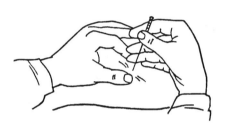

图1-9　舒张进针法

（4）提捏进针法：用左手拇、示两指将腧穴局部的皮肤肌肉捏起，右手持针从捏起部的上端刺入。此法适用于皮肉浅薄的穴位，特别是面部腧穴的进针（图1-10）。

3. 器具进针法

（1）管针进针法：是用不锈钢、玻璃或塑料等材料特制的针管，代替押手进针的方法。选用长短适宜的平柄针或管柄针装入针管内，将针尖所在一端置于穴位上，针柄尾端露于管的上口5mm左右，用手指快速拍打针柄尾端，使针尖刺入腧穴，再将针管抽去，施行各种手法。

（2）进针器进针法：是用特制的玩具手枪式或圆珠笔式弹力进针器进针的方法。将长短合适的平柄针或管柄针装入进针器内，下口置于穴位皮肤上，用手指拉扣弹簧，将针尖迅速弹入腧穴皮下，然后将进针器抽出。

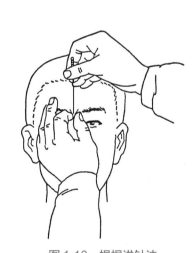

图1-10　提捏进针法

器具进针法因进针不痛，多用于小儿以及惧怕针刺者。

此外，进针若以刺入术式分，有插入法（针尖抵于穴位皮肤时，运用指力直接插入皮下的手法）和捻入法（针尖抵于穴位皮肤时，运用指力稍加捻转，刺入皮下的手法）；若以进针速度分，有速刺法（针尖抵于穴位皮肤时，运用指力快速刺入皮下的手法）和缓刺法（针尖抵于穴位皮肤时，运用指力缓慢刺入皮下的手法）。进针原则上宜迅速透皮而无痛，但对一些特殊部位，如眼睛周围及天突等穴，则宜缓慢进针。

三、针刺角度、方向和深度

在针刺过程中，正确掌握针刺的角度、方向和深度，是增强针感、提高疗效、防止意外事故发生的重要环节。取穴的正确性，不仅指其皮肤表面的位置，还必须与正确的针刺角度、方向和深度结合起来，才能充分发挥腧穴的治疗作用。因为针刺同一个腧穴，如果针刺角度、方向和深度不同，那么针刺达到的组织、产生的针感、治疗的效果，也会有显著的差异。针刺的熟练程度是与掌握针刺的角度、方向和深度密切相关的。临床上所取腧穴的角度、方向和深度，主要是根据施术部位、病情需要及患者的体质强弱、形体胖瘦、年龄大小、季节不同等情况而灵活掌握。

（一）针刺角度

针刺角度是指进针时针身与皮肤表面所构成的夹角。由于解剖部位不同，针感的传导方向临床要求的不同，进针的角度也不一样。一般分为直刺、斜刺、平刺三种（图1-11）。

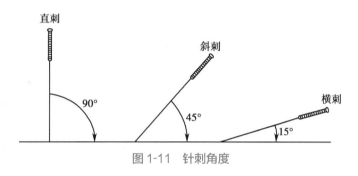

图 1-11　针刺角度

1．直刺　直刺是指针身与皮肤表面成90°角垂直刺入。此法适用于全身大部分腧穴，尤其是肌肉丰厚处的穴位，如臀部、四肢、腹部等部位的腧穴。

2．斜刺　斜刺是指针身与皮肤表面成45°角左右倾斜刺入。此法适用于肌肉较浅薄处或内有重要脏器，或不宜直刺深刺的腧穴，如胸背部、关节处等部位的腧穴。在施用某些行气、调气手法时，亦常用斜刺法。

3．平刺　又称横刺、沿皮刺。是指针身与皮肤表面成15°角左右沿皮刺入。此法适用于肌肉特别浅薄处，如头面部。有时在施行透穴刺法时也用平刺。

（二）针刺方向

针刺方向是指进针时和进针后针尖所朝的方向。针刺方向一般根据经脉循行方向、腧穴分布部位和所要求达到的组织结构等情况而定。

1．依循行定方向　根据针刺补泻的需要，为了达到"迎随补泻"的目的，在针刺过程中针尖的方向要结合经脉的循行方向，一般补时，顺经而刺；泻时，逆经而刺。

2．依腧穴定方向　根据腧穴所在部位的特点，为了保证针刺的安全，在针刺某些穴位时，针尖必须朝向某一特定的方向或部位。如风府穴时，针尖须向下颌方向缓缓刺入。

3．依病情定方向　根据病情的治疗需要所要求达到的组织结构，决定针刺方向。如颊车穴在治疗面瘫时，针尖向口角横刺；而治疗痄腮时，针尖向腮腺部斜刺；在治疗牙痛时则用直刺。此外，为了"气至病所"，使针刺的感应达到病变所在部位时，一般要将针尖对着病痛处。

针刺方向与针刺角度密切相关，如头面部、胸部正中线的腧穴多用平刺；颈项、咽喉部、侧胸部腧穴多用斜刺；腹部、四肢部腧穴多用直刺；腰背部腧穴多用直刺或

 课堂互动

用迎随泻法针刺外关穴时，针尖应朝向何方？

针刺督脉胸椎各棘突下的腧穴时，针尖应朝向何方？

斜刺。但针刺角度主要取决于穴位所在部位的特点,而针刺方向则主要是根据不同病证的治疗需要而定。

(三)针刺深度

针刺深度是指针身刺入腧穴的深浅度。一般以既有针感而又不伤及组织器官为原则。每个腧穴的针刺深浅都有原则要求,但在临床应用时,还应根据患者的年龄、体质、病情、腧穴的部位和时令等情况作综合考虑,灵活掌握。"病有浮沉,刺有浅深,各至其理,无过其道……浅深不得,反为大贼(害)"(《素问·刺要论》),说明针刺的深度必须适当。

1. **年龄** 年老体弱及小儿稚嫩之体,宜浅刺;年轻力壮,气血旺盛者,可深刺。

2. **体质** 身体瘦弱者,宜浅刺;身强体胖者,宜深刺。

3. **部位** 头面、胸背部肌肉浅薄处的腧穴,宜浅刺;四肢及臀、腹部肌肉丰厚处的腧穴宜深刺。

4. **病情** 病在表、热证、虚证者,宜浅刺;病在里、寒证、实证者,宜深刺。

5. **时令** 春夏宜浅,秋冬宜深。

此外,也可根据针感出现的强弱、快慢来调节针刺深度。对针刺反应敏感或精神紧张、惧怕针刺的患者,针刺要浅些;对针刺反应迟钝的患者,针刺应适当深些。

针刺的角度、方向和深度,这三者之间有着密不可分的关系。一般而言,深刺多用直刺,浅刺多用斜刺或平刺。对延髓部、眼区、胸腹、腰背部的腧穴,因其所在处有重要脏腑、器官,更要掌握好针刺的角度、方向和深度,以防针刺意外的发生。

四、行 针 手 法

进针后为了取得针感,或进一步调节针感,以及使针感向某一方向扩散、传导而采取的操作方法,称为"行针",亦称"运针"。行针手法包括基本手法和辅助手法两类。

(一)基本手法

行针的基本手法,是针刺的基本动作,常用的有以下两种。

1. **提插法** 针刺达到一定深度后,将针由深层提至浅层,再由浅层插至深层,如此反复地上提下插。这种纵向的行针手法,称为提插法(图1-12)。要求操作时,提插幅度相等,指力均匀,防止针身弯曲。提插的幅度大小、频率快慢、时间长短,需视患者的体质、病情和腧穴部位而异,但不宜过大和过快。一般提插幅度以3～5分、频率以每分钟60～90次为宜。提插幅度大、频率快,时间长,刺激量就大;提插幅度小、频率慢,时间短,刺激量就小。

2. **捻转法** 将针刺入腧穴一定深度后,拇指与示指夹持针柄做一前一后,左右交替旋转捻动的动作。这种使针反复来回旋转的行针手法,称为捻转法(图1-13)。捻转的角度一般掌握在180°～360°,指力要均匀,有连续性,不能单向捻转,否则针身易被肌纤维等缠绕,引起局部疼痛和导致出针困难。捻转的角度大小、频率快慢、时间长短,也需视患者的体质、病情和腧穴部位而异。一般认为捻转角度大、频率快,时间长,刺激量就大;捻转角度小、频率慢,时间短,刺激量就小。

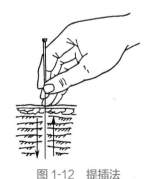

图1-12　提插法

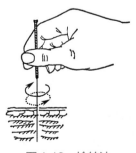

图1-13　捻转法

以上两种手法在临床应用时,既可单独使用,又可合并运用。要注意的是,在肌肉浅薄处的穴位,不宜用提插法,一般可用捻转法代替。

（二）辅助手法

行针的辅助手法,是行针基本手法的补充,是为了促使针后得气和加强针刺感应的操作手法。常用的辅助手法有以下几种。

1. 循法　是用手指顺着经脉的循行路径,在腧穴的上下部轻柔地循按或叩打(图1-14)。"凡下针,若气不至,用指于所属部分经络之路,上下左右循之,使气血往来,上下均匀,针下自然气至沉紧"(《针灸大成·三衢杨氏补泻》)。说明此法能推动气血,激发经气,促使针后得气。针刺不得气时,可用此法催气;如已气至,可激发经气循经感传。此法也可以减轻患者紧张情绪,使肌肉松弛,经气通畅,解除滞针。

2. 弹法　在留针过程中,用手指轻弹针尾或针柄,使针体微微震动,以加强针感,助气运行。"如气不行,将针轻轻弹之,使气速行"(《针灸问对》)。操作时注意用力不可过猛,弹的频率也不可过快。本法有催气、行气作用(图1-15)。

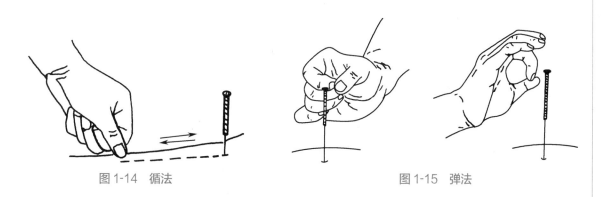

图1-14　循法　　　　　　　　　　　図1-15　弹法

3. 刮法　用拇指抵住针尾,以示指或中指的指甲由下而上频频刮动针柄;或用示、中指抵住针尾,以拇指指甲刮动针柄。操作时要手指灵活,用力均匀。本法可加强针感和促使针感扩散,有催气、行气的作用(图1-16)。

4. 摇法　针刺入一定深度后,手持针柄,将针轻轻摇动,以行经气(图1-17)。一般摇法有二,一是直立针身而摇,以加强针感;一是卧倒针身而摇,使针感向一定的方向传导。

5. 飞法　针刺入一定深度后,用拇、示两指捻搓针柄,然后张开两指,一捻一放或三捻一放,反复数次,状如飞鸟展翅(图1-18)。"以大指次指捻针,连搓三下,如手颤之状,谓之飞"(《医学入门》)。本法的作用在于催气、行气、增强针感。

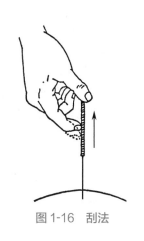 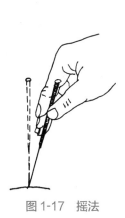 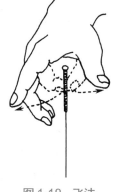

图1-16　刮法　　　　　　図1-17　摇法　　　　　　図1-18　飞法

6. 震颤法   以拇、示、中三指夹持针柄,用小幅度、快频率的提插、捻转动作,使针身发生轻轻震颤,可以催气、增强针感。

毫针行针手法以提插、捻转为基本手法,并根据临证情况,选用相应的辅助手法。如刮法、弹法可用于不宜做大角度捻转的腧穴;飞法,可用于一些肌肉丰厚的腧穴;摇法、震颤法可用于较为表浅部位的腧穴等。

五、留针与出针

(一) 留针

将针刺入腧穴行针施术后,使针留置穴内称为留针。留针的目的是加强针刺的作用和便于继续行针施术,对针感较差的患者,留针还有候气的作用。留针过程中不再行针,称之为"静留针";留针期间间歇行针,称之为"动留针"。留针与否和留针时间的长短,主要根据患者的体质、病情和腧穴位置而定。一般病证,只要针下得气,施术完毕后即可出针,或酌情留针 15~30min。但对于一些慢性、顽固性、疼痛性、痉挛性疾病,可适当增加留针时间,或在留针过程中做间歇运针,待病情好转后方可出针。如对急性腹痛、破伤风角弓反张者,必要时留针可达数小时。而对老人、小儿和昏厥、虚脱者,不宜久留,重要脏器附近的腧穴也要慎用留针或过长时间留针。

(二) 出针

出针是整个毫针刺法过程中的最后一个操作程序,是指针刺操作完毕后或留针后,达到一定的治疗要求时,将针拔除的操作方法。出针时,一般左手持消毒棉球按压在针孔周围皮肤上,右手将针轻轻捻转,慢慢提至皮下,然后将针快速提出,并用干棉球按压针孔,防止出血。出针动作要求缓慢轻巧,正如古人所说:"针出贵缓,急则多伤"(《流注指微论》)。如果针孔出血时,用干棉球按压片刻,其血可止。若用徐疾、开阖补泻时,则应按各自的具体操作要求,将针起出。出针后应嘱患者休息片刻,不宜激烈运动,同时必须保持针孔清洁防止感染。医者最后要核对针数,防止漏拔。

第五节   毫针刺法的基本要求

一、治神与守神

神,泛指整个人体生命活动的表现,是人的精神意识、思维活动及脏腑、气血、津液活动外在表现的高度概括。"凡刺之法,必先本于神"(《灵枢·本神》),明确指出针刺必须以神为根本,强调神在针刺治疗中的重要性。经过历代医家体察、发挥,在针刺中将"神"总结为"治神"与"守神"。

(一) 治神

治神,是指要求医者在针刺过程中,必须全神贯注,聚精会神,不可分心。"凡刺之真,必先治神"(《素问·宝命全形论》),"专意一神,精气之分,毋闻人声,以收其精,必一其神,令志在针"(《灵枢·终始》),"目无外视,手如握虎,心无内慕,如待贵人"(《标幽赋》)。都是强调治神的具体要求,也就是说医生在针刺时,要调理自己的精神意念活动,必须精神集中,态度端正,才能精神内守,不为外界所扰。

(二) 守神

在治神的基础上,进一步要守神。守神,是指要求医者在进针后所持的专心态度。一是要专心体察针下是否得气以及得气的强弱快慢,注意患者神的变化和反应,并及时施以补泻手法;二是要求患者心定神凝,把思想集中在针感上,意守病所,使经气畅达,促使气至。古代医家非常注意守神，"粗守形，上守神""粗守关，上守机"（《灵枢·九针十二原》），明确指出粗工与上工的区别，在于是否能够根据患者气血的盛衰、邪正的虚实，施以不同的针刺补泻手法，以及洞察患者气机的变化，把握针刺时机。

治神与守神贯穿于针刺治疗的整个过程，只有心不二用，聚精会神，才能刺穴准确，进针顺利，手法对证，得气明显，运针自如。

二、针 刺 得 气

针刺之所以治病，是因其具有"调气"作用。历代医家都十分重视"气"的得失变化，并做了精辟论述，如"用针之类，在于调气"（《灵枢·刺节真邪》），"宁失其时，勿失其气"（《针灸大成》），可见"气"在针刺治疗中的重要意义。现就有关内容分述如下。

（一）得气

得气，古称"气至"，近称"针感"，是指将刺入腧穴一定深度后，施以一定的行针手法，使针刺部位获得"经气"感应。也就是说，针刺入腧穴后，产生的特殊感觉和反应。

> **知识链接**
>
> 组织学研究结果显示，所有的穴位附近都分布了一定的神经、血管，包括神经干、支，小神经束，游离神经末梢，血管壁上的传入神经和某些包囊感受器。此外，未发现其他未知的特殊生理结构。这说明针感与神经、血管的关系密切。针刺产生针感的过程，可能是这些结构中的一种或数种综合反应的结果。

1. 得气的临床表现　得气与否可从医患两方面来判断。得气后，患者在针刺部位感到酸、麻、胀、重，有时或出现热、凉、痒、痛、抽搐、蚁行等感觉，亦可出现不同程度的感应扩散和传导；医者则有针下沉重、紧涩等感觉。而针刺未得气时，患者针刺部位无特殊感觉，医者亦感针下空虚无物。正如古人所形容的"轻滑慢而未来，沉涩紧而已至……气之至也，如鱼吞钩饵之沉浮；气未至也，如闲处幽堂之深邃"（《标幽赋》）。

2. 得气的意义　毫针的治疗必须建立在得气的基础上。得气与否以及"气至"的快慢，不仅直接关系到针刺疗效，而且可以借此判断患者经气盛衰，窥测疾病的预后。"气至"说明针与"经气"已经沟通，起到了激发经气，疏通经络，调和气血的作用。古今医家都强调针下得气的重要性，"刺之要，气至而有效。效之信，若风之吹云，明乎若见苍天"（《灵枢·九针十二原》），"气速至而速效，气迟至而不治"（《标幽赋》），可见针刺得气与否是治疗成败的关键。临床上一般是得气迅速，疗效较好；得气较迟或不得气，疗效较差，甚至没有疗效，预后也差。一般来说，气血虚弱、经气不足之人，得气迟缓；气血充足、经气旺盛之人，得气迅速。有些病初诊时得气较迟或不得气，经过针灸等方法治疗后，逐渐出现得气较速或有气至现象，说明机体正气逐渐恢复，疾病向愈。若经反复施用各种手法后，仍不得气者，多属正气衰竭，预后每多不良。

得气还是施行行气法和针刺补泻手法的前提与基础。不得气，即使行多种补泻手法也难于达到治疗目的，"气至病所"亦难以实现。所以得气是取得针刺疗效的重要条件。

> **知识链接**
>
> 气至病所是指通过一定的手法，使针感向着病所方向扩延和传导，最终到达病变部位。它是行气的主要目的，是得气的最高表现，可以使针下之气达到病变部位，从而调整阴阳平衡，获得更好的临床疗效。

3. 影响得气的因素和处理方法　针刺后不得气就要分析经气不至的原因。如属于取穴不准，针刺角度、深度不当，或刺激量不足，就要重新调整针刺穴位的位置、角度、深度和刺激量；如患者病程较长，正气虚弱致经气不足，或其他病理因素致局部感觉迟钝者，可采取行针催气或留针候气的方法，促使针下得气。也可以加用灸法，以助经气来复。一般经过上述处理，多数患者都可得气，若仍不得气，多为脏腑经络之气虚衰已极，当考虑配合或改用其他治疗方法。

此外，环境因素也会影响得气，如晴天、气候较温暖时，针刺易得气；阴天、气候较寒冷时，得气较慢或不易得气。还有空气、光线、湿度、海拔、电磁、气味、音响等，都会对针刺得气产生一定的影响。

（二）候气

候气是促使得气的方法之一，即将针留置于所刺腧穴之内，等候气至。候气时，可以安静等待较长时间，亦可间歇地运针，施以提插、捻转等催气手法，直待气至。"静以久留，以气至为故，如待所贵，不知日暮"（《素问·离合真邪论》），说明当针刺不得气时，就应耐心地候气，以气至为度。

（三）催气

催气是指通过各种手法，催促经气速至的方法。针刺后若不得气，可以均匀地进行提插、捻转，或用弹震、刮、摇、飞、震颤的手法，或沿经线循摄，或改变针刺方向，或改变针刺深浅，有目的地反复进退搜索，以激发经气，促使气至。

（四）守气

守气是指在使用候气、催气之法针下得气后，患者有舒适的感觉时，医者要守住针下经气，以保持针感持久。常用的守气法有以下两种。

1. 推弩法　得气后医者用拇指、示指捻住针柄，使针身弯曲成弓弩之状，将针尖顶住感应部位；或用拇指向前或向后捻住针柄，不使针尖脱离经气感应处，持续1～3min。

2. 搬垫法　针下得气后，医者刺手将针柄搬向一方，用手指垫在针身与被针穴位之间，顶住有感觉的部位。拇指搬针则示指垫针，反之，示指搬针则拇指垫针。

（五）行气

行气是指在针下得气的基础上，医者用特定的手法，促使针感向患部传导或扩散。其目的是进一步激发经气，推动经气运行，使之"气至病所"，获得更好的临床效果。行气法常用的有以下几种。

1. 循摄法　用示、中、无名指平按在所针穴位的经线上，顺着经脉循行方向，上下往来轻柔循摄，促使气行加速，气至病所。临床常用于经气不足，气行缓慢者。

2. 逼针法　得气后若气不行或气行不远时，可将针尖于得气之处按压不动，欲使经气向上行时，针尖略朝向上方；欲气向下行时，针尖略朝向下方。操作时医生要精力集中，意气于针，停留片刻以逼使经气运行，可配合呼吸补泻，"逼针泻气便须吸，若补随呼气自调"（《席弘赋》）。

3. 推气法　得气后若气不行或气行不远时，医者用拇、示指将针由得气处轻轻提起，使针尖朝向意欲行气的方向，拇指向前均匀徐缓而有力地推捻针柄，当针柄达到指腹后横纹时，即轻轻退回，然后再接着依法推动。如此反复施术，直至针下之气到达病所。

4. 按截法　针刺得气后，刺手握住针柄，押手按压在针刺腧穴循经走向的上方，然后施以提插、捻转等手法，可使经气下行；反之，按压针刺穴位循经走向的下方，可使经气上行。也就是说"按之在前，使气在后；按之在后，使气在前"（《金针赋》）。应用此法时，要掌握好针刺的方向，如在病所下方取穴时，针尖应斜向上；反之，如在病所上方取穴时，针尖应斜向下。

此外，飞经走气四法即青龙摆尾、白虎摇头、苍龟探穴、赤凤迎源，也可以用于行气。

第六节 毫针刺法的补泻手法

针刺补泻是针刺治病的重要环节之一,是毫针刺法的核心内容。针刺补泻理论的建立源于《黄帝内经》,如"盛则泻之,虚则补之,热则疾之,寒则留之,陷下则灸之"(《灵枢·经脉》);"虚实之要,九针最妙,补泻之时,以针为之"(《灵枢·九针十二原》);"凡刺之道,气调而止,补阴泻阳,音气益彰"(《灵枢·终始》)。

一、针刺补泻的概念和原则

(一)针刺补泻的概念

针刺补泻,是指在针刺得气的基础上,采用适当的针刺手法补益正气或疏泄病邪,从而调节人体脏腑经络功能,促使阴阳平衡,恢复人体健康的针刺方法。

中医理论认为"阴平阳秘,精神乃治"。临床实践表明,阴阳平衡与邪正盛衰变化的关系密切,"邪气盛则实,精气夺则虚"(《素问·通评虚实论》)。针刺调节阴阳平衡通过"补虚泻实"来实现,而"补虚泻实"则通过特定的针刺操作手法完成。其中能鼓舞人体正气,使低下的功能状态恢复正常的针刺手法,即为"补法";能疏泄病邪,使亢进的功能状态恢复正常的针刺手法,即为"泻法"。

(二)针刺补泻的原则

1. 补虚泻实 "凡用针者,虚则实之,满则泄之,宛陈则除之,邪胜则虚之"(《灵枢·九针十二原》);"盛则泻之,虚则补之,热则疾之,寒则留之,陷下则灸之,不盛不虚,以经取之"(《灵枢·经脉》)两者阐释了针刺补泻的基本原则为补虚泻实,同时也说明了针刺补泻一定是通过具体的针刺操作手法来实现的。

2. 补泻先后 虚实夹杂之时,应注意分清正虚与邪实的主次。如邪盛正虚,但正气尚能耐攻,或同时兼顾补虚反会助邪的病证,当先泻后补;正虚邪实,以正虚为主,或因正气过于虚弱,泻法更亦伤正的情况下,应先补而后泻。

虚实相倾、阴阳相移之时,更应注意补泻的先后。"阴盛而用虚,先补其阳,后泻其阴而和之;阴虚而阳盛,先补其阴,后泻其阳而和之"(《灵枢·终始》),说明先保正气、后祛邪气,是处理复杂情况的根本所在。

3. 适度补泻 "形气不足,病气不足,此阴阳气俱不足也,不可刺之,刺之则重不足,重不足则阴阳俱竭"(《灵枢·根结》)说明针刺补泻的应用具有一定的适用范围,在人体阴精阳气、形体气血俱虚的情况下,不宜采用针刺补泻,而以药物治疗为主。

二、单式补泻手法

针刺手法是产生补泻作用,促使机体内在因素转化的主要手段。我国古代针灸医家在长期的医疗实践中,总结和创造了很多针刺补泻手法。现将临床常用的几种单式补泻手法介绍如下。

1. 徐疾补泻 是指按进针、出针过程的快(疾)慢(徐)为基础的一种补泻方法。

以进针、出针过程两者相对快慢来区分补泻的方法,最早见于《黄帝内经》,"徐而疾则实,疾而徐则虚"(《灵枢·九针十二原》),"徐而疾则实者,言徐内而疾出也。疾而徐则虚者,言疾内而徐出也"(《灵枢·小针解》)。目前临床常用方法是:

补法:先在浅部候气,得气后,将针分部缓慢向内推入到一定深度,退针时可快速一次提至皮下。

泻法：进针快，一次就进到应刺的深度候气，气至后，引气向外，将针缓慢分部退至皮下。

2. 提插补泻 是指针刺得气后，在提插时，以针的上下用力轻重不同来进行补泻的一种方法。

《黄帝内经》中没有直接提出"提插"二字，只有"伸而迎之"，"微旋而徐推之"（《灵枢·官能》）的记载。后世医家对其进行了补充，"得气因推而内之，是谓补；动而伸之，是谓泻"（《难经·七十八难》），"凡提插，急提慢按如冰冷，泻也；慢提急按火烧身，补也"（《医学入门》）。目前临床常用方法是：

补法：针刺得气后，先浅后深，重插轻提，反复多次。

泻法：针刺得气后，先深后浅，轻插重提，反复多次。

3. 捻转补泻 是指针刺得气后，以针身左右旋转方向和用力强度不同来进行补泻的一种方法。

捻转补泻是根据《灵枢·官能》"切而转之"是泻法，"微旋而徐推之"是补法发展而来，后世医家在此基础上提示左转为补，右转为泻，"大指进前捻为补，大指退后捻为泻"（《神应经》）。目前临床常用方法是：

补法：针刺得气后，左转为主（大指向前用力重，向后用力轻），反复多次。

泻法：针刺得气后，右转为主（大指向后用力重，向前用力轻），反复多次。

4. 迎随补泻 是指针刺方向与经脉循行顺逆来区分补泻的一种方法。

迎随补泻首见于《黄帝内经》，"迎而夺之者，泻也；追而济之者，补也"（《灵枢·小针解》）。后世医家对其进行了阐发，"知营卫之流行，经脉之往来者，随其逆顺而取之，故曰迎随"（《难经·七十二难》），明代张世贤做了进一步补充"凡欲泻者，用针芒朝其经脉所来之处，迎其气之来未盛，乃逆针以夺其气，是谓之迎。凡欲补者，用针芒朝其经脉所去之路，随其气之方去未虚，顺针以济其气，是谓之随"（《图注难经》）。对迎随补泻历代医家尚有多种解释，有人认为迎随是补泻法的总称，是所有针刺补泻法必须遵守的原则；有人认为只是一种针刺补泻法，针向补泻是其中之一。目前临床常用方法是：

补法：进针时针尖随着经脉循行去的方向刺入。

泻法：进针时针尖迎着经脉循行来的方向刺入。

5. 呼吸补泻 是指进针、出针时，结合病人的呼吸来区分补泻的一种方法。

"吸则内针，无令气忤……吸则转针，以得气为故；候呼引针，呼尽乃去，大气皆出，故命曰泻。……候吸引针，气不得出……大气留止，故命曰补"（《素问·离合真邪论》），后世医家又明确地指出了具体操作方法，"欲补之时，气出针入，气入针出；欲泻之时，气入入针，气出出针"（《针灸大成·经络迎随设为问答》）。目前临床常用方法是：

补法：当病人呼气时进针，吸气时出针。

泻法：当病人吸气时进针，呼气时出针。

6. 开阖补泻 是指出针后，是否按压针孔来区分补泻的一种方法。

此法首见于《黄帝内经》，"入实者，左手开针空（孔）也；入虚者，左手闭针空（孔）也"（《素问·刺志论》）。目前临床常用方法是：

补法：出针后，迅速按压针孔。

泻法：出针时，不按压针孔或摇大针孔。

7. 平补平泻 是指进针得气后，均匀地提插、捻转即可出针。是一种不分补泻而仅以达到得气为目的的针刺法。这种平补平泻法与《黄帝内经》的"导气"法、《神应经》的"平补平泻"（先补后泻）法和《针灸大成》的"平补平泻"（小补小泻）法有所不同，是近代医家临床惯用的针刺补泻手法之一，主要适用临床虚实不明显的一般病证。

上述几种补泻手法可以单独使用，也可配合使用，特别是徐疾补泻、迎随补泻、呼吸补泻、开阖补泻一般很少单独运用，大多与其他补泻手法配合使用。

三、复式补泻手法

复式补泻手法是多种单式补泻手法的组合应用,操作较为复杂,多由金元以后的针灸医家所创立,系统地记载于《金针赋》中,主要有烧山火、透天凉、阳中隐阴、阴中隐阳、子午捣臼、龙虎交战、进气与留气、抽添等手法,又称为"治病八法"。复式补泻手法的操作步骤较多,《金针赋》对其操作步骤和部分术式进行了规范化处理,明确了大致的操作次数,即分别以九或六作为基数,一般补法用九阳数,泻法用六阴数。现列举烧山火、透天凉两种手法加以叙述。

1. 烧山火 烧山火手法源于《素问·针解》中"刺虚则实之者,针下热也,气实乃热也",但缺少具体的操作方法与名称。《针经指南》载有"寒热补泻法"之名,具体操作方法见于《金针赋》,其中明确了针感要求。

烧山火手法的基本操作顺序是先浅后深、三进一退,具体手法以提插、呼吸、开阖等为主,以针下产生热感为基本要求,具有使机体阳气日隆、热感渐生、阴寒自除的作用,适用于顽麻冷痹等虚寒之证。具体操作方法:将腧穴的可刺深度,分作浅、中、深三层(或天、人、地三部)。针至浅层得气;再先浅后深,逐层(部)施行紧按慢提法(或捻转补法)九数;然后一次将针从深层退至浅层,称之为一度(三进一退)。如此反复施术数度,待针下产生热感,即留针于深层。进出针时可结合呼吸补泻、开阖补泻一同操作。如呼气时进针插针,吸气时退针出针,出针后迅速扪闭针孔;进针时还可以辅助使用押手重切,这些均有助于提高手法操作的成功性(图1-19)。

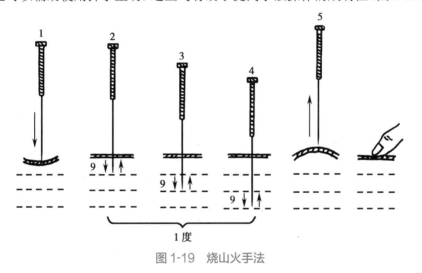

图 1-19 烧山火手法

2. 透天凉 透天凉手法源于《素问·针解》"满而泄之者,针下寒也,气虚乃寒也",但也缺少具体的操作方法与名称,具体操作方法见于《金针赋》,其中亦明确了针感要求。

透天凉手法的基本操作顺序是先深后浅、一进三退,具体手法以提插、呼吸、开阖等为主,针下产生凉感为基本要求,具有使机体阴气渐隆、凉感渐生、邪热得消的作用,适用于火邪热毒等实热之证。具体操作方法:将腧穴的可刺深度分作浅、中、深三层(或天、人、地三部)。针刺入后直插至深层得气;再先深后浅,逐层(部)施行紧提慢按(或捻转泻法)六数;然后1次将针从浅层进至深层,称之为一度(一进三退)。如此反复施术数度,待针下产生凉感,即留针于此。进出针时可结合呼吸补泻、开阖补泻一同操作。如吸气时进针插针,呼气时退针出针,出针时摇大其孔,不扪其穴,进针时控制押手轻压腧穴,这些均有助于提高手法操作的成功性(图1-20)。

需要特别注意的是,烧山火与透天凉两法主要以徐疾补泻为技术核心,表现为三进一退或一进三退;以提插补泻手法为基本动作,表现为紧按慢提或紧提慢按;同时结合九六术数理论、呼吸、开阖等法。临床上操作熟练、规范才能取得相应的针刺效应。

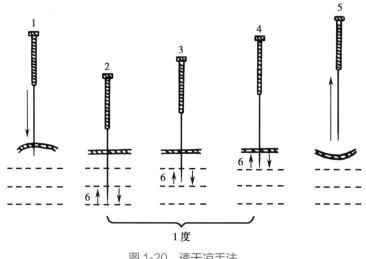

图 1-20　透天凉手法

应用烧山火或透天凉法，以选用肌肉比较丰厚处的穴位为宜；当基础针感较强时，手法操作幅度不宜过大，重复次数不宜太多；更不可强力施行，以免引起患者疼痛；基础针感的把握，以及押手的合理应用也是提高手法操作成功的条件之一。

总之，临床上烧山火和透天凉两法的具体操作方法，各医家虽略有不同，但其基本原则皆遵循《金针赋》施行。

四、针刺补泻效应的影响因素

针刺补泻效应的产生，主要取决于以下三个方面：

1. 机体的功能状态　机体的功能状态是影响针刺补泻效应的关键因素之一。当机体功能状态低下而呈虚证时，针刺可以起到扶正补虚的作用；当机体功能状态亢进，或因实热、邪闭而呈实证时，针刺可以起到清热启闭、祛邪泻实的作用。如胃肠功能亢进而痉挛疼痛时，针刺可解痉止痛；胃肠功能抑制而腹胀纳呆时，针刺可促进胃肠蠕动，消除腹胀，增进食欲。

2. 腧穴功能相对特异性　腧穴的临床主治功用不仅具有普遍性，还具有一定的相对特异性。诸如关元、气海、命门、膏肓等腧穴，能鼓舞人体正气，促使功能旺盛，具有强壮作用，适于补虚。诸如水沟、委中、十二井、十宣等腧穴，能疏泄病邪，抑制人体功能亢进，具有祛邪作用，适于泻实。当施行针刺补泻时，应结合腧穴主治作用的相对特异性，有助于取得更好的针刺补泻效果。

3. 针刺手法　患者的功能状态，以及具有特殊作用的腧穴选择，是影响补泻效果的基础条件，恰当的针刺手法是激发、促进腧穴功能特性发挥，改善机体反应状态的手段，是取得补泻效果的关键因素，也是针灸临床治疗过程的体现。

同时，不同规格针具的选用，刺入角度、方向与深度的选择，也会影响针刺补泻作用的发挥。

第七节　针刺宜忌

针刺是治疗疾病的具体方法，因此在临床治疗时就要考虑到患者的针刺部位、体质、病情、治疗时间等条件，有宜有忌。总的原则是要适应患者的具体情况，使之能增强疗效，并避免发生不良后果。具体内容分述如下。

一、施术部位宜忌

针刺时所选择的腧穴都有确切的位置,要求施术者必须熟悉腧穴的解剖特点。"脏有要害,不可不察"(《素问·刺禁论》),"凡刺胸腹者,必避五脏"(《素问·诊要经终论》)。所以在重要脏器组织的部位,如头面、后项、胸腹、腰背等部位的腧穴,在针刺时应严格掌握针刺的深度、角度和方向,防止刺伤延脑、心肺、肝脾、眼等内脏和器官,发生不良后果。此外,分布于大的血管、神经附近,或位于关节等有特殊解剖结构的腧穴,若针刺不当也会导致针刺意外,必须按照正确的操作方法针刺。下面就全身各部位腧穴的针刺操作宜忌做一简要介绍。

(一)头面颈项部腧穴

1.头部腧穴 头发覆盖部位的腧穴因穴下皮肉浅薄,一般平刺 0.5~0.8 寸。快速进针后,使针尖抵达帽状腱膜下层,以捻转行针为主。出针后要用消毒干棉球按压针孔片刻,以防出血。

小儿出生 18 个月内囟门未合时,其所在部位不可针刺。

2.面部腧穴 额部及颞部腧穴一般以平刺为主,其他腧穴大都直刺或斜刺 0.5~0.8 寸。地仓、颊车治疗面瘫时可以相互透刺;迎香治疗胆道蛔虫时要透向四白穴。

四白穴正当眶下孔凹陷处,若针刺过深进入眶下管,极易刺伤眶下动静脉,造成出血,甚至可能刺伤眼球。故此穴一般直刺或向下斜刺 0.3~0.5 寸,不可深刺,出针后需按压针孔,以防出血。

> **知识链接**
>
> **睛明穴解剖**
>
> 针经皮肤、皮下组织,穿过眶内缘睑内侧韧带上方,到达眶腔眼球内直肌。浅层布有内眦动、静脉和滑车上、下神经;深层有眼动、静脉分支、眼神经分支和动眼神经分支。

3.眼部腧穴 针刺眼球周围的承泣、睛明、球后等穴时,要瞩患者闭目,押手将眼球推开并固定,针沿眶骨边缘缓慢刺入 0.3~0.5 寸,最深不可超过 1.5 寸,不宜提插捻转,出针后用消毒干棉球按压针孔片刻,以防出血。

针尖透过皮肤、眼睑后,针下应有空松感,如针下滞涩,则是刺中眼球壁外层十分坚韧的巩膜表层,应立即退针。若针刺超过 1.5 寸,则有可能累及视神经,患者感到眼内火光闪烁、头痛、头晕,严重者恶心、呕吐。若进针深度超过 1.7 寸时,有可能刺入眶上裂,损伤颅中窝内的海绵窦,造成颅内出血,引起剧烈头痛、恶心、呕吐,甚至休克、死亡。眼区穴血管丰富,组织疏松,针刺易出血,发生青紫肿胀。所以眼区穴针刺时不可过深,并要做到轻、慢、压。

> **知识链接**
>
> **风府穴解剖**
>
> 针经皮肤、皮下组织,穿过项韧带,到达寰枕后膜。深部稍上方,有小脑延髓池和延髓。

4.耳部腧穴 耳前耳门、听宫、听会三穴,应张口直刺 0.5~1 寸,留针时再将口慢慢闭上。翳风直刺 0.8~1 寸,不宜过深,以免损伤面神经。

5.项部腧穴 哑门、风府针刺时,要患者俯卧或伏案正坐,头微前倾,项肌放松,向下颌方向缓慢刺入 0.5~1 寸。针尖不可向前上方深刺,以免刺入枕骨大孔,刺伤延髓。在缓慢刺入的过程中，一定要仔细体会针下感觉，一旦感觉异常，立刻停针。一般当针至寰枕后膜时感到针下阻力增大；当针进入蛛网膜下腔时有突破感；刺入延髓时针下有松软感，患者全身有触电感，恐慌惊叫，轻者头痛、眩晕、心慌、出汗，重者呼吸困难，继而昏迷。

风池穴针刺时，针尖向鼻尖方向缓慢刺入 0.8～1.2 寸。该穴深部有延髓和椎动脉，针刺时若方向、角度、深度不当，就可能造成不良后果。

6. 颈部腧穴　颈部腧穴一般应缓慢刺入，深度以 0.3～0.8 寸为宜，切忌大幅提插、捻转手法，以免伤及血管、气管、咽喉等重要组织结构。

人迎穴深部偏外有颈总动脉、颈内静脉、迷走神经。针刺时用押手固定颈总动脉，在动脉内侧缓慢直刺 0.3～0.8 寸。进针时针下如有黏滞感、搏动感，表明已触及颈动脉，应立即出针或改变针刺方向。若针刺方向过于偏外，则可刺穿颈内静脉，以致刺中迷走神经，患者出现心悸、胸闷、面色苍白等症状，常可导致严重后果，甚至危及生命。

天突穴应先直刺 0.2～0.3 寸，然后将针尖转向下方，紧靠胸骨柄后方、气管前方缓慢向下刺入 0.5～1 寸。针刺时针下有空松感，患者有咽喉紧张感。若在进针时感到针下坚韧富有弹性，患者感到喉中作痒，引起剧烈咳嗽、血痰，表明已刺中气管。若针下柔软而有弹性，搏动明显，可能刺中主动脉弓等大血管，患者胸闷、胸痛，剧咳，涌吐血痰，甚至窒息死亡。若针后患者出现逐渐加重的呼吸困难，可能是伤及肺脏，引起气胸。

（二）胸腹部腧穴

1. 胸部腧穴　任脉胸部腧穴一般向下平刺 0.5～0.8 寸，膻中在治疗乳病时，应向外平刺。位于肋间隙的腧穴一般沿肋间隙向外斜刺或平刺 0.5～0.8 寸。不可深刺，以免伤及心肺。胁部腧穴应向下或向外斜刺 0.5～0.8 寸，不可深刺，以免伤及肝脾，对肝脾肿大者尤应注意。

知识链接

章门穴解剖

针经皮肤、皮下组织，穿过腹外斜肌、腹内斜肌，到达腹横肌中。深部右侧为肝下缘和升结肠，左侧为脾下缘和降结肠。浅层布有第十及第十一肋间神经外侧皮支；深层有第十及第十一肋间神经和肋间动、静脉分支。

乳中穴不针不灸，仅作为胸腹部腧穴的定位标志。

2. 腹部腧穴　上腹部腧穴一般可以直刺 0.5～1 寸，不宜深刺，以免伤及脏器。如鸠尾、日月等穴深部为肝脏，上方为心脏，针刺时不宜深刺，也不可向上斜刺。中脘等穴针刺过深，易刺中胃，若加之大幅提插捻转，则可能将胃内容物带入腹腔，引起腹膜炎，特别是饱餐后尤须注意。不可向上方斜刺，否则有可能刺伤肝前缘，引起肝出血。下腹部腧穴，一般可以直刺 0.8～1.2 寸，进针宜缓，不可过深，避免刺伤肠道。特别是肠梗阻等肠蠕动减弱或消失的患者，其肠的避让功能减弱消失，针刺过深极易刺破肠壁。中极、关元等穴，针前应排空膀胱，以免刺伤。

神阙穴因消毒不便，一般不针刺。

（三）背腰骶部腧穴

1. 背部腧穴　因胸椎棘突均向下呈覆瓦状，所以督脉背部腧穴应向上斜刺 0.5～1 寸。如针刺过深，针尖可刺穿黄韧带进入椎管，此时感到针下阻力突然消失而出现明显落空感，需立即停针，否则会伤及脊髓。刺中脊髓时，患者有触电样感觉向四肢放射，并伴有惊恐感。膀胱经背部腧穴一般向内斜刺 0.5～0.8 寸，不可深刺、直刺，以免刺伤肺脏。

2. 腰部腧穴　一般直刺 0.5～1 寸。命门不可深刺，以防刺伤脊髓。第十二胸椎至第二腰椎脊柱两侧的腧穴，不可深刺或向外深刺，以防刺伤肾脏。

3. 骶部腧穴　长强穴针刺时，针尖要向上紧靠尾骨前面与尾骨平行刺入 0.8～1 寸。不宜直刺，以免刺穿直肠引起感染。

（四）四肢部腧穴

1. 上肢部腧穴　肩髃、肩髎可以直刺或向下斜刺 0.8～1.5 寸，肩井穴下为肺尖，不可深刺，孕妇亦当慎用；极泉须避开腋动脉直刺，腋腔内组织疏松，除腋动脉外，其内下方还伴行腋静脉，故不可大幅提插，以免刺伤血管，造成血肿；上臂部穴肌肉较丰厚，均可直刺 0.8～1.5 寸；肘窝部穴除直刺外，还可以点刺浅静脉出血；前臂部穴一般可直刺 0.5～1.2 寸，但位于骨骼边缘的列缺、偏历、养老等穴，可斜刺；手部太渊穴要避开桡动脉直刺，合谷、后溪等穴透刺时不能掌深弓。

2. 下肢部腧穴　大腿部穴肌肉丰厚，可适度深刺。环跳穴要侧卧屈股，直刺 2～3 寸，此穴下为坐骨神经，如刺中该神经，可产生强烈的触电样感向大腿、小腿直至足部放射。针刺气冲、冲门、急脉等穴，要注意避开动脉。小腿部腧穴大都可以直刺。犊鼻穴应屈膝，稍向髌韧带内方斜刺，如针刺入关节腔，要注意不可损伤关节面，不可使关节液流出，严格消毒，避免关节腔感染。足部腧穴根据其所在部位，直刺或斜刺，针刺深度大多不超过 1 寸。

此外，妇女怀孕 3 个月以内者，下腹部腧穴禁针；怀孕 3 个月以上者，腹部及腰骶部腧穴也不宜针刺。至于三阴交、合谷、昆仑、至阴等一些具有通经活血作用的腧穴，孕妇更应禁针；皮肤有感染、溃疡、瘢痕或肿瘤的部位，以及深部脓疡的局部，亦均不宜针刺。

二、患者状态宜忌

人的体质有强弱、肥瘦、老幼之不同，体质类型也各有异。针刺时必须区别对待。"年质壮大，血气充盈，肤革坚固，因加以邪，刺此者，深而留之"，"瘦人者，皮薄，色少，肉廉廉然，薄唇轻言，其血清气滑，易脱于气，易损于血，刺此者，浅而疾之"；"婴儿者，其肉脆血少气弱，刺此者，以豪（毫）刺浅刺而疾发针，日再可也"（《灵枢·逆顺肥瘦》）。也就是说，对强壮者，可适当深刺，留针时间较长，刺激量较大；对瘦弱者，宜浅刺，留针时间较短，刺激量较小；对小儿，则浅刺，不留针。此外，对孕妇有习惯性流产史者慎用针刺；自发性出血或损伤后出血不止的患者，不宜针刺。

三、患者病情宜忌

（一）疾病性质

"脉实者，深刺之，以泄其气；脉虚者，浅刺之，使精气无得出"（《灵枢·终始》），这就是根据病情虚实以区别针刺深浅、进行补泻的例证。病情有表里、寒热、虚实的不同，临床上应在辨证的基础上，选择不同的刺灸方法来治疗。一般表证者宜浅刺，表寒者可用温针，表热者应疾出针；里证者宜深刺，里寒者可用补法，里热者应行泻法；虚证者用补法，虚寒者宜少针多灸，虚热者可多针少灸；实证者用泻法，表实证宜浅刺，里实证可深刺；寒证者宜深刺，久留针，用灸法；热证者宜浅刺，疾出，并可刺出血。

（二）危重证候

《黄帝内经》还中提出"五夺"和"五逆"。"形肉已夺，是一夺也；大夺血之后，是二夺也；大汗出之后，是三夺也；大泄之后，是四夺也；新产及大血之后，是五夺也，此皆不可泻"（《灵枢·五禁》），"五夺"皆属元气耗伤、气血大亏的病候，均不可泻；"热病脉静，汗已出，脉盛躁，是一逆也；病泄，脉洪大，是二逆也；著痹不移，䐃肉破，身热，脉偏绝，是三逆也；淫而夺形身热，色夭然白，及后下血衃，血衃笃重，是谓四逆也；寒热夺形，脉坚搏，是谓五逆也"（《灵枢·五禁》），"五逆"都是脉与证不符的危重病证，皆不宜针刺。

（三）暂时现象

在针刺前后，病人的饮食起居等方面是不可忽视的，若不了解禁忌，妄施针刺，就会导致不良后果。"凡刺之禁，新内勿刺，新刺勿内；已醉勿刺，已刺勿醉；新怒勿刺，已刺勿怒；新劳勿刺，已刺勿劳；已饱勿刺，已刺勿饱；已饥勿刺，已刺勿饥；已渴勿刺，已刺勿渴；大惊、大恐，必定其气，乃刺之；乘车来者，卧而休之，如食顷，乃刺之；出行来者，坐而休之，如行十里顷，乃刺之。凡此十二禁者，其脉乱气散，逆其营卫，经气不次，因而刺之……是谓失气也"（《灵枢•终始》）。所以对暂时的劳累、饥饿、大渴、大饱、醉酒、情绪激动紧张、气血不定等情况，必须经过处理后方可针刺。在正常情况下，针刺后也不宜马上进行剧烈活动，须适当休息，以使气血调和，才有助于治疗。

四、时间因素宜忌

留针时间，包括留针的久暂和施术时间或时令，后者为按时取穴法所运用。

（一）留针的久暂

对表证和热证，留针时间宜短；对里证和虚寒证，留针宜长。《灵枢•经脉》说："热则疾之，寒则留之。"《灵枢•根结》说："气滑即出疾，其气涩则出迟；气悍则针小而入浅，气涩则针大而入深，深则欲留，浅则欲疾。"

（二）施术时间或时令

人体的生理功能与天时的变化有一定的关系，正因如此，古人结合日月的运行盈亏，推论人体气血的周期性活动，根据气的开阖而行补泻，所谓"是以因天时而调血气也，是以天寒无刺，天温无疑……是谓得时而调之"（《素问•八正神明论》）。"天温无疑"，是指人的气血易行，适宜针刺，所以后人多于夏季伏天施行针刺，以治疗宿疾。"候时而刺"的思想，后世发展为"子午流注"针法等。

结合时序的递变，人的气血活动也有不同，"春气在毛，夏气在皮肤，秋气在分肉，冬气在筋骨"（《灵枢•终始》），这是指出春夏季节宜浅刺，秋冬季节宜深刺。但在临床上，须根据病情的实际情况灵活应用。

第八节　针刺异常情况的预防和处理

针刺治病是一种安全、有效的疗法，但由于种种原因，有时也可能会发生一些异常情况，如晕针、滞针、弯针等，必须进行及时有效处理。

一、晕　　针

晕针是指在针刺过程中患者发生的晕厥现象。

知识链接

晕针是一种血管抑制性晕厥，属于反射性晕厥的范畴。它是由于强烈的刺灸等刺激，通过迷走神经反射，引起血管（尤其是周围肌肉的）扩张，外周血管阻力降低，回心血量减少，因而心脏的输出量减低，血压下降，导致暂时性、广泛性的脑血流量减少，而发为晕厥。

原因：患者在施针时精神过度紧张，或体质虚弱、过度劳累、饥饿、大汗出、大泻后、大失血后、体位不适以及医生在针刺操作时手法过重等，而致脑暂时性缺血。

现象：患者在针刺过程中，突然出现面色苍白、头晕目眩、心慌气短、出冷汗、精神疲乏、胸闷泛恶、脉象沉细。严重者会发生四肢厥冷、神志昏迷、血压下降、脉微欲绝。

处理：要立即停止针刺，并迅速出针，使患者平卧，头部稍低，松解衣带，注意保暖。轻者静卧片刻，给予温开水或糖水之后即可恢复。重者在上述处理的基础上，可针刺水沟、内关、涌泉、足三里等穴，并可温灸百会、气海、关元等穴，必要时可配用现代急救措施。晕针缓解后，仍需适当休息方能离去。

预防：对晕针要重视预防，如初次接受针刺治疗和精神紧张者，要做好解释工作，解除恐惧心理。选择舒适持久的体位，尽量采取卧位。选穴宜少，手法要轻。对饥饿、劳累的病人，应嘱其进食、休息后再予针刺。针刺过程中，应随时注意观察患者的神态，询问病人的感觉，以便尽早发现晕针先兆，及时处理。

二、滞　针

滞针是指在行针时或留针后，医者感到针下滞涩，行针困难的现象。

原因：患者精神紧张或疼痛所致肌肉痉挛；或因行针时捻转角度过大和持续单向捻转等，而致肌纤维缠绕针身所致。

现象：针在穴内，提插、捻转、出针均感滞涩、困难。若勉强捻转、提插时，则患者感到疼痛。

处理：嘱患者消除紧张，使局部肌肉放松；或延长留针时间，用循、摄、按、弹、刮等手法，或在滞针附近加刺一针，以缓解肌肉紧张。如因单向捻转而致者，可向相反方向将针捻回。

预防：对精神紧张者，应先做好解释，消除顾虑。同时针刺手法要轻巧，捻转角度不要太大，更不宜连续单向捻转。

三、弯　针

弯针是指针刺入腧穴后，针身在患者体内形成弯曲现象。

原因：医生进针手法不熟练，用力过猛；或针下碰到坚硬物质；或因患者在针刺过程中变动了体位；或针柄受到某种外力碰压；或滞针处理不当等。

现象：进针时或将针刺入腧穴后，针身弯曲，针柄改变了进针时刺入的方向和角度。常伴有提插捻转及出针困难，或患者感到疼痛。

处理：出现弯针后，不可再行手法。如针身轻度弯曲，可将针缓慢退出；如针身弯曲角度较大，应顺着弯曲方向将针退出；若由病人体位移动所致，应使患者先恢复原来体位，局部肌肉放松后，再将针缓缓起出。切忌强行拔针，以免出现断针。

预防：医者手法要熟练，指力要轻巧；患者体位要舒适，留针期间不要移动体位；避免外力碰撞或压迫针柄；如有滞针应及时正确处理。

四、断　针

断针是指针身折断在患者体内。

原因：针具质量差，针身或针根已有损坏剥蚀，针前失于检查；行针时强力提插、捻转，肌肉猛力收缩；针刺时将针身全部刺入腧穴内；留针时患者移动体位或外物碰撞针柄；或弯针、滞针未能及时正确处理等。

现象：针身折断，残断或尚露于皮肤之外，或全部没于皮肤之下。

处理：嘱患者保持原体位，切勿乱动，以防断针陷入深层。如断端显露，可用镊子夹住断端取出；若断端与皮肤相平，可用手指按压针孔两旁，使断端暴露体外，用镊子取出；若断端完全陷入肌肉层时，视其所在部位，如果在重要脏器附近或在肢体活动处，应在X线下定位，用手术取出。

预防：针前应仔细检查针具，有不符合要求者，剔除不用。针刺手法要轻巧，针身不宜全部刺入。针刺入腧穴后，嘱患者不要随意变动体位。如有弯针、滞针应及时正确处理。

五、针刺后异常感

（一）针刺后遗感

针刺后遗感是指出针后患者遗留的不适感觉。

原因：多因有针遗留；或手法过重，留针时间过长；或手法与病情相悖所致。

现象：出针后，患者不能移动体位；或局部遗留酸痛、胀重、麻木等不适的感觉；或原有症状加重。

处理：如有遗留未出之针，应立即起出。出针后让患者休息片刻，不要马上离开；若局部遗留酸胀等不适感，轻者用手指在局部上下揉按，即可消失或改善。重者可加用艾条温灸，或用热敷、磁疗等方法加以消除；原有症状加重，应查明原因，调整治则和手法。

预防：出针后应清点针数，避免遗漏；针刺手法不宜过重，留针时间不宜过长，一般病证出针后可做上下循按，避免出现后遗感；临诊时要认真辨证，补泻手法适当。

（二）针穴疼痛

针穴疼痛是指针刺部位出现疼痛。

原因：进针时针尖停在皮肤上的时间过长；或针前失于检查，针尖带有钩毛；或操作手法不熟练，行针手法过重；或刺及血管、肌腱、骨骼；或针刺时患者移动体位；或外物碰压针柄。

现象：在进针、行针、或留针时，针刺部位出现疼痛。

处理：停止使用不当手法，调整针刺的深浅和方向，或将有钩毛的针退出，用手指在针刺部位上下循按。如有滞针、弯针现象，则用相应处理方法处理。

预防：针前要仔细检查针具。进针要迅速，手法要熟练，不可过强。熟悉穴位局部解剖，避免刺伤血管、肌腱和骨骼。并嘱患者不可随意改变体位，防止外物碰压针柄。

六、针刺损伤

（一）出血和血肿

血肿是指针刺部位出现的皮下出血而引起肿痛的现象。

原因：针尖带钩，使皮肉受损，或针刺时误伤血管。个别患者为凝血功能障碍。

现象：出针后，针刺部位出血，局部肿胀疼痛，继则皮肤呈青紫色。

处理：针孔出血，可用消毒干棉球压迫止血。若微量皮下出血而局部小块青紫时，一般不必处理，可自行消退。如局部青紫肿痛较甚或活动不便，要先行冷敷止血后，再行热敷或在局部轻轻揉按，以促使瘀血消散吸收。

预防：仔细检查针具，熟悉解剖部位，避开血管针刺。出针时立即用消毒干棉球按压针孔，眼区腧穴针刺更应注意。要询问有无出血病史，对男性患者，要注意排除血友病。

（二）创伤性气胸

创伤性气胸是指针刺时刺伤肺脏，使空气进入胸膜腔，而导致的气胸。

原因：针刺胸部、背部、锁骨上窝及胸骨切迹上缘等处的腧穴过深，或方向不当，因而刺伤肺脏,空气进入胸膜腔所致。

现象:针后患者突感胸痛、胸闷、心悸气短,甚则呼吸困难,发绀,出冷汗及血压下降等休克现象。检查时,肋间隙变宽,外胀;叩诊呈鼓音;听诊肺呼吸音减弱或消失;严重者,气管可向健侧移位。X线胸透可见肺组织被压缩现象。有的患者针刺后并不马上出现症状,而是过一段时间才慢慢感到胸闷、胸痛、呼吸困难,应多加注意。

处理:发现气胸后,应立即起针,并让患者采取半卧位休息。轻者漏气量少,可自然吸收,医者要密切观察,给予镇咳、镇痛、抗感染等对症处理。严重者须及时抢救,如胸腔排气、输氧、抗休克等。

预防:凡针刺背部第十胸椎、侧胸第八肋间、前胸第六肋间以上的部位以及锁骨上窝及胸骨切迹上缘的腧穴,均应严格按照针刺角度、方向和深度进针,操作时医者思想要集中,提插手法的幅度不宜过大。患者体位必须舒适,不宜长时间留针。肺气肿患者,胸背部针刺时尤应谨慎。

(三)刺伤内脏

原因:医者缺乏解剖学知识,在相应内脏部位腧穴针刺过深,或提插幅度过大。

现象:刺伤肝、脾可引起出血,肝脾区疼痛,如出血不止,继而引起腹痛、腹肌紧张、腹部压痛、反跳痛等急腹症症状。刺伤肾脏,除肾区疼痛及叩击痛外,并有血尿等症状。肝、脾、肾三脏出血过多时,可出现血压下降等休克症状。

刺伤心脏,轻者出现强烈刺痛,重者有剧烈撕裂痛,引起心外射血,即刻导致休克等危重情况。

刺伤胆囊、膀胱、胃、肠等空腔脏器时,可引起疼痛、腹膜刺激征或急腹症等症状。

处理:轻者应卧床休息,一般都能自愈。重者,继续出血,应注意观察血压,加用止血药;出现急腹症及休克时,应采取相应急救方法进行处理。

预防:针刺胸腹、腰背部的腧穴时,应掌握好针刺的深度,行针幅度不宜过大。特别是对心脏扩大,或肝、脾肿大的患者尤其应该注意。

(四)刺伤脑和脊髓

原因:在项部正中的风府、哑门以及两旁的风池等穴针刺过深,或角度、方向不当,可误伤延脑;在背部正中线第一腰椎以上棘突间的督脉腧穴、华佗夹脊穴针刺过深、方向不当,可刺伤脊髓。

现象:如伤及延脑,可出现头痛、恶心、呕吐、呼吸困难、昏迷,甚至危及生命;如刺伤脊髓,则出现触电样感觉向肢端放射,甚至引起暂时性肢体瘫痪。

处理:当出现上述症状时,应及时出针。轻者须安静休息,对症处理,经过一段时间后可自行恢复。重者则应及时抢救,或结合有关科室综合治疗。

预防:凡针刺上述有关部位腧穴时,必须严格掌握针刺的角度、方向和深度,行针时只宜捻转,避免提插,禁用粗针捣刺。

(五)刺伤外周神经

原因:深刺或捣刺位于神经根和神经干上的腧穴。

现象:出现沿神经分布路线灼痛、麻木和运动障碍等末梢神经炎症状。

处理:轻者,通过按摩可恢复;重者,须加用理疗、药物等进行治疗。

预防:在神经根和神经干部位的腧穴针刺时,要谨慎,不可深刺、捣刺。

(宋小芳　李丽英　陈春华)

? 复习思考题

1. 何谓"刺手"和"押手"? 它们的作用各是什么?
2. 临床常用的进针法有哪几种? 如何操作?

ER-1-3

扫一扫，测一测

3. 如何掌握针刺的角度、方向和深度？

4. 行针的基本手法有哪些？如何操作？

5. 何谓得气？得气有何临床意义？

6. 单式补泻手法有哪些？如何操作？

7. 不得气的原因有哪些？若不得气，将如何处理？

8. 晕针是怎样引起的？如何处理和预防？

第二章 灸 法

PPT 课件

ER-2-1

学习目标

　　掌握灸法的概念和特点,艾炷灸、艾条灸、温针灸等常用灸法的操作方法及临床应用。熟悉灸法的分类及作用,灸感、灸量与灸法补泻,施灸禁忌和注意事项。了解温灸器灸和非艾灸类灸法的操作方法及临床应用。

知识导览

ER-2-2

　　灸,古称灸焫(ruò 音若,古同"爇",点燃;焚烧)。古人"刺以石针曰砭,灼以艾火曰灸",《说文解字》说:"灸,灼也,从火音久。"灸法,是指采用艾绒或其他非艾灸材,烧灼、熏熨人体的腧穴或特定部位,以温通经脉,调和气血,扶正祛邪,从而防治疾病的方法。由于施灸多用艾绒,故常称为"艾灸"。

　　灸法的产生与我国古代北方地区人们的生活习惯和发病特点有着密切的关系。因为"北方者,天地所闭藏之域也,其地高陵居,风寒冰冽,其民乐野处而乳食",在这种生活环境中,"脏寒生满病",容易患上脾胃虚寒一类病证。灸法长于温中散寒,扶助阳气,所以,"灸焫者,亦从北方来"(《素问·异法方宜论》),它主要是针对寒证而设。

课堂互动

　　举生活中的事例说明北方易生寒证,温热疗法有温通经脉,逐去阴冷的作用。

　　医疗实践表明,艾火能解表通里,消积化滞,攻去癥瘕,并能促进消化,增进食欲,化生气血,治疗作用广泛。而行气活血,温经散寒,回阳救逆之功实为针刺所不能及,古人谓"针所不为,灸之所宜"。一些疾病在针刺治疗效果不佳时,改用灸法或针灸并用的方法,往往可以提高疗效。

第一节 灸 用 材 料

灸用材料主要是艾叶制成的艾绒,但也可根据病情采用其他非艾材料。

一、艾及艾制品

(一)艾

　　艾是一种多年生的草本菊科植物,生长于山野之间,我国各地都有。古时以蕲州(今湖北省蕲春县)产者为佳,称为蕲艾。艾叶入药以陈久者为良,故又称陈艾。这种植物在春天抽茎生长,茎直立,高 60~120cm,茎上有白色细软毛,上部有分支。茎中部的叶呈卵状三角形或椭圆形,有柄,羽状分裂,裂片椭圆形至圆满状披针形,边缘具有不规则的锯齿,表面深绿色,有腺点和极细的白色软毛,背面有灰白色绒毛;顶端叶全绿,叶呈椭圆形、披针形或线形。头状花序,无梗,有苞片,略有白色细软丝状毛,7~10 月开花。艾叶气味芳香。采收当于农历 4~5 月间,当叶盛花未开时为佳,采收时将艾叶摘下或连枝刈取。

1. 艾绒的制作 将采集到的新鲜肥嫩艾叶,置于阳光下曝晒,使其干燥,然后放入石臼中,用木杵捣碎,或放入碾槽内反复碾磨,筛去杂梗和泥沙,如此反复多次,则成为淡黄色洁净的艾绒。艾绒因加工捣筛之粗细不同,分为不同等级,临床上可根据实际需要加以选用,直接灸宜用细艾绒,间接灸用粗艾绒即可。

课堂互动

认识菊科植物艾的原植物形态,并以生活中的事例说明在"叶盛花未开时"采集艾叶的意义。

艾绒的质量对灸疗的效果会产生一定影响。优质者,陈久,干燥,纯净无杂质,易于团聚,燃烧时艾火不疾不徐,温暖透达;劣质者生硬不易团聚,燃烧时火力过强,令患者难忍灼痛,甚或爆裂,火势散落,灼伤非灸部位的皮肤。

2. 艾绒的保藏 古人称:"七年之病,求三年之艾"(《孟子·离娄上》)。新产艾叶内含挥发性油质较多,灸时火力过强;陈久艾绒因收藏时间较长,挥发油质业已散失,燃烧时火力温和,宜于灸疗。古代医家认为艾叶以陈旧者效佳,如李时珍说:"凡用艾叶,须用陈久者,治令细软……拣取净叶,扬去尘屑,入石臼内木杵捣熟,罗去渣滓,取白者再捣,至柔烂如绵为度。用时焙燥,则灸火得力"(《本草纲目》),故艾绒制成应予封存,经过相当一段时间后(最好数年以上)才取出作为药用。艾绒吸水性强,容易受潮,若保藏稍有不善,则易霉变,或受虫蛀,影响燃烧,故艾绒宜封藏于干燥容器内,每年夏季反复曝晒几次。

3. 艾绒的性能 在灸疗实践中,人们认识到:"艾叶苦辛,生温,熟热,纯阳之性,能回垂绝之阳,通十二经,走三阴,理血气,逐寒湿,暖子宫,止诸血,温中开郁,调经安胎……以之灸火,能透诸经而除百病"(《本草从新》)。制成艾绒后气味芬芳,辛热走窜,有通经活络、祛除阴寒、回阳救逆等多方面的作用,是最好的灸用材料。

(二)艾制品

1. 艾炷 施灸时,常将艾绒做成锥形,称为艾炷。每燃尽一个,称为一壮。艾炷一般是手工捻成。其法是将艾绒置于平板上,用拇、示、中三指一边捏搓,一边旋转,将艾绒捏成上尖下平的圆锥小体,以便平放。制作艾炷要求搓捻紧实,才会耐燃而不易爆裂。一般来说,搓成蚕豆大或半截橄榄者为大炷,用于间接灸或化脓灸;搓成黄豆或半截枣核大者为中炷,麦粒大者为小炷,用于直接灸。据近年制定的"标准艾炷"规格,中型艾炷的炷高为1cm,炷底直径约0.8cm,炷重约1g,可以燃烧3~5min(图2-1)。现在临床上采用金属艾炷器来按压加工制作艾炷,可以使艾炷按压紧密,大小一致,便于使用。

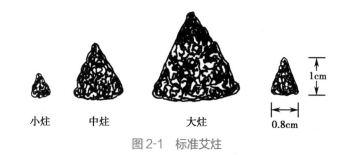

小炷	中炷	大炷	1cm
			0.8cm

图2-1 标准艾炷

2. 艾卷 又称艾条,是用桑皮纸包裹艾绒制成的柱状长条。艾条可以分为无药艾条和有药艾条两种。

(1)无药艾条的制法:取艾绒24g,平铺于长26cm(8寸)、宽26cm(8寸)质地柔软的桑皮纸上,横向卷成高20cm、直径约1.5cm结实均匀的圆柱形,越紧实越好,用糨糊封口而成(图2-2)。

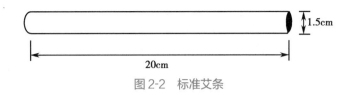

图 2-2 标准艾条

（2）有药艾条的制法：有药艾条即是在无药艾条中加入药物制成，由于添加药物不同，可分为普通药艾、太乙针、雷火针三种。

1）普通药艾条：取肉桂、干姜、川椒、乳香、没药、苍术、独活、细辛、白芷、木香各等份，研成细末，混入艾绒内。每支艾条内加入药末 6g，制法同于无药艾条。

2）太乙针：取人参 125g，三七 250g，山羊血 60g，千年健 500g，钻地风 500g，肉桂 500g，川椒 500g，乳香 500g，没药 500g，穿山甲（土炮）250g，小茴香 500g，苍术 500g，蕲艾 2 000g，甘草 1 000g，防风 2 000g，麝香少许，共研为末。取棉皮纸一层，高方纸二层，纸宽 41cm，长 40cm，置药末 25g 于其中，卷成爆竹样式，越紧越好，外用桑皮纸厚糊六七层，阴干待用。

3）雷火针：用艾绒 95g，沉香、木香、乳香、茵陈、羌活、干姜、穿山甲各 9g，研细为末，筛过，加入麝香少许。取棉皮纸二方，一方平置桌上，一方双折重复于上。铺洁净艾绒于其上，拿木尺等物轻轻叩打使之均匀成一平方形，然后将药末匀铺于艾绒上，卷成爆竹状，外涂鸡蛋清，以桑皮纸厚糊六七层，阴干勿令泄气。

二、其 他 材 料

除了艾绒制品之外，临床上还采用一些其他的灸用材料，包括火热类和非火热类两种，火热类如灯心草、黄蜡、桑枝、桃枝、硫黄、药锭、药捻、药笔、药饼等；非火热类如毛茛、斑蝥、旱莲草、大蒜、白芥子等。这些材料的性味归经及所含成分各不相同，灸灼时燃火大小徐疾各异，因其所宜，施于各种不同病证。

第二节 灸法的分类和应用

灸法始于单纯的艾灸，经过上千年的发展，逐渐衍化为多种灸法，从总体上可以分为艾灸类和非艾灸类。其中，艾灸类可以进一步分为艾炷灸、艾条灸、温针灸等，临床上以艾炷灸和艾条灸最为常用，是灸法的主体部分。根据施灸时艾炷是否直接置于皮肤上烧灼可分为直接灸和间接灸两种。古代所称的灸法，一般多指直接灸。此外，非艾灸类如灯火灸、天灸、电热灸等临床亦较常用。现将灸法分类表列于下（表 2-1）。

表2-1 灸法分类表

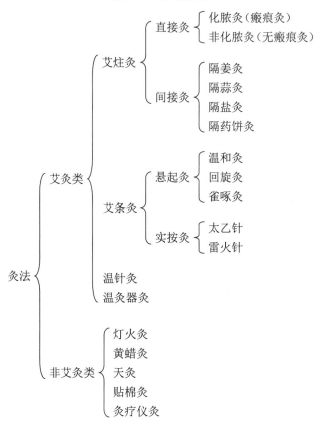

一、艾 灸 类

（一）艾炷灸

将艾炷放置于穴位上施灸,称为艾炷灸。艾炷灸可分为直接灸和间接灸两种。

1. 直接灸   即将艾炷直接放置于皮肤表面施灸的方法,称为直接灸。根据施灸部位有无灼伤化脓,而进一步分为化脓灸(瘢痕灸)和非化脓灸(无瘢痕灸)两种方法。

(1)化脓灸(瘢痕灸):即将艾炷直接放在皮肤上施灸,使局部皮肤烫伤起疱,形成非感染性化脓,结痂后形成灸疮,留下瘢痕,故又被称为"瘢痕灸"。灸疗通过化脓结痂这一过程以增强机体抵抗力,起到治病和保健作用。根据经验,"凡着艾得灸疮,所患即瘥,若不发,其病不愈"(《针灸资生经》),灸后能否形成"灸疮"是取得疗效的关键。古代灸疗治病多采用化脓灸。目前,临床上仍用此法治疗哮喘、着痹、脾胃虚寒及体质虚弱等疾患。其操作方法是:

1)选择体位和点穴:艾灸治疗时间较长,艾炷安放必须稳当,加以治疗时较为疼痛,这就要求患者取位舒适、平正、宜于持久,则较有利于耐受灼痛。体位妥帖后,再予点穴,穴位确定后可用棉纤蘸甲紫打上标记,即可于其上施灸。注意点穴后,即不可随意变更体位,以免"孔穴不正,徒破好肉"。古人要求点穴应该"坐点坐灸之,卧点卧灸之"(《备急千金要方》),的确是经验之谈。

2)安放艾炷和点火:安放艾炷之初,可于局部敷以少许葱、蒜的汁液,使艾炷较易黏附,且能增加刺激;将艾炷放置于穴位之上,用纸捻或线香点燃,当其燃近皮肤,病人感到灼痛时,可在施灸部位的周围轻轻拍打以减轻灼痛。灸完1壮后,可用纱布蘸冷开水抹净所灸部位,复按前法再灸,一般可灸至7～9壮。也可以在艾绒里加入少许丁香、肉桂、木香、细辛等芳香性药末,以利于热力透达。

3)灸后处理:灸治完毕后,用消毒棉花将局部擦拭干净,贴上玉红膏,1～2日更换1次。数日后,灸处逐渐出现无菌性化脓,如脓液较多,膏药应勤换;7天左右结痂,形成灸疮,经约30天,结痂脱落,局部留有瘢痕。在化脓期间,一方面要保持施灸局部清洁,避免污染,防止感染;另一方面要密切观察脓液色泽,无菌化脓的脓色较淡,多为白色,而感染化脓的脓液多呈黄绿色。同时,灸后应多食一些营养丰富的食物,这样可以促使灸疮透发,有利于提高疗效。

如遇灸疮久不愈合者,可用外科方法予以处理。

(2)非化脓灸(无瘢痕灸):这是近代对灸疗的变通方法。此法以温烫为主,不至于化脓留下灸疮,故又被称为"无瘢痕灸"。其法是先将施灸部位涂以少量凡士林,然后将小艾炷置于穴位之上,点火施灸;当患者感到灼烫时立即用镊子将艾炷夹去或压灭。如此反复3~7壮,以局部皮肤出现红晕为度。因其不留瘢痕,患者颇乐于接受。临床上常用以治疗虚寒证。

2.间接灸 本法是将姜片等物衬隔于艾炷和皮肤之间,使艾火不致直接在皮肤上烧灼,故称"间接灸",也称为"间隔灸"或"隔物灸"(图2-3)。本法火力温和,患者易于接受。由于衬隔之物不同,又可分为多种灸法。

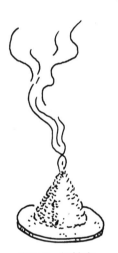

图2-3 间接灸

(1)隔姜灸:将新鲜生姜切成厚0.3~0.5cm的薄片,用针在上穿刺数孔,以利于火气渗透;然后平放于穴位之上,再于其上放置艾炷,点火施灸。当患者感到灼痛时,可用镊子将姜片上提少许,使其离开皮肤片刻,旋即放下,如此反复,直到局部皮肤潮红为止。本法简便安全,一般不会烫伤起疱,故临床上应用较广。生姜辛温,具有解表和胃、温中止呕的功效,故本法多用于感冒、咳嗽、呕吐、泄泻、腹痛、风湿痹痛等病证。

(2)隔蒜灸:将新鲜独头大蒜切成厚0.3~0.5cm的薄片,中间用针刺数孔,置于穴位或肿块之上(如未溃破化脓的脓头处),然后点燃艾炷灸之,每穴灸4~5壮后,换去蒜片。隔蒜灸多用于治疗肺痨、腹中积块等疾患。大蒜对皮肤有刺激,灸后容易起疱,应注意防护。

(3)隔盐灸:本法仅用于脐部,故又名神阙灸。方法是让患者仰卧屈膝,暴露腹部,用干燥食盐将脐孔填平(食盐可炒热,以增强透热之力)。如患者肚脐凸出,可用湿面条围脐如井口,填盐于其中,与口齐平;然后隔以姜片,置艾炷于其上灸之(图2-4)。食盐遇火会起爆,烫伤腹部,故用姜片间而隔之,而生姜辛辣之性还能增强透热作用。隔盐灸具有回阳救逆的作用。凡中风脱证、亡阳危候,四肢厥冷,冷汗淋漓,脉微欲绝,急用大艾炷连续施灸,不计壮数,直至汗止脉起,体温回升为止。本法亦可用于脾肾阳虚、久泻脱肛、阴寒腹痛、产后血晕等病证。

课堂互动

请以咸味入肾的药物或方剂为例,说明隔盐灸具有温暖脾肾,回阳救逆的作用。

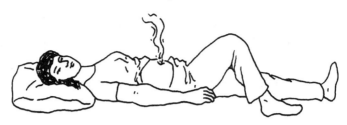

图 2-4　隔盐灸

（4）隔附子灸：这是一种将附子片或附子饼间隔于艾火与皮肤之间而灸之的方法。其法是将附子切细研末，以黄酒调和成厚约 0.5cm、直径 2cm 的圆饼，使其平摊于皮肤（穴位）表面，置艾炷于其上灸之。灸时可于附子饼下垫以纱布，以防止烫伤。附子辛温大热，具有温肾扶阳、补益命门的功效，故多用以治疗各种阳虚病证，如脾阳不振、脘腹冷痛、命门火衰、肢冷畏寒、阳痿、早泄、遗尿、尿频以及阴疽久不化脓、也不收口的外科疾患。可以根据病情选择部位施灸，饼干更换，直至皮肤潮红为止。

（5）隔胡椒饼灸：用适量白胡椒末与面粉调和，制成附子饼样大、厚 0.3～0.5cm 中央凹陷的胡椒饼，置药末（丁香、肉桂、麝香等）于其内填平之，置艾炷于上灸之。本法用于治疗胃寒腹痛，风寒湿痹等病证。

此外，间接灸中还有隔豆豉饼灸、黄土灸、黄蜡灸、巴豆灸、硫黄灸等 30 余法，内容相当丰富，均是选用不同药物或综合多种药物，以针对不同病证的灸法。

（二）艾条灸

艾条灸是用普通艾条在穴位上灸灼的方法。根据不同操作方式分为悬起灸和实按灸两种。

1. 悬起灸　将艾条点燃后悬垂于穴位上方施灸称为悬起灸。一般将艾火与皮肤的距离保持在 2～3cm，施灸 10～20min，以皮肤温热潮红为度。具体操作时可以分为温和灸、雀啄灸和回旋灸三种。

（1）温和灸：点燃艾条一端，使之悬垂于施灸腧穴的上方灸烤之，让艾火与皮肤间的距离保持在 2～3cm，以患者甚觉温热而无灼痛为宜；施灸时间在 10～15min，以皮肤潮红为度（图 2-5）。对于小儿或昏迷患者，医者可将自己的示指和中指置于施灸部位两侧，以感知患者局部的受热程度，以便随时调节距离，防止烫伤。

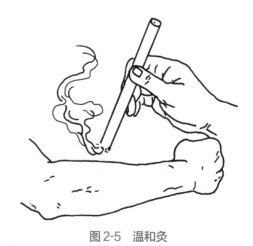

图 2-5　温和灸

（2）雀啄灸：点燃艾条的一端，持之在所灸腧穴上方，做一上一下连续移动，在距腧穴约 1.5cm 处，立即拿开，如此反复，状如鸟雀啄食，故称"雀啄灸"（图 2-6）。本法可使患者感到灸火有如热浪频频渗入，有利于火力入经引导气行。可用以治疗风寒湿痹、痿证、胃痛等疾患。

（3）回旋灸：点燃艾条一端，使之与皮肤保持一定距离，均匀地向左右方向移动或反复旋转移动，使腧穴周围较大范围内产生温暖效应（图2-7）。本法适用于治疗筋脉痹阻和局部寒痛。

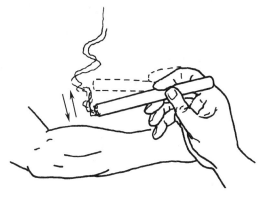

图2-6 雀啄灸

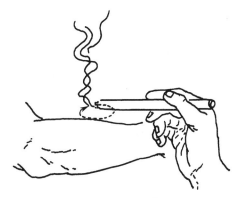

图2-7 回旋灸

知识链接

热敏灸技术是江西中医药大学陈日新教授科研团队潜心研究30余年的一项创新科研成果。是一种采用点燃的艾材产生的艾热悬灸热敏态穴位，激发热敏灸感和经气传导，并施以个体化的饱和消敏灸量，从而提高艾灸疗效的新疗法。治疗的关键是找准热敏穴位，并灸至热敏感完全消失（消敏）。治疗均采用艾条悬灸的方法。

热敏穴位的探查，先结合传统灸疗理论和临床观察，选择与疾病相关的腧穴热敏化高发部位及经络循行、特定穴等部位，再依次序进行回旋灸、雀啄灸、温和灸手法，激发热敏穴位的出现。当出现以下一种以上（含一种）灸感反应就表明该穴位已发生热敏化：透热、扩热、传热、局部不（微）热远部热、表面不（微）热深部热、其他非热觉。此时，再继续施灸直至热敏感完全消失。

经研究发现，腧穴热敏化态在艾热刺激下极易激发灸性感传（约95%的出现率），乃至气至病所，与传统悬灸相比，临床疗效大幅度提高。

2. 实按灸 本法是先于所灸腧穴或患处上垫以纸或布，然后将有药艾条之一端点燃，用力按压在穴位或施灸部位上，使热力透过覆盖物达组织深处。由于艾条里掺入的药物不同，又有太乙针、雷火针之分。

（1）太乙针：又称"太乙神针"。将施灸部位铺上6～7层棉纸或布，点燃艾条，直接将火按压其上灸熨之，1～2s后离开，经3～5s再按上，如此反复5～7次；亦可将药艾一端点燃，以粗布数层包裹之，趁热按压于患处熨之，冷后再烧再熨。上述两法均可于施灸前备置两支艾条，当一支熄灭时，迅速替以另一支，可使热力集中、势猛力雄，将药力渗入肌肉之内。常用以治疗风寒湿痹、痿躄和虚寒证。

（2）雷火针：又称"雷火神针"。本法仅是在有药艾条中掺入的药物与太乙神针不同，其操作方法、适应证均与太乙神针相同。

（三）温针灸

这是针刺与艾灸结合的一种方法。适用于既要留针，又要施灸的病患。其操作方法是：针刺得气后，将针留在适当的深度，然后用剪刀剪取一段长2～3cm的艾条套置于针柄上，亦可将艾绒紧捏于针柄上，点燃施灸，直至艾绒燃尽为止（图2-8）。操作时可于

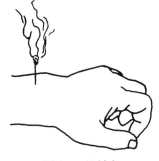

图2-8 温针灸

施灸部位之下方垫放硬纸片一块，以防止艾火脱落，烧伤皮肤或衣物。

（四）温灸器灸

温灸器是一种专门用于施灸的医疗器具，目前临床常用的温灸器有灸筒、灸架、灸盒等。

1. 温灸筒

（1）器具：是一类特制的带有长柄的金属筒状物灸具（图2-9），式样很多，如有长腰式、圆锥式等，结构大致相同。筒壁有许多圆孔，筒底亦有小孔十数个或数十个不等，上部有盖，可以开取，内部有一小筒，用来放置艾绒和药物。

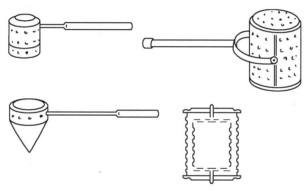

图2-9　温灸筒

（2）操作方法：先将艾绒及药末点燃，放入温灸器内的小筒中，盖上顶盖，手持长柄在拟灸部位上来回熨烫，直至局部皮肤发红为止。本法多用于妇女、小孩，惧怕火灸的患者也乐于接受。

2. 温灸架

（1）器具：是一种木制或竹制灸架，有单孔、双孔、多孔之分。顶管内壁夹有不锈钢弹簧片，可以夹持艾条和调节艾条高度，为防止艾火脱落烫伤皮肤，盒内中间安装有一块铁纱防护网，另配有橡皮带，可固定灸架（图2-10）。

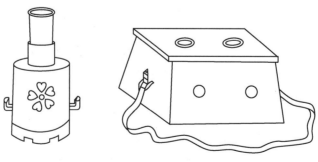

图2-10　温灸架

（2）操作方法：选定治疗部位，固定好灸架，将艾条点燃后插入顶管中，并调节好合适高度，透过盒体前后透风孔，随时观察燃烧情况。当艾火烧至不锈钢管处时，应及时将艾条向下插送。灸治完毕后，将灰烬从盒体的方孔内排出。本法可根据施灸面积的大小灵活选用不同温灸架。

使用温灸架施灸,无需手持移动,方便安全。

3．温灸盒

（1）器具：是一种特制的盒形木制灸具,用厚约0.5cm厚的木板制成长方形木盒,下面不安底,上面制作一个可随时取下的盒盖,与盒之外径大小相同,在盒内中下部安铁窗纱一块,距底边3～4cm（图2-11）。

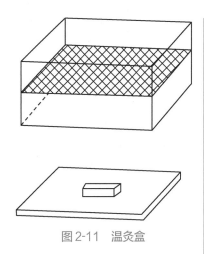

（2）操作方法：施灸时,将艾绒或艾段放入温灸盒内的铁纱上,点燃后,把温灸盒安放在施灸部位上,盖上盒盖。盒盖可以调节温度,温度低,不够热,可以把盒盖打开一些,温度高太烫,则把盒盖关紧一点。每次可灸15～30min。此法适用于较大面积的灸治,尤其背腰部、腹部等。

图2-11 温灸盒

二、非艾灸类

（一）灯火灸

灯火灸,又称灯草灸、油捻灸,是指用灯心草蘸植物油（麻油等）点火后焠烫穴位的方法。本法操作是取10～15cm长的灯草,蘸麻油少许,点燃后快速对准穴位点灸,当灯火灼及穴位皮肤时可出现轻微"叭"的响声,灯火即灭,如此称为一焠。每穴一般只灸一焠。如无此声,当即重复一次。灸后局部稍起红晕,偶尔也会起小疱,应保持清洁,不使感染。施灸时宜横对或斜对穴位,动作迅速,蘸油适量,以防热油下滴引起烫伤。临床上用于治疗"小儿惊风、昏迷、搐搦、窜视诸病;又治头风胀痛"（《本草纲目》),还用于治疗腮腺炎、呃逆、呕吐、小儿消化不良、功能失调性子宫出血、手足厥冷等病证。

（二）黄蜡灸

黄蜡灸是指将黄蜡烤热,用以施灸的方法。其法操作是先以湿面粉沿着痈疽或疔疮肿起的根部围成一圈,高约3cm,形如井口,圈外围布数层,圈内铺以蜡屑,厚10～13cm,随后用铜杓盛炭火悬蜡上烘烤,使蜡融化,至于沸滚,再添蜡屑于圈内烘烤,如此反复,直至圈内蜡满为止。灸后喷冷水少许,俟蜡凝结后取出。本法有拔毒消肿的功效,用治痈疽发背、恶疮顽疮、疮久溃不敛、四围顽硬的病证。

（三）天灸

天灸是指利用天然药物的刺激作用,使皮肤发疱,如被火灼,其情形很类似于灸烱,古人称为"天灸"或"自灸"。下面介绍常用的药物及其用法。

1．毛茛灸 毛茛,别名野芹菜、起泡草、老虎脚爪草,为毛茛科植物毛茛的全草,我国大部分地区均有分布。性味辛、寒,有大毒。用法是将新鲜全草捣烂,敷贴于寸口部,隔夜自起一小疱,有如火灸,可以治疗疟疾。

2．斑蝥灸 斑蝥,是一种甲虫,为芫菁科昆虫南方大斑蝥或黄黑小斑蝥的干燥虫体。性味辛、温,有大毒,入大肠、小肠、肝、肾经,具有破癥散结、攻毒逐瘀的功效,所含之斑蝥素对皮肤、黏膜有强烈的刺激发疱作用。用法是以其粉贴敷穴位使其发疱,治疗风湿痹痛、疟疾,也能治癣痒。本品外用面积过大,也能引起呕吐、头痛、高血压等中毒症状。

3．旱莲灸 旱莲草,又名墨旱莲,为菊科植物鳢肠的全草。性味甘、酸、凉,入肝、肾经,具有补肝肾、凉血止血的功效。用法是以新鲜全草捣烂,置于穴上,使之发疱,可以治疗疟疾。

4．大蒜灸 大蒜为百合科植物蒜的鳞茎。用法是将大蒜头捣烂敷于穴位,贴于手太阴肺经鱼际穴处,可治喉痹。

5．白芥子灸 白芥子为十字花科植物白芥的成熟种子,性味辛、温,入肺、胃两经,具有温肺祛寒、利气散结的功效,所含芥子苷水解后,对皮肤有较强的刺激作用。用法是以白芥子研末水调外敷,能使局部充血、发热而发疱,临床多用以治疗关节寒痹,也可治疗阴疽、痰核等。

知识链接

"天灸"使穴位局部发疱,其原理与瘢痕灸类似,痛苦较少,但作用部位较为表浅,对于穴位作用的持续性方面不如瘢痕灸。使用"天灸"亦须防止感染。

(四)贴棉灸

贴棉灸是指以点燃脱脂棉为热源的一种施灸方法。取脱脂棉少许,摊开展平,越薄越好,依病损区大小覆盖在穴区或病灶区表面,医者点燃棉片一端,急吹其火,使棉片一过性燃完。然后,用消毒酒精棉球擦拭去灰烬,待干后再换新的薄棉片,如法再灸,如此3~4次,以皮肤潮红为度。亦可先用皮肤针叩刺局部微出血,再施以上述贴棉灸。患者一般仅有轻微灼痛,无需作任何处理。此法取材容易、操作简单,对某些皮肤病有较为独特的效果,如带状疱疹、顽固性湿疹、牛皮癣、风疹等。

(五)灸疗仪灸

随着科学技术的发展,人们将灸法与现代科技相结合,研制出各种灸疗仪器。它们既能起到传统灸疗的效果,又可克服传统灸疗燃烧慢、烟雾大、易于灼伤的不足。

1. 电热灸　即利用电热作为热源以代替艾灸的一种方法。在特制的电灸器上通电,达到一定温度后,即可在选定的部位上进行点灸或来回熨灸。

2. 红外线热灸　即利用红外线灸疗仪,在人体穴位上进行红外线照射的一种方法。

3. 艾灸仿灸仪　它是根据艾灸在燃烧时所辐射的光谱,运用仿真技术进行模拟,并使光辐射具有脉冲灸的特点,发挥疏通经脉的作用。

除以上灸法之外,临床还有药锭灸、药捻灸、药线灸、药笔灸等。

第三节　灸感、灸量和灸法补泻

艾灸的作用与灸感、灸量、灸温等密切相关。灸感、灸量和灸温相互影响,灸温与灸法补泻直接关联。艾灸临床要严格操作,控制好灸感、灸量和灸温,讲究灸法补泻,才能取得最佳灸效。

一、灸　　感

所谓灸感,是指患者在接受灸疗时的自我感觉。由于灸法主要是靠灸火直接或间接地在体表施以温热刺激,故患者会感到皮肤灼痛、皮下温热和近似于针刺"得气"的感觉。

"直接灸"使皮肤灼痛、化脓、留下瘢痕,此过程产生的疼痛,可持续数日;灸火产生的温热感可深达组织深部,经久不消,可使患者局部病痛减轻,症状消除;灸疗过程中也会产生"行气""气至病所"等循经感传现象。

二、灸　　量

灸量,即施灸的剂量,是指施灸时灸火在皮肤上燃烧所产生的刺激强度,而刺激强度与施灸的方式、施灸的时间、艾炷的大小、壮数的多少以及与皮肤的距离等因素有关。掌握适宜的灸量,对提高临床疗效有十分重要意义。在运用时必须考虑到患者体质、年龄、病情和施灸穴位的情况等诸多方面的因素。一般情况下,直接灸用小炷或中炷,间接灸用中炷或大炷。

古人在灸量的问题上首先考虑施灸患者体质因素。"凡灸有生熟,候人盛衰及老小也。衰老者少灸,盛壮强实者多灸"(《外台秘要》),"生"即小炷少灸,"熟"即大炷多灸。一般来说,男性、青壮年、新病、体质壮实者,宜大炷多灸;妇女、儿童、老人、久病、体质衰弱者,宜小炷少灸。其次考虑施灸部位。"头面目咽,灸之最欲生少;手臂四肢,灸之则须小熟,亦不宜多"。头面、四肢、胸背等肌肉组织薄少的部位,灸炷不宜太大,壮数不宜太多;腰腹等肌肉组织深厚的部位,不妨大炷多灸。再者应根据病情。若风寒外袭,寒闭肌表,欲温通经脉,祛散外邪,或上实下虚,欲用艾火引导气血,使之下行,此时灸之不过3、5、7壮已足,炷亦不宜过大;但对沉寒痼冷,寒凝血滞,欲用艾火温散寒凝,消散积聚,或脾肾阳虚,元气衰弱,须用艾火扶助阳气,则须中炷,且壮数宜多;对于中风脱证,亡阳危证,回阳救逆,则宜大炷,灸之不计壮数,直至阳气回复为止。

古代文献中常有灸百壮的记载,是指多次灸治的累计数,仅供参考。艾条灸、温灸器以时间计算,"太乙针""雷火针"则以熨灸的次数计算。至于施灸的疗程,急性病较短,有时只需1~2次,中病即止;慢性病则较长,可灸数月或1年以上,也可根据病情灵活掌握。初次接受灸疗的患者,每日1次,3天后改为2~3天1次;急性病可1天灸2~3次;慢性病需长期灸疗者,可隔2~3日灸1次。

三、灸法补泻

灸法与针法一样,亦有补泻之分,并遵照"气盛则泻之,虚则补之"的辨证施治原则。具体操作则是以艾火燃烧的大小缓急为准,正如《灵枢·背腧》所云:"以火补者,毋吹其火,须自灭也。以火泻者,疾吹其火,传其艾,须其火灭也"。艾灸的补法是点燃艾炷后,不吹其火,待其慢慢自灭,这样火力微而温和,持续时间较长,渗透之力较强,使真气聚而不散;泻法是点燃艾炷后,以口速吹其火,使火力较猛,快燃速灭,可以促使邪气消散。

艾灸与针刺一样,在补泻问题上仍然应当考虑腧穴的特异性,如灸合谷能解表散寒,灸太冲能平肝潜阳,表现出"泻"的功能;而灸肾俞能温肾益元,表现出"补"的作用。此外,灸法同样能根据机体的功能状态呈现出双向调节作用。如脾胃虚弱,灸足三里能补益脾胃,治疗慢性胃肠病;湿热痢疾灸之则调气行血,化湿和胃。

第四节 灸法的作用和临床应用

灸法与针法一样,都是通过刺激腧穴,激发经气,调节机体组织器官的功能,从而治疗疾病。疾病表现虽然复杂,但其病机主要是阴阳失调与升降失常。艾灸能外逐邪气,内调气血,补阴和阳,调节升降,"上气不足,推而扬之,下气不足,积而从之,阴阳皆虚,火自当之"(《灵枢·官能》),具有多方面的治疗作用,所以古人说:"寒热虚实,皆可灸之"(《医学入门》),艾灸的治疗范围与针刺一样,也是十分广泛的。

一、灸法作用

(一)温经散寒,疏风解表
"血气者,喜温而恶寒,寒则泣不能流,温则消而去之"(《素问·调经论》),艾火入经,使阴霾消散,凝滞解除,气血畅流,故能够治疗风寒湿邪所致的各种痹证,寒凝气滞所致的各种痛证。此外,风寒束表,腠理闭塞,艾火温辛,能外开腠理,发汗解表,解除肌表风寒。古医书早有"灸寒热之法,先灸大椎""大风汗出,灸譩譆"(《素问•骨空论》)一类记载,在灸治风寒表证方面积累了不少经验。

（二）温通经脉，消瘀散结

寒凝血滞,血瘀于经脉之中,使血肉凝滞,形成癥、瘕、积、聚、疝、滞患一类痼疾,对于这种"脉血结于中,中有著血,血寒"的情况"故宜灸之"(《灵枢•禁服》),是灸疗的适应证。艾火入经,能散寒消积,活血化瘀,攻去癥疝,适合治疗一些慢性积聚。此外,"结络坚紧,火所治之"(《灵枢•官能》),艾灸活血化瘀有散结拔毒之功,能治疗乳痈初起,瘰疬,疖肿之未化脓者。

（三）升阳举陷，回阳固脱

火性炎上,其作用有向上、升举的趋势。"陷下则灸之"是《灵枢》里重复率最高的一句话,足见古人对艾灸升举阳气之功有较为深入的了解。故凡阳气下陷,下利脉微、久泻脱肛、遗尿、子宫脱垂均可使用灸法治疗。此外,阳气下陷出现的亡阳危候,艾灸能回阳救逆,成为四肢厥冷、大汗淋漓、脉微欲绝等脱证的抢救措施。

（四）防病保健，延年益寿

艾灸能扶助正气,预防疾病。中医著作《万病回春》中提到艾灸能"壮固根蒂,保护形躯,熏蒸本原,却除百病,蠲五脏之痛患,保一身之康宁"。唐代名医孙思邈曾在《备急千金要方》中指出:"凡宦游吴蜀,体上常须三两处灸之,勿令疮暂瘥,则瘴疬、湿疟、毒气不能着人"。临床上常灸足三里、大椎等穴,能激发人体正气,增强抗病能力,起到防病保健的作用。古人又云:"人于无病时,常灸关元、气海、命门、中脘,虽未得长生,亦可保百年寿矣"(《扁鹊心书•须识扶阳》),可见常灸一些保健穴位能起到延年益寿的作用。

> 　　课堂互动
>
> 请结合针刺的双向调节作用,举例说明灸法补泻、效疗既与机体的状态有关,又离不开穴位的特异性。

二、临 床 应 用

灸法的适用范围广泛,能够用以治疗寒热虚实各种病患。根据灸法的特点,其适应证主要是寒证、阴证、虚证和久病,虚证中又以阳气虚弱为主。

灸法既能治疗外感风寒的恶寒发热,头痛身痛,也能治疗寒凝血滞,经络痹阻所致的风寒湿痹;既能治疗寒邪直中之呕逆吐泻,也能治疗阳气不足,脏腑功能减退所致的各种疾患,如肺气不足的咳喘短气,动则气促;心脉痹阻的心悸心痛;脾气不足,中气下陷之久泄久痢,内脏脱垂、阴挺、脱肛、崩漏下血;肾气不足的腰膝酸软,遗尿、遗精、阳痿、早泄以及肾阴不足等,这其中有些病证采用艾灸治疗疗效独到。

灸法在临床各科都有运用,如在妇科病中能治疗寒凝血滞所致痛经、经闭;儿科病中能用于寒疝、腹痛;外科疾患之疮疡初起,疖肿未化脓者,瘰疬及疮疡溃久不愈者。

此外,灸法亦能用于热证,如灸治疗肺结核阴虚有热;灯火灸治疗热毒壅阻少阳之小儿痄腮;直接灸角孙、内关治疗喉痹;他如灸行间治疗眩晕,灸少商治疗鼻衄;熏灸治疗外科浅表感染性疾病等,这些都是热证用灸法的例证。关于热证施灸,在理论上有两种解释:一种认为,"肿内热气被火夺之,随火而出也"(《圣济总录》),"热者,灸之,引郁热之气外发,火就燥之义也"(《医学入门》);另一种认为,"大病虚脱,本是阴虚,用艾灸丹田者,所以补阳,阳生则阴长也。"(《丹溪心法》)热证用灸乃"从治"之意,阴虚证用灸法,就有补阳之功,这是根据阴阳互根规律,运用灸法达到阳生阴长、益气生津的目的。

日本名医后藤省有"艾火非燥"之说,对于艾火的定性与我国先贤颇不尽同。他认为艾火能够解表通里,消积化滞,活血化瘀,攻去癥疬,火气虽热,却如"火焙粢糕","中心温润",并无燥烈之弊,非但寒证可灸,骨蒸痨瘵,阴虚之人,亦可施灸(《艾灸通说》)。

第五节　施灸禁忌与注意事项

灸疗虽然法简方便,但在临床应用时,尚须注意以下几点,方可保证其安全有效。

一、施 灸 禁 忌

1. 病情禁忌　灸疗虽能助阳,但会伤阴,临床上凡属阴虚阳亢、邪实内闭及热毒炽盛等病证,则应慎用。

2. 部位禁忌　对颜面五官、大血管分布处、心脏部位、血管浅表处、阴部、重要筋腱部位以及功能活动部位均不宜采用直接灸法,对于孕妇的小腹部、腰骶部不宜施灸。

3. 穴位禁忌　在历代针灸文献中有关于禁灸穴位的记载有 50 多个。如《针灸大成》列出哑门、风府、天柱、承光、头临泣、丝竹空、攒竹等 45 穴为禁灸穴,但据临床观察并非完全如此。有些古代的禁灸穴用于灸疗却有很好疗效,如灸隐白治崩漏,灸少商治鼻衄,每获良效。故对于古人的禁灸穴,应从实际出发,不可过于拘泥。

二、注 意 事 项

(一)施灸前的准备

1. 做好解释工作,取得患者合作　施术者应严肃认真,专心致志。对于初次接受灸治的患者,需做好解释工作,使患者了解灸疗过程并采取配合的态度。若需选用化脓灸,必须让患者了解化脓灸火灼、发疱、化脓、留下瘢痕以及灸后防止感染的整个过程。化脓灸必须征得患者的同意,使其在心理上有所准备。

2. 体位舒适,点穴准确　临床施灸体位应平正舒适,能够持久;穴位应反复核定,准确无误,尤其是瘢痕灸,"灸痕一讹,终身无掩,若点者他日观之则当耻汗透衣矣"(《艾灸通说》)。穴位确定后应以甲紫做好标记。

(二)施灸时的顺序和安全

1. 施灸时的顺序

(1)先上后下,先阳后阴:"凡灸当先阳后阴,言从头左而渐下,次后从头右而渐下……先阳后阴,取其从阳引阴而无亢盛之弊;先上后下,取其循序不乱"(《备急千金要方》)。施灸的顺序是由上及下,先背后腹;先头身后四肢;先灸阳经,后灸阴经。但遇特殊情况,则不必拘泥于此。如灸治气虚下陷的脱肛则宜先下后上:先灸长强以收肛入内,再灸百会以升阳举陷。

(2)先小后大,先少后多:灸治使用艾炷的大小是先用小炷治疗,然后逐渐加大;灸治的壮数也宜先少后多,使患者在逐步适应中增加灸灼量。

2. 施灸时的安全

(1)施灸诊室应注意通风,保持空气流通,减少烟尘污染。

（2）施灸时，防止艾火脱落烧伤皮肤或损及衣物。

（3）灸疗过程中，要注意患者面部表情的变化，一旦发生晕厥，要及时处理。处理方法与晕针相同。

（4）对于过饥、过饱、过劳、酒醉、情绪激动者，不宜立即施灸。

（三）施灸后的处理

1. 水疱的处理　灸后局部出现水疱，不要擦破，任其吸收。若水疱过大，可用消毒针将水疱底部刺破，放出水液，涂上甲紫药水。

2. 灸后调摄　"灸后不可就饮茶，恐解火气；及食，恐滞经气，须少停一二时……平心定气，凡百俱要宽解，尤忌大怒、大劳、大饥、大饱、受热、冒寒。至于生冷瓜果，亦宜忌之"（《针灸大成·灸后调摄法》）。此外，在灸疮化脓期间，不宜从事重体力劳动，而要注意休息，严防感染。

（史　炜　赵云龙　周美启）

扫一扫，测一测

？　复习思考题

1. 艾灸类的灸法有哪些？艾炷灸与艾条灸分别包括哪些内容？

2. 化脓灸适用于哪些病证？如何操作？灸疮发生后应如何处理？

3. 常用的间接灸有哪些？如何操作？

4. 艾条灸有哪几种？如何操作？

5. 灸法的作用有哪些？适用于哪些病证？

6. 施灸禁忌有哪些？艾灸前、中、后应注意些什么？

第三章　拔罐法和刮痧法

PPT课件

ER-3-1

ER-3-2

知识导览

学习目标

　　掌握拔罐法和刮痧法的概念和特点，常用的拔罐方法及刮痧方法。熟悉拔罐法和刮痧法的作用及临床应用。了解拔罐法和刮痧法的注意事项。

　　拔罐法，是指利用燃烧、抽吸等方法排出罐内空气，造成负压，使罐吸附于腧穴或患处，产生良性刺激，使局部皮肤充血或皮下轻度瘀血，以达到防治疾病的方法。刮痧法，是以中医脏腑经络学说为理论指导，采集针灸、推拿、点穴、拔罐等中医非药物疗法之所长，借助刮痧工具，对体表皮肤的特定部位进行刮摩，使皮肤发红充血，呈现一块块或一片片紫红色的斑点，以防病治病的方法。拔罐法和刮痧法均具有操作简单、方便易行、安全有效等特点，适合临床应用与推广。

第一节　拔　　罐　　法

　　拔罐法最早见于晋代葛洪所著的《肘后备急方》中，早期是以兽角作罐，专作外科拔出脓血之用，后来又扩大应用于治疗肺痨、风湿等病证。至公元 8 世纪时，唐代王焘著的《外台秘要》中有了"角法"的记载。到了清代，赵学敏又提出了"火罐气"之说。"罐得火气合于内，即牢不可脱……肉上起红晕，罐中有气水出，风寒尽出"（《本草纲目拾遗》），这是我国拔罐法的雏形。随着医学的不断发展，拔罐在器具上又进一步发展为陶罐、竹罐、玻璃罐、抽气罐以及硅胶罐，使罐具种类更加丰富多彩。在拔罐的方法上，主要以燃火排气的火罐和煮水排气的水罐为主，近年来的抽气拔罐和按压排气的硅胶拔罐，由于其操作方便简单，应用也较为广泛。拔罐法现已成为针灸疗法中一种重要的治疗方法。

一、罐　具　种　类

　　拔罐的罐具种类很多，目前临床上常用的有玻璃罐、竹罐、陶罐（图 3-1）、抽气罐（图 3-2）、多功能罐、硅胶罐等。

（一）常用罐具

　　1. 玻璃罐　用耐热质硬的透明玻璃制成，形状如球状，口小肚大，口边微厚而略向外翻，分大、中、小三种型号。优点是质地透明，使用时便于看清罐内皮肤瘀血、出血等情况，吸附力大，适用于全身各部；缺点是容易破碎。玻璃罐是目前最常用的罐具之一。

　　2. 竹罐　用坚韧成熟的青竹，按节锯断，一端留节作为底，一端去节作罐口，制成壁厚 2～3mm，中间呈腰鼓型的竹罐。其取材容易、制作简便、轻巧价廉、不易破碎；缺点是容易燥裂、漏气（竹罐用 3～5 天后，用清水泡一次，每次泡 1～3 小时，可避免燥裂）、吸着力不大。

　　3. 陶罐　由陶土烧制而成，罐的两端较小，中间略向外凸出，底平，口径大小不一，口径小者较短,口径大者略长。陶罐的优点是吸力大,宜于高温消毒;其缺点是质地较重,容易破碎,不透明,现临床很少用。

（二）新型罐具

1. 抽气罐　用有机玻璃或透明塑料制成,罐体结实透明,罐底有伞型活塞和硅胶密封圈密封,便于与真空枪前嘴对接。抽气罐的优点是简单方便,罐体不易破碎,可避免烫伤;缺点是无火罐的温热刺激。

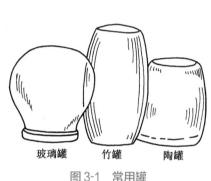

玻璃罐　竹罐　陶罐

图 3-1　常用罐

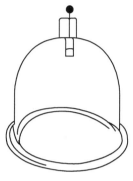

图 3-2　抽气罐

2. 多功能罐　系配置有其他治疗作用的现代新型罐具。如在罐顶中央安置刺血器的刺血罐;在罐内架设艾灸,灸后排气拔罐的灸罐;罐内安有电热元件(电阻丝等)的电热罐(电罐)等,均具拔罐与相应疗法(如刺血、艾灸、电热)的双重治疗作用。

3. 硅胶罐　硅胶罐由硅胶材料制成,将罐扣于应拔部位,垂直方向用手按压硅胶罐底数次,使罐内气体排出即可吸拔上。硅胶罐的优点是简单方便,随时随地可自行拔罐;缺点是无火罐的温热刺激,时间久了吸附力减弱。

二、操 作 方 法

拔罐的操作方法主要有火罐法、水罐法和抽气法。根据病变部位和疾病性质,拔罐的运用则有单罐、多罐、留罐、走罐、闪罐、刺血拔罐、针罐、药罐等,不同运用方法适应不同的病证。

（一）吸拔方法

1. 火罐法　是指利用燃烧时火的热力排出罐内空气,使之形成负压,将罐吸附于体表的吸拔法。根据用火方式的不同,又可分为以下四种方法。

(1)闪火法:用止血钳夹95%酒精棉球,点燃后在罐内中段绕1~2圈后抽出,迅速将罐扣在应拔的部位上,即可吸附(图 3-3)。此法适用于各部位,较为安全,是临床最常用的火罐法。但需注意的是点燃的酒精棉球切勿将罐口烧热,以免烫伤皮肤。

(2)贴棉法:用大小适宜的95%酒精棉一块,贴在罐内壁的下1/3处,用火点燃后迅速将罐扣在应拔部位,即可吸住。注意棉花不可太大、太厚,棉花所蘸酒精不可太多,否则易发生棉花坠落或酒精流淌于罐口而烫伤皮肤。本法适用于身体侧面横向拔罐。

(3)投火法:将折叠的易燃纸片(或95%酒精棉球)点燃后投入罐内,不等纸片烧完,迅即将罐扣在应拔的部位,这样纸片未燃的一端向下,可避免烫伤皮肤(图 3-4)。本法多用于身体侧面横向拔罐。

(4)架火法:用一不易燃烧及传热的块状物,如胶木瓶盖等(其直径要小于罐口),上置95%酒精棉球,放在应拔的部位上,点燃后迅速将罐扣上,可产生较强的吸附力(图 3-5)。

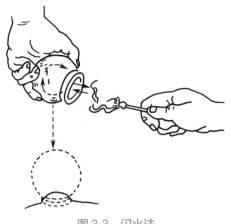

图 3-3 闪火法

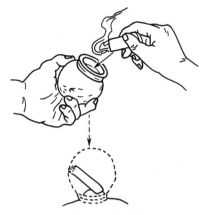

图 3-4 投火法

2. 水罐法 是指利用沸水排出罐内空气,形成负压,使罐吸附于体表的方法,此法一般选用竹罐。先将竹罐若干个放在锅内加水煮沸(以 2～3min 为宜,不宜超过 5min),然后用镊子将罐口朝下夹出,甩去水液,或用凉毛巾紧扣罐口,立即将罐扣在应拔部位,稍加按压约半 min,即能吸附在皮肤上。

3. 抽气法 操作前先将抽拉真空枪与伞型活塞对接,然后将罐扣于施术部位,抽拉抽气枪至适宜的负压,即可吸住(图 3-6)。

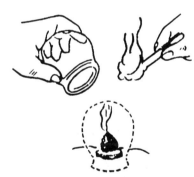

图 3-5 架火法

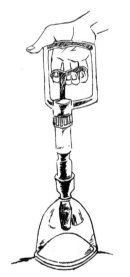

图 3-6 抽气法

👥 **课堂互动**

请动脑思考,各种拔罐方法是如何发挥防治疾病作用的?其作用机制是怎样的?

(二)起罐方法

医者应动作轻柔、协调,双手配合。用一手拿住罐体,另一手将罐口边缘的皮肤轻轻按下,或将罐特制的抽气阀拉起,待空气缓缓进入罐内后,即可将罐取下。切不可硬拔,以免损伤皮肤。若起罐太快,易使空气快速进入罐内,则负压骤减,产生疼痛(图 3-7)。

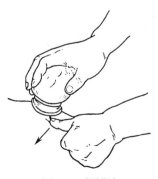

图 3-7 起罐法

（三）拔罐法的运用

1. 单罐　即1个罐具独用。适用于病变范围较小的部位或压痛点，可按病变或压痛范围大小，选择适当口径的火罐。如胃痛，可在中脘穴拔罐；软组织损伤在阿是穴拔罐。

2. 多罐　即多个罐具并用。适用于病变范围较广泛的疾病，可按病变部位的解剖形态等情况，酌量吸拔数罐。如某一肌束劳损时，可按肌束的体表位置成行排列吸拔多个罐，称为排罐法。如腰肌劳损，可在肾俞、大肠俞、腰眼和阿是穴纵横并列吸拔数罐。

3. 留罐　留罐又称"坐罐"，即将罐吸附在应拔部位后，使罐留置吸拔部位一定时间，一般留置5～15min，然后将罐取下。罐大吸拔力强的应适当缩短留罐时间，夏季及肌肤浅薄处，留罐时间也不宜过长，以免起泡损伤皮肤。本法临床多用于治疗急慢性软组织损伤、风湿痹痛等病证。

4. 闪罐　即用闪火法将罐吸附于应拔部位，立即起下，再拔再起，如此反复多次，直至皮肤潮红为度。多用于局部皮肤麻木、疼痛或功能减退性疾患，如面瘫等。

5. 走罐　选用口径较大，罐口平滑的罐（最好用玻璃罐），先在所拔部位的皮肤或罐口涂适量凡士林、液体石蜡等润滑剂，将罐拔上后，用手握住罐底，稍轻斜，即后半边着力，前半边略提起，慢慢向前推动，这样在皮肤表面上下或左右或循经，来回推拉移动数次，至皮肤潮红为度（图3-8）。此法多用于面积较大、肌肉丰厚的部位，如腰背、大腿等部位。

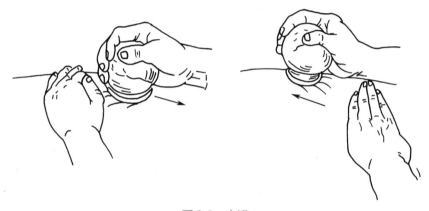

图3-8　走罐

6. 针罐　针刺得气后或按病情需要施行补泻手法后，将针留在原处，将罐拔在以针为中心的部位上，并留罐5～10min。如再与药罐结合，称为"针药罐"，常用于治疗风湿痹痛等。

7. 刺血（刺络）拔罐　即刺血疗法与拔罐配合应用的方法。于施术穴位或患处常规消毒后，用三棱针或采血针或皮肤针点（叩）刺出血，然后将罐拔于点（扣）刺部位，使之出血，以加强放血治疗的作用，至拔出适量恶血为度。起罐后用消毒棉球擦净血迹。此法多用于治疗热证、痛证、扭伤及某些皮肤病等。施用本法需注意，不可在大血管上行刺血拔罐，以免出血过多。

　课堂互动

下肢静脉曲张患者，如为其刺血拔罐，应如何操作？

8. 药罐

（1）煮药罐：将配制好的药物装入布袋内，扎紧袋口，放入清水煮至适当浓度，再把竹罐放入药液内煮15min。使用时，按水罐法吸拔在治疗部位上，多用于风湿痹痛等证。常用药物处方为防风、秦艽、麻黄、羌活、独活、艾叶、木瓜、川椒、生乌头、曼陀罗花、刘寄奴、乳香、没药各30g。

（2）贮药罐：根据病情需要先将相应的药液盛贮在抽气罐内（为罐的1/2～2/3），然后按抽气罐操作法抽去空气，使之吸附于皮肤上。也有在玻璃罐内盛贮1/3～1/2的药液，然后用火罐法吸拔在皮肤上（适于做侧向横拔）。本法多用于风湿痹痛、咳嗽、哮喘、慢性胃炎、牛皮癣等病证。

三、拔罐法的作用和临床应用

（一）拔罐法作用

拔罐法具有温经通络、散寒除湿、行气活血、消肿止痛等作用。随着现代研究的不断深入，拔罐法的作用机制可归纳为以下三个方面。

1.负压作用　拔罐的罐内负压作用，可使皮肤表面有大量气泡溢出，加强局部组织的气体交换，从而加速体内的废物、毒素的排出。负压还可使局部毛细血管通透性改变，毛细血管破裂后红细胞受到破坏，血红蛋白释出出现溶血现象，随即产生一种类组胺物质，随体液周流全身，对机体产生一种良性刺激，促使功能恢复正常。

2.温热作用　拔罐法对局部皮肤有温热刺激作用，其中以大火罐、水罐、药罐最明显。温热刺激可使血管扩张，促进以局部为主的血液循环，加强新陈代谢，改善组织的营养供给，增强皮肤深层细胞的活力以及血管的通透性、细胞的吞噬能力，从而增强组织的耐受性与抗病能力，达到促使疾病好转的目的。

3.调节作用　拔罐法的调节作用是建立在负压和温热作用的基础之上的。拔罐的负压与温热刺激，通过皮肤感受器和血管感受器的反射途径传到中枢神经系统，从而产生反射性兴奋，借此调节大脑皮质的兴奋与抑制过程，使之趋于平衡。通过加强血液循环，促进新陈代谢，使代谢产物及时清除，可减少或消除致痛物质对神经末梢的刺激，缓解机体疼痛。此外，拔罐法可促进免疫系统活跃和加强淋巴循环，刺激白细胞与淋巴细胞的吞噬能力，提高免疫能力。

知识链接

拔罐法可协助诊断疾病

通过拔罐的部位、罐区内皮肤的变化，可以反映病候，推断病变的性质、部位与内脏的关系，并协助推断疾病的预后、转归。如拔罐后局部瘀斑或血泡色淡为虚；色深伴局部发热者为热毒炽盛或阴虚火旺。通过3、5次拔罐后，若皮肤的瘀斑或瘀点减少、颜色变淡，说明病变减轻，向良性方向发展，否则病情无明显改善甚至加重。

（二）临床应用

1.适应证　拔罐法的适用范围较为广泛，已被应用于内、外、妇、儿、皮肤科等疾病的治疗。目前常用于临床的病种已多达100多种，具体应用现举例如下（表3-1）。

表3-1　拔罐法临床应用举隅

病证	拔罐部位	罐法
感冒、咳嗽	大椎、肺俞、风门	留罐、闪罐、刺血拔罐
胃肠疾患	脾俞、胃俞、大肠俞 天枢、气海、足三里	留罐
急、慢性软组织软伤	阿是穴、阳陵泉、血海	留罐、刺血拔罐
腰肌劳损	肾俞、大肠俞、腰阳关 委中、阿是穴	留罐、走罐、刺血拔罐
面瘫	太阳、下关、颊车、地仓	留罐、刺血拔罐、闪罐
落枕	大椎、肩井、风门	留罐、走罐

续表

病证	拔罐部位	罐法
肩周炎	肩髃、肩内陵、肩贞、阿是穴	留罐、刺血拔罐
风寒湿痹	血海、肾俞、足三里、阿是穴	留罐、药罐
痛经	中极、次髎、地机	留罐、刺血拔罐
疮疡	灵台、局部	留罐
痤疮	大椎	刺血拔罐
荨麻疹	神阙、血海、曲池	留罐
带状疱疹	肝俞、胆俞、局部	留罐、刺血拔罐
肥胖症	中脘、天枢、关元	留罐

2．禁忌证

（1）高热、抽搐和痉挛发作者不宜拔罐。

（2）血小板减少性紫癜、白血病及血友病等有出血倾向患者慎用拔罐。

（3）骨折病人伤口未愈合、急性关节扭伤如韧带已发生断裂者不宜拔罐。

（4）有重度肺气肿、心脏病、心力衰竭、呼吸衰竭及严重水肿的患者不宜拔罐。

（5）皮肤过敏、溃疡、破裂处不宜拔罐；皮肤有在疮疡部位脓未成熟的红、肿、热、痛期不宜在病灶拔罐。

（6）肺结核、恶性肿瘤、静脉曲张处、疝气处不宜拔罐。

（7）有重度神经质、精神失常、精神病发作期、狂躁不安、破伤风、狂犬病等不能合作者不宜拔罐。

（8）大血管附近、浅显动脉分布处，五官部位、前后二阴部位，婴幼儿，女性月经期不宜拔罐。

（9）妊娠期妇女的腹部、腰骶部及乳部不宜拔罐，拔其他部位时，手法也应轻柔。

（10）过饥、过饱、醉酒、过度劳累者均慎用拔罐。

四、注 意 事 项

1．体位要舒适，拔罐时不要随意移动体位，以防罐具脱落。

2．拔罐时要根据所拔部位的面积大小而选择大小适宜的罐具。拔罐部位或穴位，一般应选择肌肉丰满、皮下组织充实及毛发较少的部位。

3．老年、儿童、体质虚弱及初次接受治疗、易发生意外反应的患者，拔罐数量宜少，留罐时间宜短，以卧位为宜。

4．拔罐时，室内须保持适当的温度，避开风口。操作手法要熟练，动作要轻、快、稳、准，务必注意安全。应用闪火法拔罐时，棉球所蘸的酒精量不要过多，以免滴下烫伤皮肤；应用贴棉法时，须将棉花紧贴在火罐的上中段处，以免火源落下烧伤皮肤；用架火法时，扣拔要准确，不要将燃着的火架撞翻；用水罐法时，要甩净罐中的热水，以免烫伤皮肤；用投火法时，火燃须旺，动作要快，使罐口向上倾斜，这样较为安全。

5．拔罐数目较多时，施罐的距离不宜太近，以免罐具牵拉皮肤而产生疼痛或因部位拔罐重叠导致皮肤破损，甚至会因罐具互相挤压而产生脱落。应用走罐时，不能在骨突处推拉，以免损伤皮肤；应用刺络拔罐时，出血量不宜过多；应用电罐、磁罐等新型罐具时，应在使用前注意询问患者是否带有心脏起搏器等金属物件，有佩戴者禁用。

6．拔罐后局部潮红瘀血或紫绀色为正常现象，1～2日即自行消退。起罐后，用消毒棉球轻轻拭去拔罐部位紫红色罐斑上的小水珠。瘀斑严重者，下次不宜原处再拔。若烫伤或留罐时间太长而致皮肤起水泡时，小水泡可自行吸收，无需处理；水泡较大者，可用消毒针刺破放出水液，涂上龙胆紫或碘伏，盖上消毒纱布，以防感染。不可一味追求拔罐后局部出现瘀斑，以免反复过重拔罐引起局部损伤。

7. 拔罐过程中要时刻观察和询问患者的感觉和情况，注意患者的局部和全身反应。当患者出现头晕、胸闷、恶心欲呕、肢体发软、冷汗淋漓，甚至晕厥等晕罐表现时，应及时取下罐具，让患者平卧，使其头低脚高，并适量为其补充温开水，静卧片刻便可恢复正常。

第二节　刮　痧　法

刮痧法起源于远古时期，古人用石片在身体上进行刮摩治疗疾病，是刮痧疗法的雏形。《黄帝内经》里就有痧病的记载。唐朝时期人们运用苎麻来刮治痧病。元代医家危亦林在《世医得效方》卷二有"沙证"（古"沙"，"痧"通）的记载。发展至清代，有关刮痧的描述更为详细，如郭志邃在《痧胀玉衡》中曰："刮痧法，背脊颈骨上下，又胸前胁肋两背肩臂痧，用铜钱蘸香油刮之或用刮舌抿子脚蘸香油刮之；头额、腿上痧用棉纱线或麻线蘸香油刮之。"吴尚先《理瀹骈文》载有："阳痧腹痛，莫妙以瓷调羹蘸香油刮背，盖五脏之系，咸在于背，刮之则邪气随降，病自松解。"刮痧法是我国古老的传统非药物自然医疗保健方法，具有历史悠久、方法独特、简便安全、适用广泛、疗效可靠等特点，千百年来广泛流传于我国民间，深受广大群众的欢迎。

一、器具与介质

（一）器具

传统的刮痧法所用器具为铜钱、瓷酒杯、苎麻、麻线、棉麻线团以及特制刮痧板（如檀香木、沉香木、水牛角等制作的刮痧板）。水牛角板是现代临床上最常用的刮痧工具。水牛角本身是一种中药材，具有清热解毒、凉血止血的功效。因此，操作时用天然的水牛角制成的刮痧板为最好，不仅对人的身体皮肤没有毒性刺激，而且对热性病证有辅助治疗的作用。

其他如瓷碗、瓷汤匙、瓷酒盅、硬币、小蚌壳、嫩竹片、玻璃棍等，选取边缘光滑且没有破损的即可使用。现代这些多为民间常用的刮痧工具。

（二）介质

在刮痧治疗时，为了减少刮痧时的阻力，避免皮肤擦伤和增强疗效，在施术时须给刮痧部位涂上一层刮痧介质。临床常用的刮痧介质如下：

1. **水剂**　常用凉开水或温开水作为刮痧介质。患者发热时可用温开水。

2. **油剂**　常用的有刮痧油。刮痧油是由芳香药物的挥发油与植物油经提炼、浓缩制成的，具有祛风除湿，行气开窍、止痛等功效。亦可用香油、菜籽油及豆油等，主要起润滑和保护皮肤的作用。

3. **活血剂**　常用的有正红花油等。

二、操　作　方　法

（一）刮痧法的种类

1. **直接刮痧法**　即医者用刮痧器具，直接刮摩患者人体某个部位的皮肤，使皮肤发红、充血，而呈现出紫红色或黯黑色的斑点。由于此法直接作用于人体皮肤，刺激性较大，故临床上多用于体质比较强壮、实证患者。

2.间接刮痧法   即医者在施术时,先在患者要刮摩的部位上衬放一层薄布,然后用刮痧工具在布上进行刮摩,使皮肤发红、充血,呈现出斑点来。此法有物所隔,间接作用于人体,刺激相对较弱,故临床上多用于婴幼儿、年老体弱及恐惧刮痧疗法的患者。另外,本法也适用于患有某些皮肤病者。

(二)刮治部位

1.头颈部的刮拭部位

(1)刮拭头部两侧:从头两侧的太阳穴开始至风池穴,刮拭线经过头维、颔厌、悬颅、悬厘、率谷、天冲、浮白、脑空等穴位。

(2)刮拭前头部:从头顶的百会穴开始至前发际正中,刮拭线经过前顶、通天、囟会、上星、神庭、承光、五处、曲差、正营、头临泣等穴位。

(3)刮拭后头部:从头顶的百会穴开始到后发际正中,刮拭线经过后顶、络却、强间、脑户、玉枕、脑空、风府、哑门、天柱等穴位。

(4)刮拭全头部:以头顶的百会穴为中心呈放射状向全头部刮拭。刮拭线经过全头穴位及头针穴线等(图3-9)。

(5)刮拭前额部:先刮拭前发际正中至眉毛之间即印堂穴处,再由前额正中分开,分别由内向外刮拭两侧。刮拭线经过印堂、攒竹、鱼腰、丝竹空等穴位。

(6)刮拭两颧部:从承泣至巨髎,迎香至耳门、听宫等的区域,分别自内向外刮拭,刮拭线经过承泣、四白、颧髎、巨髎、下关、耳门、听宫、听会等穴位。

(7)刮拭下额部:以唇下正中承浆穴为中心,分别自内向外刮拭。刮拭线经过承浆、地仓、大迎、颊车等穴位。

2.躯干部的刮拭部位

(1)刮拭背部正中:刮拭督脉。刮拭线从大椎穴至长强穴,从上向下刮拭。

(2)刮拭背部两侧:主要刮拭背腰部足太阳膀胱经的循行路线。刮拭线即后正中线旁开 1.5 寸及 3 寸的位置,从上向下刮拭(图3-10)。

 课堂互动

请回忆躯干部刮拭线经过的常用腧穴的定位、归经。

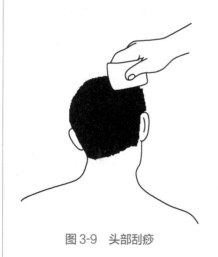

图3-9 头部刮痧

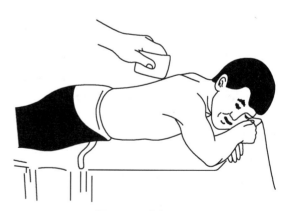

图3-10 背部刮痧

(3)刮拭胸部正中:即任脉在胸部的循行路线。刮拭线从天突穴经膻中至鸠尾穴,从上向下刮拭。

(4)刮拭胸部两侧:刮拭线从前正中线自内向外刮拭。

（5）刮拭腹部正中：即任脉在腹部的循行路线。刮拭线从鸠尾穴至水分穴，从阴交穴至曲骨穴，从上向下刮拭。

（6）刮拭腹部两侧：主要刮拭腹部足少阴肾经、足阳明胃经、足太阴脾经的循行路线，即前正中线旁开 0.5 寸、2 寸、4 寸的位置。从上向下刮拭。

3. 四肢部的刮拭部位

（1）刮拭上肢内侧部：主要刮拭手太阴肺经、手厥阴心包经、手少阴心经的循行路线，从上向下刮拭（图 3-11）。

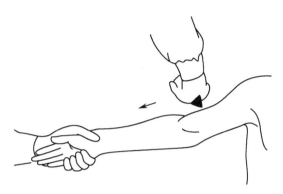

图 3-11　上肢刮痧

（2）刮拭上肢外侧部：主要刮拭手阳明大肠经、手少阳三焦经、手太阳小肠经的循行路线，从上向下刮拭。

（3）刮拭下肢内侧部：主要刮拭足太阴脾经、足厥阴肝经、足少阴肾经的循行路线，从上向下刮拭。

（4）刮拭下肢前面部、外侧部、后面部：主要刮拭足阳明胃经、足少阳胆经、足太阳膀胱经的循行路线，从上向下刮拭（图 3-12）。

课堂互动

请回忆四肢部刮拭线经过的常用腧穴的定位、归经。

（5）刮拭膝眼：先用刮板的棱角点按刮拭内外膝眼，自里向外，刮拭方法是最好先点按，然后向外刮出。

（6）刮拭膝关节前部：刮拭部位主要是足阳明胃经经过膝关节前部的路线，膝关节以上部分从伏兔穴经阴市穴到梁丘穴，膝关节以下部分从犊鼻穴到足三里穴，从上向下刮拭。

（7）刮拭膝关节内侧部：刮拭部位主要是足三阴经经过膝关节内侧的路线。刮拭路线经过血海、曲泉、阴陵泉、膝关、阴谷等穴位，从上向下刮拭。

（8）刮拭膝关节外侧部：刮拭部位主要是足少阳胆经经过膝关节外侧的路线。刮拭穴位有膝阳关、阳陵泉等，从上向下刮拭。

（9）刮拭膝关节后部：刮拭部位主要是足太阳膀胱经经过膝关节后部的循行路线。刮拭穴位有殷门、浮郄、委阳、委中、合阳等，从上向下刮拭。

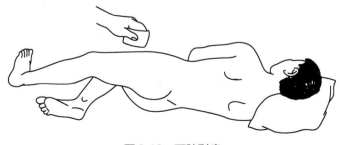

图 3-12　下肢刮痧

（三）操作方法

1. 操作手法　刮痧的操作手法根据力量的大小分为轻刮法和重刮法；根据刮痧板移动速度分为快刮法、慢刮法和颤刮法；根据刮拭方向分为直线刮法、弧线刮法和逆刮法；根据刮痧板接触体表的部位分为摩擦法、梳刮法、点压法、按揉法、角刮法和边刮法。下面详细介绍按力量大小分类的刮法和按刮痧板接触体表部位情况分类的刮法。

（1）按力量大小分类

1）轻刮法：刮痧时刮痧板接触皮肤下压刮拭的力量小，被刮者无疼痛及其他不适感觉。轻刮后皮肤仅出现微红，无痧斑。此法宜于老年体弱者以及辨证属于虚证的患者。

2）重刮法：刮痧时刮痧板接触皮肤下压刮拭的力量较大，以患者能承受为度。此法宜用于腰背部脊柱双侧、下肢软组织较丰富处、青壮年体质较强者以及辨证属于实证、热证的患者。

（2）按刮痧板接触体表部位分类

1）摩擦法：将刮痧板与皮肤直接紧贴，或隔衣布进行有规律的旋转移动，或直线式往返移动，使皮肤产生热感。此法宜用于麻木、发凉或绵绵隐痛的部位，如肩胛内侧、腰部和腹部；也可用于刮痧前，使患者放松。

2）梳刮法：使用刮痧板或刮痧梳从前额发际处及双侧太阳穴处向后发际处做有规律的单方向刮拭，刮痧板或刮痧梳与头皮成45°角，动作宜轻柔和缓，如梳头状，故名梳刮法。此法宜用于头痛、头晕、疲劳、失眠和精神紧张等病证。

3）点压法：又称点穴手法。用刮痧板的边角直接点压穴位，力量逐渐加重，以患者能承受为度，保持数秒后快速抬起，重复操作5～10次。此法宜用于肌肉丰满处的穴位，或刮痧力量不能深达，或不宜直接刮拭的骨骼关节凹陷部位，如环跳、委中、犊鼻、水沟和背部脊柱棘突之间等。

4）按揉法：刮痧板在体表经络穴位处进行点压按揉，点下后做往返来回或顺逆旋转。操作时刮痧板应紧贴皮肤而不移动，每分钟按揉50～100次。此法宜用于太阳、曲池、足三里、内关、太冲、涌泉、三阴交等穴位。

5）角刮法：使用角形刮痧板或使刮痧板的棱角接触皮肤，与体表成45°角，自上而下或由里向外刮拭。手法要灵活，不宜生硬，避免用力过猛而损伤皮肤。此法宜用于四肢关节、脊柱双侧经筋部位、骨突周围、肩部穴位，如风池、内关、合谷、中府等。

6）边刮法：将刮痧板的长条棱边与体表接触成45°角进行刮拭。此法宜用于对大面积部位的刮拭，如腹部、背部和下肢等。

2. 操作步骤

（1）根据病情选择适当的体位，暴露患者的刮治部位。

（2）常规消毒后，在刮摩部位上涂抹润滑剂等，使皮肤表面光滑滋润，将刮痧板的平面朝下或朝外，以45°角沿一定的方向刮摩，用力要均匀、适中，以能耐受为度。

（3）刮拭顺序，一般是先刮头颈部、背部，再刮胸腹部，最后刮四肢和关节。刮摩时多自上而下、由内及外地依次顺刮，不可逆向而刮。在刮摩过程中，由点到线到面，或是由面到线到点，刮摩面尽量拉长拉大，直到皮肤出现紫红色瘀点、瘀斑。应刮完一处之后，再刮另一处。特殊部位可采取其他刮法，如在骨骼、关节处，可用角刮法。刮痧时间一般20min左右，或以患者能耐受为度。

（4）刮完后，擦净水渍、油渍。让患者饮一杯温开水（最好为姜汁糖水或淡糖盐水）休息15～20min，即可离开诊室。

（四）补泻方法

刮痧疗法分为补法、泻法与平补平泻法。其补泻作用，取决于操作力量的轻重、速度的急缓、时间的长短等诸多因素。

1. 补法　是指能鼓舞人体的正气、使低下的功能恢复旺盛的方法。刮拭时以轻柔、和缓的力量,进行较长时间的刮摩,对皮肤肌肉组织有兴奋作用的手法,即为补法。适用于年老、体弱、久病及体形瘦弱的虚证患者。

2.泻法 是指能疏泄病邪、使亢进的功能恢复正常的方法。刮拭时以强烈、有力的手法进行较短时间的刮摩,作用力较深,对皮肤肌肉组织有抑制作用,使邪气得以祛除的手法,即为泻法。适用于年轻、体壮、新病及形体壮实的实证患者。

3.平补平泻法 有三种刮拭手法:第一种是压力大,速度慢;第二种是压力小,速度快;第三种是压力中等,速度适中。具体应用时可根据患者病情和身体情况而灵活选用。其中压力中等、速度适中的手法容易被患者接受。平补平泻法介于补法和泻法之间,常用于正常人的保健治疗。

(五)时间与疗程

刮痧时间与疗程,应根据不同疾病的性质及患者体质状况等因素灵活掌握。一般每个部位刮 20 次左右,以患者能耐受或出痧为度。每次刮治时间,以 20~25min 为宜。再次刮痧的时间需间隔 3~6 天,以皮肤上痧退(即痧斑完全消失)为准,一般以 3~5 次为一个疗程。

三、临 床 应 用

(一)适应证

刮痧法具有祛除邪气、疏通经络、调整气血、改善脏腑功能等作用。适用于内、外、妇、儿、五官等各科疾病,尤其在不能及时服药或不能进行其他方法治疗时,更能发挥它的治疗作用。

知识链接

西医学认为,刮痧疗法可起到镇痛、排出毒素、自身溶血、调整信息等作用。刮痧疗法可使局部皮肤充血,局部血液循环增强,使其组织温度升高和局部组织痛阈提高,从而使紧张或痉挛的肌肉舒展,痉挛得以解除,将各种邪气排出体外;刮痧疗法能使局部组织血液循环加快,新陈代谢旺盛,营养状况得到改善,改善血管紧张度与黏膜渗透性,淋巴循环加速,细胞的吞噬作用增强;刮痧疗法能使血液和淋巴液的循环增强,从而使肌肉和末梢神经的营养增加,促进全身的新陈代谢。由于刮痧直接刺激末梢神经,调节神经 - 内分泌系统,增强细胞免疫力,因此可提高人体抵抗力。

1.内科疾病 感冒、咳嗽、哮喘、中暑、呕吐、泄泻、胃痛、腹痛、痢疾、便秘等。
2.外科疾病 风疹、肠痈、痔疮、疔疮、湿疹、牛皮癣、肘劳、扭伤等。
3.妇科疾病 月经不调、痛经、闭经、崩漏、不孕、阴挺、乳痈、产后腹痛、绝经前后诸证等。
4.儿科疾病 小儿惊风、顿咳、小儿泄泻、疳积、遗尿、痄腮、小儿痿证等。
5.五官科疾病 目赤肿痛、睑腺炎、眼睑下垂、近视、咽喉肿痛、耳鸣耳聋、鼻渊、鼻衄、牙痛等。

刮痧法具体应用现举例如下(表3-2)。

表3-2 刮痧疗法临床应用举例

病证	刮痧部位
感冒	头颈部重点刮拭太阳、风池、风府等穴;背部重点刮拭大椎、风门、肺俞穴;胸部重点刮拭中府穴、前胸部;上肢部重点刮拭曲池、尺泽、合谷等穴
发热	项背部重点刮拭风池、大椎、两肩上、脊柱两旁;胸部重点刮拭膻中及其周围;上肢部重点刮拭肘窝、曲池、合谷;下肢部重点刮拭腘窝部

续表

病证	刮痧部位
高血压	头颈部重点刮拭太阳、印堂、百会、风池、风府、角孙穴；背部重点刮拭心俞、肝俞、肾俞穴；上肢部重点刮拭曲池穴；下肢部重点刮拭足三里、三阴交穴
慢性胃炎	背部重点刮拭膈俞、肝俞、胆俞、脾俞、胃俞、三焦俞、肾俞、大肠俞穴；腹部重点刮拭下脘、中脘、上脘、天枢穴；下肢部重点刮拭足三里等穴
胃下垂	头部重点刮拭百会穴；背部重点刮拭膈俞、脾俞、胃俞穴；下肢部重点刮拭足三里等穴
痛经	背部重点刮拭肝俞、胆俞、脾俞、胃俞、肾俞、八髎穴；腹部重点刮拭气海、关元、中极穴；下肢部重点刮拭足三里、血海、三阴交等穴
遗精	腰骶部重点刮拭命门、肾俞、八髎穴；腹部重点刮拭关元、中极、大赫穴；上肢部重点刮拭内关、神门穴；下肢部重点刮拭足三里、三阴交、太溪等穴
更年期综合征	头颈部重点刮拭百会、风池穴；背部重点刮拭心俞、肝俞、肾俞穴；胸腹部重点刮拭膻中、中脘、气海、关元穴；上肢部重点刮拭曲池、内关穴；下肢部重点刮拭足三里、三阴交、丰隆、太冲等穴
疳积	背部重点刮拭脾俞、胃俞穴、督脉经；胸腹部重点刮拭上脘、中脘、下脘、神阙穴；上肢部重点刮拭四缝穴；下肢部重点刮拭足三里、丰隆、三阴交、百虫窝等穴
遗尿	头颈部重点刮拭百会穴；背部重点刮拭督脉经、肾俞、志室穴；腹部重点刮拭气海、关元、中极穴；下肢部重点刮拭足三里至丰隆穴、阴陵泉至三阴交穴
近视	头面部重点刮拭百会、上星、印堂、太阳、瞳子髎、四白穴；背部重点刮拭肝俞、胆俞、脾俞、胃俞、肾俞穴；下肢部重点刮拭足三里、光明等穴

（二）禁忌证

刮痧法在临床上应用非常广泛，但也有局限性和禁忌证。

1. 凡危重病证，如急性传染病、重症心脏病、急性骨髓炎、结核性关节炎以及急性高热等疾病，禁忌用本疗法。

2. 有出血倾向的疾病，如血小板减少性疾病、白血病等，禁忌用本疗法。

3. 传染性皮肤病（如疖肿、痈疮、溃烂等）、皮肤高度过敏、新鲜或未愈合的伤口、骨折处，禁忌用本疗法。

4. 孕妇的腹部、腰骶部以及三阴交、合谷、昆仑等具有活血化瘀作用的腧穴部位，禁忌用本疗法。

5. 小儿囟门未完全闭合时，头顶部禁忌用本疗法。

6. 醉酒、过饥、过饱、过度疲劳以及对本法恐惧者，禁忌用本疗法。

7. 年老体弱，女性的面部，禁忌用大面积强力刮拭。

四、注意事项

1. 刮痧治疗时应注意室内温度不要太低，特别是在冬天应避开有风的地方。夏天刮痧时，不能让风扇和空调直接吹着刮拭的部位。

2. 选取刮治工具一定要边缘光滑，没有破损处。并且要注意不能用化学制品（如塑料板刮拭皮肤），以防止化学刺激引发其他病证。刮拭时要边刮边蘸润滑油，不能干刮。凡肌肉丰满处，宜用刮痧板的横面（薄面、厚面均可）刮拭；而对一些关节处、手足指（趾）部、头面部等，因其肌肉较少、凹凸较多，宜用刮痧板棱角刮拭。

3. 刮痧用具一定要注意清洁消毒，防止交叉感染。另外，施术者的双手也要保持干净。

4. 刮拭时，要时常询问病人有无疼痛，根据病人反应来调节手法的轻重，不要刮伤皮肤。

5. 患者在饥饿、劳累、口渴时，不要对其刮痧，应让其进食、休息、喝水后再行刮拭。身体虚弱、老年人、小孩、特别紧张怕痛的患者刮拭力量要轻。

6. 术者在刮摩过程中要精神集中，随时注意观察患者的表情变化和全身的情况，应做到及时发现、及时处理不正常的情况。如果在刮痧过程中，患者出现头晕、眼花、心慌、出冷汗、面色苍白、恶心欲呕、四肢发冷或头晕摔倒等现象，应立即停止刮摩，让患者平卧，取头低脚高的体位。给患者喝温开水或糖水，并注意保温。一般会很快好转；若不奏效，迅速用刮痧板刮摩患者的百会穴（应重刮），水沟穴（用棱角轻刮）、内关穴（应重刮）、足三里穴（应重刮）、涌泉穴（应重刮），然后让患者静卧一会儿就可恢复正常。

7. 前一次刮痧部位的痧斑未退之前，最好不要在原来的部位进行第二次刮摩出痧。再次刮痧时间要间隔3～6日，等皮肤上红斑消失后可再行刮痧。

8. 刮完后应擦干皮肤上的油或水渍，并在青紫处抹少量祛风油，让患者休息片刻后方可离开。

9. 刮痧后患者应保持情绪平静，不宜发怒、烦躁或忧思焦虑。另外，忌食生冷瓜果和油腻之品。

10. 刮痧出痧后30min内忌洗凉水澡。

（范金华　李　强　周美启）

？ 复习思考题

1. 临床常用的拔罐法有哪些？
2. 简述刮痧法的操作步骤。
3. 拔罐法和刮痧法的作用和临床应用有哪些？
4. 拔罐法和刮痧法的注意事项是什么？

ER-3-3

扫一扫，测一测

第四章　特殊针具刺法

> **学习目标**
>
> 　　掌握三棱针法和皮肤针法各自的概念、针具特点、操作方法、临床应用与注意事项。熟悉皮内针法、火针法、芒针法和锟针法各自的概念、针具特点、操作方法、临床应用与注意事项。了解针刀疗法、浮针疗法。

　　特殊针具刺法，是指利用除毫针之外的针刺工具，作用于人体的经络、腧穴或特定部位，以防治疾病的方法。特殊针具刺法包括三棱针法、皮肤针法、皮内针法、火针法、芒针法、锟针法等。一般针对特定病证进行治疗，具有针对性强、疗效确切的特点。

第一节　三　棱　针　法

　　三棱针法，是指用三棱针刺破腧穴或浅表血络，放出适量血液，或挤出少量液体，或挑断皮下纤维组织，以防治疾病的方法。

　　三棱针古称"锋针"，用于"泻热出血"。古人对刺血法十分重视，"凡治病必先去其血"（《素问·血气形志》），"宛陈则除之"（《灵枢·九针十二原》）。更有"络刺""赞刺""豹文刺"等（《灵枢·官针》），都是刺络放血的方法。

一、针　　具

　　三棱针一般用不锈钢制成，针长约 6cm，针柄呈圆柱形，针身呈三棱状，尖端三面有刃，针尖锋利（图 4-1）。

图 4-1　三棱针

　　针具使用前应进行灭菌或消毒处理，可采用高温灭菌，或用 75% 酒精浸泡 30min，也可用一次性无菌采血针。

二、操　作　方　法

　　一般以右手持针，用拇、示两指捏住针柄中段，中指指腹紧靠针身的侧面，露出针尖 1～2 分，以控制针刺的深浅度。针刺时以左手拇、示指用力捏住施术部位，或夹持、舒张局部皮肤，右手针刺。

　　三棱针的针刺方法一般分为点刺法、散刺法、刺络法和挑刺法四种。

（一）点刺法

先在针刺部位上下用左手推按，使血液积聚于腧穴处，常规消毒后，左手拇、示指捏紧应刺部位并暴露穴位，右手持针对准腧穴快速刺入1～2分深，迅速出针。再轻轻挤压针孔周围，使出血数滴，然后用消毒干棉球按压针孔止血。此法多用于手指或足趾末端穴位，如十宣、十二井或头面部的太阳、印堂等（图4-2）。

（二）散刺法

此法是在病变局部及其周围进行连续点刺的一种方法。根据病变部位大小不同，在局部由病变外缘环形向中心点刺10～20针以上。如顽癣、疖肿初起，消毒后可在四周散刺出血；扭挫伤后局部瘀肿，也可在瘀肿局部消毒后散刺出血（图4-3）。

（三）刺络法

先用带子或橡皮管，结扎于针刺部位上端（近心端），然后迅速消毒，用左手拇指按压在被刺部位下端，右手持三棱针对准被刺部位静脉，迅速刺入脉中0.5～1分深，然后出针，使其流出少量血液，出血停止后，以消毒棉球按压针孔（图4-4）。当出血时，亦可轻按静脉上端，以助瘀血排出，毒邪得泄。此法常用于肘窝、腘窝等处的浅表静脉，用以治疗中暑、急性腰扭伤、急性淋巴管炎等疾病。刺络，一般2～3天1次。出血量较多，可1～2周1次。

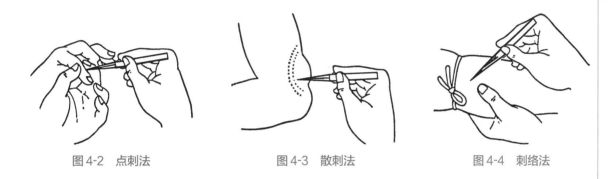

图4-2　点刺法　　　　　　图4-3　散刺法　　　　　　图4-4　刺络法

（四）挑刺法

此法是以三棱针挑断皮下白色纤维组织以治疗疾病的方法。局部消毒后，左手捏起施术部位皮肤，右手持针先横刺进入皮肤，挑破皮肤0.2～0.3cm，再将针深入皮下，挑断皮下白色纤维组织，以挑尽为止。术后碘酒消毒，敷上无菌纱布，胶布固定。对惧痛者，可先用2%利多卡因局麻后再挑刺。此法常用于胸背、腰骶部等处腧穴。如痤疮，在项、背部督脉旁开0.5～3寸的区间，寻找阳性反应点进行挑刺。挑刺的部位，多为阳性反应点（痛点、丘疹、条索状物等），应注意与痣、毛囊炎、色素斑等相鉴别。

挑刺一般3～7日1次，3～5次为一个疗程。10～14天后，进行下一个疗程。

 课堂互动

1. 请结合三棱针点刺法、散刺法、刺络法和挑刺法，说明各种刺法的适用部位或病证。
2. 头痛患者，用三棱针治疗，可选择什么穴位和刺法？

三、临床应用

本法具有开窍泄热、活血祛瘀、消肿止痛等作用。适用于急证、热证、实证、瘀证、痛证等病证。具体应用现举例如下（表4-1）。

表 4-1　三棱针刺法临床应用举隅

病证	针刺部位或穴位	刺法
发热	耳尖	点刺
中暑	曲泽、委中	刺络
昏厥	十二井	点刺
头痛	太阳、印堂	点刺
目赤肿痛	太阳、耳尖、耳背静脉	点刺
咽喉肿痛	少商、商阳	点刺
瘰气	颈项部阿是穴	挑刺
急性腰扭伤	委中	刺络
前列腺炎	八髎、腰骶部	挑刺
痔疮	八髎、腰骶部	挑刺
顽癣	病位周围	散刺
陈旧性软组织损伤	局部阿是穴	散刺
高血压	百会	点刺
手指麻木	十宣	点刺
疳积	四缝、脾俞	点刺

四、注意事项

1. 术前做好解释工作，预防晕针。
2. 严密消毒，以防感染。
3. 点刺、散刺时，宜轻、宜快、宜浅；刺络法出血不宜过多，切勿刺伤深部动脉。
4. 血络和穴位不吻合，施术时宁失其穴，勿失其络。
5. 病后体弱、明显贫血、孕妇、妇女产后及有自发性出血倾向者不宜使用。

第二节　皮肤针法

皮肤针法，是指用皮肤针叩刺皮部以治疗疾病的方法。它是我国古代"半刺""浮刺""毛刺"等针法的发展。根据"凡十二经络脉者，皮之部也。是故百病之始生也，必先于皮毛"（《素问·皮部论》）的理论，十二皮部与人体经络、脏腑联系密切，运用皮肤针叩刺皮部，可以调节脏腑经络功能，从而达到防治疾病的目的。

一、针　具

皮肤针外形似小锤。针柄有软柄和硬柄两种类型，软柄一般用牛角制成，富有弹性；硬柄一般用有机玻璃或硬塑制作。头部附有莲蓬状针盘，针盘上均匀地嵌着不锈钢短针。根据针的数目，分别称为梅花针（5 支短针）、七星针（7 支短针）、罗汉针（18 支短针）。针尖不应太锐，应呈松针形。全束针尖应平齐，不可歪斜、钩曲、锈蚀和缺损。检查针具时，可用干棉球轻触针尖，若针尖有钩曲或缺损,则可拉动棉丝(图4-5)。针具使用前应以75%酒精浸泡30min或高温消毒。

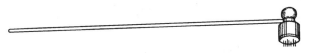

图4-5　皮肤针

二、操　作　方　法

(一)持针姿势

硬柄和软柄两种皮肤针持针方式略有不同。硬柄皮肤针的持针式是用右手握住针柄,以拇指、中指夹持针柄,示指置于针柄中段上面,无名指和小指将针柄固定于小鱼际处(图4-6);软柄皮肤针的持针式是将针柄末端固定在掌心,拇指居上,示指在下,其余手指呈握拳状握住针柄。

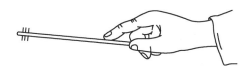

图4-6　皮肤针法持针姿势

(二)叩刺方法

皮肤常规消毒后,针尖对准叩刺部位,运用灵活的腕力,垂直叩刺在皮肤上,并立刻弹起。如此反复进行。

(三)刺激强度

根据患者病情、体质、年龄和叩刺部位的不同,可分别采用弱刺激、中刺激和强刺激。

1.弱刺激　用较轻腕力叩刺,针尖接触皮肤时间较短,局部皮肤略见潮红,患者无疼痛感觉。适宜于老年人、久病体弱、孕妇、儿童,以及头面五官肌肉浅薄处。

2.强刺激　用较重腕力叩刺,针尖接触皮肤时间稍长,局部皮肤可见隐隐出血,患者有明显疼痛感觉。适宜于体强年壮,以及肩、背、腰、臀、四肢等肌肉丰厚处。

3.中等刺激　叩刺的腕力介于弱、强刺激之间,局部皮肤潮红,但无出血,患者稍觉疼痛。适宜于多数患者,除头面等处外,其余部位均可选用。

> 👥 **课堂互动**
>
> 请结合皮肤针刺激强度,分别说明弱刺激、中刺激和强刺激的适宜人群或部位。

(四)叩刺部位

1.循经叩刺　是指沿着经脉循行路线进行叩刺。常用于项、背、腰、骶部的督脉和膀胱经,其次是四肢肘、膝以下的三阴、三阳经。可治疗相应脏腑经络病变。

2.穴位叩刺　是指选取与疾病相关的穴位叩刺。常用于某些特定穴、华佗夹脊穴和阳性反应点。

3.局部叩刺　是指在病变局部进行叩刺。如头面五官疾病、关节病变、局部扭伤、顽癣等可叩刺病变局部。

三、临　床　应　用

本法主要用于头痛、失眠、痴呆、脑瘫、面瘫、高血压、咳嗽、哮喘、慢性胃肠病、痿证、痹证、痛经、斑秃、顽癣、皮肤麻木、近视等病证。具体应用现举例如下(表4-2)。

表 4-2　皮肤针刺法临床应用举隅

病证	叩刺部位	刺激强度
头痛	后项部、头部、有关经脉	弱～中
口眼㖞斜	患侧颜面部、手阳明大肠经	中
咳嗽、哮喘	胸椎两侧、肺俞、膻中	中
胃脘痛、呕吐	肝俞、脾俞、胃俞、中脘	中
腹痛	第 9～12 胸椎两侧、第 1～5 腰椎两侧、腹部	中
痿证、痹证	局部、有关经脉	中～强
急性腰扭伤	脊柱两侧、阿是穴（加拔罐）	强
阳痿、遗精、遗尿	下腹部、腰骶椎两侧、足三阴经脉	中
痛经	下腹部、腰骶椎两侧、足三阴经脉	中
斑秃	局部、后项、腰骶两侧	中
顽癣	局部（加悬灸）	中～强
皮肤麻木	局部（加悬灸）	中～强
目疾	眼周、肝俞、胆俞、肾俞	弱
鼻疾	鼻周、肺俞、风池	弱

四、注 意 事 项

1．术前检查针具，对于针尖有钩曲、不齐、缺损，针柄松动的针具，须及时修理或更换。

2．针具及针刺局部皮肤必须消毒。叩刺后皮肤如有出血，须用消毒干棉球擦拭干净，保持清洁，以防感染。

3．运用灵活的腕力垂直叩刺，避免斜刺或钩挑。

4．局部皮肤有创伤、溃疡、瘢痕等，不宜使用本法。

第三节　皮 内 针 法

皮内针法，又称"埋针法"，是指以皮内针刺入并固定在腧穴部位的皮内或皮下，通过较长时间刺激以治疗疾病的方法。此法本于"静以久留"（《素问·离合真邪论》）的理论。

⊕　　　　　　　　　　　　　　知识链接

浅刺留针法——皮内针刺法

留针有着候气、催气、守气、调气的功能。有鉴于此，上世纪 50 年代在毫针留针的基础上，改进了针具，创造出皮内针刺法。目前已广泛应用于临床，尤其对疼痛性疾患及慢性病症有显著疗效。

一、针　　具

皮内针是以不锈钢丝制成的小针。有麦粒型和图钉型两种（图 4-7）。

（一）麦粒型（颗粒型）

针身长约 1cm，针柄形似麦粒或环形，针身与针柄成一直线。

（二）图钉型（揿针型）

针身长 0.2～0.3cm，针柄呈环形，针身与针柄呈垂直状。

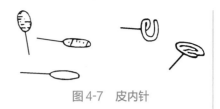

图 4-7　皮内针

二、操作方法

针刺前，针具和皮肤（腧穴）均常规消毒。

课堂互动

请说明毫针刺法与皮内针刺法的异同。

（一）麦粒型皮内针刺法

1. 刺入操作　左手拇、示指将穴拉的皮肤向两侧撑开绷紧，右手用小镊子夹住针柄，针尖对准穴位，将针平刺入皮内 0.5～1cm。

2. 针刺方向　一般与穴位所在的经脉呈十字交叉。例如针胃俞，经脉循行是自上而下，针则自左向右，或自右向左横刺，使针与经脉成十字交叉。

3. 埋藏固定　针刺入皮内后，露在外面的针身和针柄下的皮肤表面之间，粘贴一小块胶布，然后再用一块较前稍大的胶布，覆盖在针上。麦粒型皮内针可用于多数穴位。

（二）图钉型皮内针刺法

以小镊子或持针钳夹住针柄，将针尖对准穴位，轻轻刺入，然后以小方块胶布粘贴固定。此外，也可将针柄放在预先剪好的小方块胶布上粘住，用镊子夹起胶布，针尖对准穴位直刺并按压固定。图钉型皮内针多用于面部及耳穴等须垂直浅刺的部位。

埋针时间的长短，可根据病情和季节决定，一般 1～2 天，多者 6～7 天，暑热天不宜超过 2 天，以防止感染。留置期间，可 4 小时左右用手按压 1～2min，以加强刺激，增强疗效。

三、临床应用

本法常用于一些慢性疾病以及经常发作的疼痛性疾病。如高血压、头痛、失眠、三叉神经痛、面肌痉挛、支气管哮喘、胃痛、胆绞痛、关节痛、痛经、遗尿等病证。具体应用现举例如下（表 4-3）。

表 4-3　皮内针刺法临床应用举隅

病证	针刺穴位	操作
神经性头痛	完骨、风池	按麦粒型皮内针操作
偏头痛	太阳、头维	按麦粒型皮内针操作
高血压	风池、肝俞、心俞	按麦粒型皮内针操作
失眠	神门、三阴交	按麦粒型皮内针操作
支气管哮喘	肺俞、天突、膻中、定喘	按麦粒型皮内针操作
胃痛	中脘、胃俞	按麦粒型皮内针操作
胆绞痛	胆俞、阳陵泉	按麦粒型皮内针操作
便秘	腹结、大肠俞、天枢、支沟	按麦粒型皮内针操作
踝关节扭伤	商丘、足三里、丘墟	按麦粒型皮内针操作
遗尿	列缺	按麦粒型皮内针操作
睑腺炎	耳穴的眼、肝、神门、皮质下	按图钉型皮内针操作

四、注意事项

1. 埋针要选择易于固定和不妨碍肢体活动的穴位。
2. 埋针期间，针处不要着水，以免感染。
3. 溃疡、炎症部位，禁用本法。

第四节　火　针　法

火针法，是指将特制的金属针烧红，迅速刺入一定部位以治疗疾病的方法。火针古称"燔针"，火针刺法称为"焠刺"。"焠刺者，刺燔针则取痹也"（《灵枢·官针》）；唐代孙思邈有"外疖痈疽，针惟令极热"（《千金翼方》）的论述。本法具有温经散寒、通经活络、祛腐生新作用，临床常用于治疗风寒湿痹、痈疽、瘰疬等疾病。

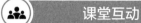
课堂互动

请比较毫针刺法（微通法）、火针刺法（温通法）和三棱针刺法（强通法）。

知识链接

火针疗法焕发新活力

火针疗法是我国传统医学宝库中一种独特的针刺治疗方法。上世纪 50 年代后期，北京贺普仁教授首先发起和倡导了火针疗法的使用，不仅在临床实践中坚持应用火针治疗各种病症，而且在全国各地以及世界其他国家多次举办火针学习班或专题讲座，使这一古老疗法焕发出新的活力。

一、针　　具

一般用较粗的不锈钢针，如员利针或 24 号粗、2 寸长的不锈钢针。也有特制的针具，如弹簧式火针、三头火针以及用钨合金所制的火针。弹簧式火针进针迅速，易于掌握深度；三头火针用于体痣、疣的治疗；钨合金物理性能好，有耐高温、硬度强、不易折等特点（图 4-8）。

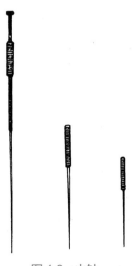

图 4-8　火针

二、操 作 方 法

（一）选穴与消毒

1. 选穴 与毫针治病选穴规律基本相同。辨证取穴、"以痛为腧"，但选穴宜少，以局部穴位为主。

2. 消毒 选定穴位后进行严格消毒，先用碘酒消毒，再以酒精脱碘。

（二）烧针与针刺

1. 烧针 烧针是使用火针的关键步骤。"灯上烧，令通红，用方有功。若不红，不能去病，反损于人"（《针灸大成·火针》）。现多用于酒精灯烧针。先烧针身，后烧针尖。火针烧灼的程度有三种，根据治疗需要，可将针烧至白亮、通红或微红。若针刺较深，需烧至白亮，否则不易刺入，也不易拔出，而且剧痛；若针刺较浅，可烧至通红；若针刺表浅，烧至微红即可。

2. 针刺 一般左手持灯，右手持针，靠近施术部位，烧针后对准穴位，速进速出。

（三）针刺深度

应根据病情、体质、年龄和针刺部位的肌肉厚薄、血管深浅、神经分布而定。"切忌太深，恐伤经络，太浅不能去病，惟消息取中耳"（《针灸大成·火针》）。一般而言，四肢、腰腹针刺稍深，可刺 2～5 分深，胸背部穴位针刺宜浅，可刺 1～2 分深。

（四）针后处理

火针刺后，用干棉球迅速按压针孔，以减轻疼痛。针孔的处理，视针刺深浅而定，若针刺 1～3 分深，可不进行特殊处理，若针刺 4～5 分深，可用消毒纱布敷贴，胶布固定 1～2 天，以防感染。

三、临 床 应 用

本法主要用于痹证、慢性结肠炎、痛经、痈疽、瘰疬、颈椎病、网球肘、腱鞘囊肿、腋臭以及扁平疣、痣等。具体应用现举例如下（表 4-4）。

表 4-4 火针法临床应用举隅

病证	针刺穴位	刺法
痹证	关元、曲池、足三里、阿是穴	速刺、局部点刺
痿证	中脘、气海、天枢、阿是穴	速刺
哮喘	大杼、风门、肺俞	速刺
慢性结肠炎	长强、脾俞、章门、大肠俞	速刺
痛经	中极、次髎、地机	速刺
乳痈	阿是穴	围刺
瘰疬	阿是穴、肘尖、曲池、肩井	点刺
臁疮	阿是穴	速刺
冻疮	中脘	缓刺
颈椎病	阿是穴	速刺
网球肘	阿是穴	速刺
扁平疣	阿是穴	速刺
湿疹	阿是穴	点（散）刺

病证	针刺穴位	刺法
带状疱疹及后遗证	阿是穴	点（散）刺
增生性皮肤病	阿是穴	点（散）刺
瘙痒证	曲池、血海、风市	点刺

四、注 意 事 项

1. 面部慎用火针法。因为火针刺后，有可能遗留较小瘢痕，因此除治面部痣、疣外，一般面部不用火针。

2. 有大血管、神经干的部位禁用火针法。

3. 针刺后，局部呈现红晕或红肿未能完全消失时，应避免洗浴，以防感染。

4. 发热的病证，不宜用火针治疗。

5. 对初次接受火针法治疗患者，应作好解释工作，消除恐惧心理。

第五节　芒　针　法

芒针法，是指用芒针针刺穴位以治疗疾病的方法。芒针是一种特制的长针，一般用较细而富有弹性的不锈钢丝制成，因形状细长如麦芒，故称为芒针。它由古代九针之一的"长针"发展而来。

一、针　　具

芒针的结构与毫针一样，分为五个部分，即针尖、针体、针根、针柄和针尾。

目前临床使用的芒针有 5 寸、6 寸、7 寸、8 寸、10 寸、15 寸等数种，以长度 5～8 寸、粗细 26～28 号的针具最为常用。

二、操 作 方 法

芒针法的操作方法强调双手协同，灵巧配合。针刺的基本步骤如下（图4-9）。

（一）进针

施术时，一方面要分散患者注意力，消除恐惧心理，另一方面，技术必须熟练，减轻患者疼痛。

针刺前常规消毒，刺手持针，押手拇、示两指用消毒干棉球捏住针身下端，露出针尖，对准穴位，当针尖贴近穴位皮肤时，运用指力和腕力，压捻结合，迅速刺透表皮，并缓慢将针刺至适宜深度。

（二）手法

常用手法以捻转为主，要求轻捻缓进，即拇指对示、中指的前后捻转，并以拇指前后运动为主，示、中指逆向轻微活动为辅。捻转的角度不宜过大，一般在 180°～360° 之间。行针不可单向捻转，否则针身容易缠绕肌纤维，出现滞针，产生疼痛。

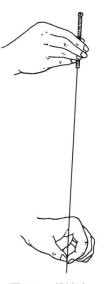

图4-9 芒针法

在运用芒针刺法时，还可采用多向刺法，即芒针针刺到一定深度后，根据治疗需要和穴位解剖特点，用押手的动作改变针刺的角度和方向，以增强疗效。

（三）出针

出针时，一般左手持消毒干棉球按压在针旁皮肤上，右手将针轻轻捻转，慢慢提至皮下，然后将针提出，并用干棉球按压针孔，防止出血。若针孔出血时，以消毒干棉球按压片刻，则出血可止。

课堂互动

请说明毫针刺法和芒针法的异同。

三、临床应用

本法可用于血管性头痛、脑血管病、哮喘、胃和十二指肠溃疡、胃下垂、风湿或类风湿关节炎、肩关节周围炎、三叉神经痛、坐骨神经痛、多发性神经炎、运动神经元疾病、急性脊髓炎、外伤性截瘫、重症肌无力、脊椎病、癫痫以及泌尿、生殖系统疾病等病证。具体应用现举例如下（表4-5）。

表4-5 芒针法临床应用举隅

病证	针刺穴位	刺法
偏头痛	丝竹空、率谷	透刺
中风偏瘫	曲池、肩髃；承扶、殷门	透刺
胃下垂	天枢、中脘	透刺
胃痛	天枢、气冲；髀关、梁丘	透刺
类风湿关节炎	合谷、后溪；志室、命门	透刺
肩周炎	条口、承山	透刺
坐骨神经痛	环跳	直（深）刺
急性脊髓炎	志室、命门	透刺
癫狂	膻中、鸠尾；大椎、神道	透刺
前列腺炎	秩边	直（深）刺

知识链接

芒针打通机枢

在芒针治疗上，特别强调腹正中线上的上脘、中脘、水分3穴，这是治疗多种疾患的要穴，具有典型的机枢性。临床上许多久治不愈的疾病，针刺这几个穴位后，都能取得很好的效果。如治疗神经官能症、高血压等。

四、注意事项

1. 对初次接受芒针法治疗的患者，应做好解释工作，消除恐惧心理。
2. 针刺须缓慢，切忌快速提插，以免伤及血管、神经或内脏等。
3. 由于芒针针身长，刺入深，进针后嘱患者不可移动体位，以免滞针、弯针或断针。
4. 过饥、过饱、过劳、醉酒、年老体弱、孕妇、儿童以及某些不能配合治疗的患者忌用本法。

第六节 锃 针 法

锃针为我国古代"九针"之一。锃针法,是指用锃针按压经络、腧穴以治疗疾病的一种方法。"锃针者,锋如黍粟之锐,主按脉勿陷,以致其气"(《灵枢·九针十二原》)。用锃针在经络或腧穴表面按压,可起到疏通经络、调和气血、补虚泻实的作用。在临床上,本法既可用于治疗,也可协助诊断。

一、针 具

锃针针尖钝圆,形如黍粟,针长 3.5 寸。种类有四种:①锃针,即用单纯的锃针按压治病;②电锃针,即在锃针上通以电流者;③磁锃针,即锃针与磁场的结合,为具有高效磁疗的锃针;④可调磁锃针,磁场强度可依患者的年龄、体质、病情和病位的不同而选择者称可调磁锃针。

二、操 作 方 法

锃针法的操作方法因针具不同而有所不同,大体为以下几种。

(一)普通锃针法的操作方法

将针尖垂直放在腧穴或经络表面,用右手拇、示、中三指捏住针体向下按压。以不进入皮内而有得气感应为度。可根据患者病情和体质,给以不同程度的按压。气虚、年老体弱、婴幼儿患者,宜将锃针轻轻按压在腧穴或经脉上 3~5min,待病人有沉、胀、酸感觉,或皮肤周围出现红晕,或症状缓解时即可。去针后,可在锃针按压部位略加按揉。实热证、年轻体壮者,可将锃针垂直压在腧穴或经脉上,动作应迅速或不离皮肤表面一上一下地提按或做震颤动作 5~10min,待病人感觉酸、麻、胀、重、痛或有向周围扩散的感觉为度。

课堂互动

请说明锃针法与推拿点法的异同。

(二)电锃针法的操作方法

将带有导线的锃针连接 G-6805 治疗仪,频率为 1~2 次/s,强度以病人有感觉为度,针夹在体表的治疗部位。在刺激的部位,要涂生理盐水,以利导电。做好上述准备后,打开治疗仪的开关,就可以治疗和作循经感传测查。

应用电锃针法治疗炎症性疾病和疼痛性疾病,当用激发感传使气至病所后,可留针 30~60min,每日 1 次,10 次为一疗程。治疗机选用连续脉冲波型,频率 3 000~4 000 次/min,用疏密波或用断续波型,强度以能耐受为度。

(三)磁锃针法的操作方法

一般而言,磁锃针法的施治时多以病灶局部取穴为主(或在痛点上),以循经取穴为辅,每次 2~3 个穴位,作用时间 1~10min,重症每日可做 2~3 次。每次按压时要使针体与穴位表面垂直,其按压作用力以患者接受能力或产生酸、麻、胀、冷、热感为度,若能在按压穴位时行捻转及震颤手法,则疗效更佳。

三、临 床 应 用

本法主要应用于头痛、三叉神经痛、神经性呕吐、神经衰弱、急慢性胃炎、胃神经官能症、急慢性肠炎、感冒、哮喘、心脏神经官能症、高血压、急性乳腺炎、急慢性胆囊炎、外伤性疼痛、肱骨外上髁炎、颈椎病、肩周炎、经前期紧张综合征、更年期综合征、青少年近视、小儿腹泻、小儿遗尿等病证。具体应用现举例如下（表4-6）。

表4-6　鍉针法临床应用举隅

病证	针刺穴位	操作
头痛	太阳、印堂	按压
三叉神经痛	悬颅、颧髎、夹承浆、风池、合谷	按压、刮柄
急性胃肠炎	合谷、足三里、上巨虚、内庭	点按
哮喘	天突、定喘、肺俞、膏肓	点按
心脏神经官能症	神门、心俞、三阴交	点按
高血压	耳穴降压沟、耳穴神门	按压
落枕	颈项部阿是穴、悬钟、阳陵泉	按压、震颤
颈肩综合征	肩髃、肩前、合谷	按压、震颤
肱骨外上髁炎	阿是穴	按压
更年期综合征	三阴交、心俞、肝俞、脾俞、肾俞	按压
青少年近视	阳白、攒竹、丝竹空、睛明、光明	揉按、点揉
小儿遗尿	中极、膀胱俞、三阴交	揉按

四、注 意 事 项

1. 鍉针法的操作仅按压体表，不刺入皮肤，一般无晕针等不良反应。
2. 针具及治疗部位应严格消毒，以防感染。
3. 应用电鍉针时，电的输出要适宜；应用磁鍉针时，要防止强力冲撞、摔打及与高温热源接触；应用可调磁鍉针时，应根据患者的体质及辨证选择合适的磁场强度。
4. 皮肤感染、溃疡的部位，不宜使用鍉针法。
5. 鍉针法一般以10次为一个疗程，轻者1~2次即可。10次后仍无效者，当改用其他疗法。

第七节　针 刀 疗 法

针刀疗法是在中医理论指导下，借鉴西医外科手术原理，以充分掌握精细解剖、立体解剖、动态解剖及体表映射等定位方法为前提，运用针刀对病变部位进行剥离、疏通、松解粘连等手法，以达到治疗疾病的方法。

针刀源于我国古代九针中"锋针""铍针"等具有锋刃的针具，是对传统针灸的继承与创新。针刀疗法诞生于20世纪70年代，在其创始人朱汉章教授（1949—2006）和一批勇于探索、勤于实践的医务工作者共同努力下，针刀以其独特的操作方法和肯定的疗效逐步得到社会和国家的承认。江苏省卫生厅于1984年通过鉴定，将针刀正式命名为"针刀疗法"，两年后开始向全国推广；至1992年《小针刀疗法》问世，其影响范围进一步扩大；2001年由朱汉章教授撰写的《针刀医学原理》出版，标志着针刀理论体系的成熟；2003年9月，在国家中医药管理局组织由全国27所高等中西医院校的29名专家组成的鉴定会上，确立了针刀医学。本教材仅将针刀医学中部分相关内容进行介绍，以针刀操作和治疗方法为主干，故本节仍叫针刀疗法。

一、针　　具

凡是以针刺的方式进入人体，在人体内又能发挥刀的治疗作用的医疗器械都称之为针刀（又称微刀、小金刀、刃针等）。普通针刀由刀柄、针身、刀锋三部分组成，均采用医用不锈钢材料（一次性针刀刀柄为医用塑料）制成，刀柄宽阔、扁平的近似葫芦状的模型，它方便拇、示指的捏持，便于用力将针刀刺入相应深度；针身为圆柱形，直径1mm；刀锋为楔形，远端锋利，刀口线0.8mm。刀柄与刀口线在同一平面，这样才能在刀锋刺入皮下后根据刀柄的方向辨别刀锋在体内的方向（图4-10）。

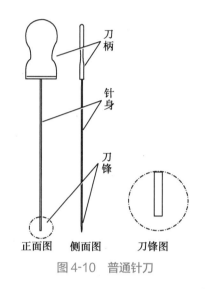

图4-10　普通针刀

"针刀将针刺疗法的针和手术疗法的刀融合为一体"（《小针刀疗法》）。针刀主体似针，尖端有刀锋，既可以起针刺作用，又具有手术刀的功能。在治病的过程中不用刀锋切割、剥离等操作时，主要起到针的作用，可以疏通经络、调和阴阳、扶正祛邪，由于其针身较普通针灸针粗，刀锋锋利，所以刺激量大，治疗效应更强。针刀治疗疾病时，在病变组织局部主要通过尖端的刀锋进行切割、铲剥、分离等操作，这就发挥了刀的作用。但针刀和现代的手术刀是两个完全不同的概念，针刀治疗时，远端刀锋及部分针身进入体内，切口微小，出针只留针眼，无需缝合，与外科手术在直视状态下，切口大、术后需缝合的"开放性"有很大区别，故针刀治疗又可以称为"闭合性手术"。

> **知识链接**
>
> 针刀医学关于闭合性手术理论的八个方面：微观解剖学、立体解剖学、动态解剖学、体表定位学、闭合性手术的进针刀方法、闭合性手术的手术入路、闭合性手术的手术方法，此外还要有合适的闭合性手术工具——针刀。

针刀治疗疾病主要通过恢复软组织和骨关节的动态平衡、调节能量和体液代谢、促进局部血液循环和组织新陈代谢等方面发挥作用。以针刀治疗为主，配合针刀术后手法治疗、药物治疗、康复治疗及器械辅助等，在不切除人体组织、器官的前提下，恢复机体软组织（如筋膜、腱膜、肌肉、肌腱、韧带、神经、血管、内脏器官等）的动态平衡和骨关节的力平衡，从而达到止痛祛病的目的。

二、操　作　方　法

（一）无菌操作

针刀施术虽然创口小，但都是深入关节、软组织深部进行切割、剥离，一旦感染，就会造成深部组织的脓肿、炎症，所以必须严格无菌操作。

1. 术前

（1）施术环境：要有独立的针刀治疗室，室内定期空间消毒，尽量限制进入手术室的人数，防止空间存在的飞沫和尘埃所带有的致病菌，治疗床的床单、枕套必须经常换洗消毒。

（2）器械消毒：针刀以及术时配合使用的所有器械（如锤子、洞巾、纱布、外固定器、各种型号的穿刺针等）均需高压消毒，也可使用一次性针刀。

（3）医者：医生和护士均应穿干净的白衣、戴消毒口罩和帽子，医生要戴无菌手套。若做较大型针刀手术，如关节强直的纠正、骨折畸形愈合的折骨术，则要求医生、护士均穿无菌隔离衣；术者在术前先用普通肥皂洗手1遍，再用洗手刷蘸肥皂水交替刷洗双手，特别注意指甲缘、甲沟和指蹼（术者必须将指甲剪干净），继以清水冲洗。

（4）患者：患者术前不可过饥、过饱、过度劳累，保持良好心态，针刀治疗前注意清洁将操作部位的皮肤。

2.术中

（1）术野皮肤必须充分消毒：选定治疗点，用棉签蘸龙胆紫药水在皮肤上做一记号，再用2%碘酒棉球以标记为中心开始向周围直径5cm以上涂擦，待碘酒干后用75%酒精脱碘2次。若用0.75%碘伏消毒皮肤可不用酒精脱碘。之后，覆盖无菌小洞巾，使进针点正对洞巾口中央。

（2）术中护士递送针刀、消毒巾时，均应用无菌镊子钳夹，以防器械污染；不可在操作人员背后传递针刀及其他用具。

（3）一支针刀只能用于一个治疗点，每做一点更换新的针刀，以防不同部位交叉感染。连续给不同患者做针刀治疗时，医者应更换无菌手套。

（4）助手或其他医务人员不可与施术者太靠近或站得太高，也不可在室内随意走动，以减少污染的机会。

（5）出针刀后，迅速用创可贴覆盖针孔，若同一部位有多个针孔，可用无菌纱布覆盖、胶布固定。

3.术后 嘱患者3天内施术部位不可擦洗，3天后，可除去包扎；做闭合性折骨术后，需常规服抗生素3天，以防感染。

（二）持针方法

针刀中对不同疾病、不同部位的治疗其刺入的深度各不相同，而针刀操作过程独特的方向性要求，更是它区别于针灸针和手术刀的显著特点。一般针刺过程中毫针是没有方向性要求的，并且可以施以捻转等手法提高疗效，而针刀就有严格的方向性要求；手术刀在人体内不能够任意转变方向，但针刀则可根据治疗需要在人体内随时转动，改变方向。因此，能够熟练控制针刀刺入的深度并可根据需要准确调整体内刀锋的方向就成为针刀持针的基本要求。

单手持针法：适合于较短型号（如7cm以下）针刀的操作。施术者右手拇、示二指捏住刀柄，因刀柄和刀锋在同一个平面内，刀柄方向与刀口线方向一致，所以两指控制了刀柄方向就是控制了刀口线的方向；中指置于针体的中上部，托住针体，起到支点的作用，方便针体根据治疗需要调整进针角度；无名指和小指置于施术部位的皮肤上，起支撑作用，防止针刀在刺入皮肤的瞬间，因力的惯性作用而刺入过深（图4-11）。

双手持针方法：适合于较长型号（如7cm以上）针刀的操作。其基本持针方法和前者相同，主要区别在于用左手拇、示指捏紧针身下部，既可起到支持作用，避免用力不均而形成"弓"形针身，改变针刺方向，又可起到支撑作用，控制深度（图4-12）。

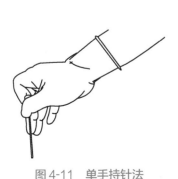

图4-11 单手持针法

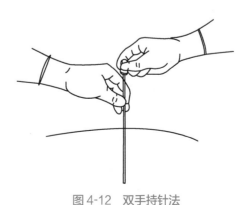

图4-12 双手持针法

（三）进针规程

1. 定点　根据病变部位，确定最佳的体表解剖位置的进针刀点。定点是基于对病因病理的精确诊断，对进针部位解剖结构立体的微观的掌握。定点的正确与否直接关系到接下来的操作及最终疗效（图4-13）。

2. 定向　要明确进针点处所分布的较大血管及神经的走向，将刀口线与其平行；刀锋压在进针点上，确定针体和进针处体表平面的角度，避免损伤血管、神经。定向需以精确的解剖定位为前提，进一步确定针刀入路方式，是保障治疗安全有效的关键（图4-14）。

3. 加压分离　针刀在刺入皮肤之前，持针手指施加一定压力，使皮肤沿刀口线方向形成一个长形的凹陷，从而将针刀下重要的神经、血管分离于刀锋两侧。加压分离是在浅表部位有效避开神经、血管的一种方法，施加压力不可太大，以不刺破皮肤为度（图4-15）。

4. 刺入　加压分离后感觉刀锋有坚硬的抵抗感时，说明操作部位重要的神经、血管已被推挤到接近骨质，皮肤下即是目标病灶，此时再稍加压力就能将针刀刺入皮肤，直达病灶（图4-16）。

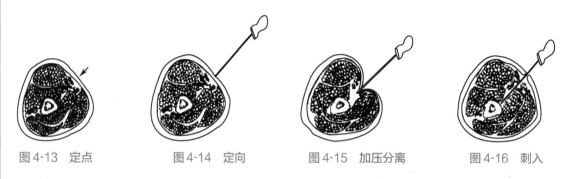

图4-13　定点　　　　图4-14　定向　　　　图4-15　加压分离　　　　图4-16　刺入

（四）针刀入路

针刀操作是一种闭合性手术，必须有一套精确科学的手术入路方法才能保证操作安全有效。闭合性手术入路的难度相对开放性手术要大，它建立在对疾病病变部位精确定位的基础上，不仅要平面定位，还要立体定位。精准的判断体内重要血管、神经的走行、毗邻关系，选择安全而科学的针刀入路，有效地进行治疗。针刀治疗一些常见疾病时往往采用一般手术入路，还有针对特殊疾病的特殊手术入路。以下主要介绍一般针刀入路、按骨突标志的针刀入路、按组织层次的针刀入路、闭合性截骨的针刀入路等。

1. 一般针刀入路　就是遵循定点、定向、加压分离、刺入这四步进针规程，主要用于慢性软组织损伤疾患的治疗，是治疗骨伤科疾病普遍使用的手术入路方法。确定治疗的切入点；刀口线与施术部位大的血管、神经走行方向平行（无神经血管处则与肌纤维的走行方向平行）；给刀锋加适当压力（不刺破皮肤为度），使体表形成一长形凹陷，这时刀锋下的神经、血管都被推挤在凹陷两侧；再加力刺入皮肤，直达患处。这一方法可有效地避开重要神经、血管和避免损伤正常组织。

2. 按骨突标志的针刀入路　骨突是在人体体表都可以精确触知的骨性突起，如肩峰、喙突、关节突、肱骨大小结节、上下肢的内外髁、足部的内外踝等。骨突附近通常都有肌肉和韧带相附着，也是慢性软组织损伤的好发部位。依据这些骨性突起，除了可以给部分病变组织定位外，也成为手术入路的重要参考。如果是附着在骨突处的软组织病变，按一般针刀入路的方法刺入后，直达骨面，然后再进行纵行剥离粘连，切开硬结等操作（图4-17）。

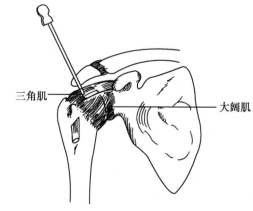

三角肌　　　　　　　　　　　　　　大圆肌

图4-17　按骨突标志的针刀入路

3. 按组织层次的针刀入路 如病灶所在部位涉及多种组织层次时,应分清组织层次,按照所处位置不断调整刀锋方向,使刀口线与该层的血管、神经、肌纤维平行,逐层深入,直到到达病变部位。注意,勿使刀锋穿过病变组织,否则病变组织不能得到有效的治疗,甚至可能造成严重后果(图4-18)。

4. 闭合性截骨的针刀入路 陈旧性的骨折畸形愈合,针刀主要采取闭合性截骨的治疗方法,其针刀入路也与其他入路方法有所差异。从皮肤到达骨面,按一般针刀入路刺入,到达骨面以后,采取一点三孔的方法,即在皮肤上只有一个刺入点,而针刀深入到骨面后,刀口线与骨折线平行,根据骨的直径、面积大小,在骨痂处穿三个孔,甚至四五个孔,直通到对侧骨皮质,再进行折骨矫形。此方法可最大限度地保证局部软组织结构和形态的完整,对重新复位后的骨折愈合及功能恢复具有重要的意义(图4-19)。

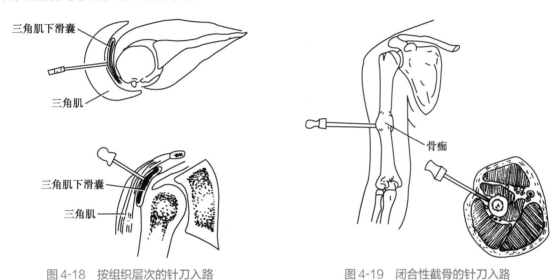

图4-18 按组织层次的针刀入路   图4-19 闭合性截骨的针刀入路

除上述的4种针刀入路方法外,还有治疗腱鞘炎的针刀入路、手法推开浅层组织,直接进入深层的针刀入路、按肋骨标志的针刀入路、深层组织的针刀入路、以横突为依据的针刀入路、治疗腕管综合征的针刀入路、颈部的针刀入路等。每种入路方法在具体的疾病治疗中也会有相应的改变,但它们也是最重要、最基本的针刀入路方法。在选择针刀入路方法的同时,还要注意两个夹角:一是刀口线与血管、神经、肌纤维、肢体纵轴之间的夹角;二是针体与施术部位体表或骨平面的夹角。在施术过程中,注意分清并控制好刀锋和针身转变的角度方向。这些都是关系操作安全和治疗效果的关键,需要特别注意,否则将导致手术失败。

(五)操作手法

1. 剥离法

(1)纵行疏通剥离法:适用于粘连或瘢痕发生在肌腱附着处周围的病变。刀口线与肌纤维走向平行进针,刀锋到达骨面时,按刀口线方向行纵行疏剥。若粘连附着部位较宽,可分几条线纵行剥离,不可横行剥离,以免将肌腱附着点撬起(图4-20)。

(2)横行剥离法:适用于粘连发生在肌纤维非附着部的病变。刀口线与肌纤维走向平行进针。刀锋到达骨面时,进行与肌纤维或韧带走行方向相垂直的剥离,将粘连的肌肉或韧带从骨面上剥离,当感觉刀锋下松动时出针刀(图4-21)。

(3)通透剥离法:适用于范围较大、病变组织较厚的粘连或瘢痕的治疗,如髌韧带与髌下脂肪垫的大片粘连、肩峰下滑液囊本身的大面积粘连等。进针点都选在肌间隙或其他软组织间隙处,当针接触骨面时,除肌腱等软组织在骨面上的附着点外,将粘连的软组织从骨面铲起,并将病变处的粘连、瘢痕切开剥离(图4-22)。

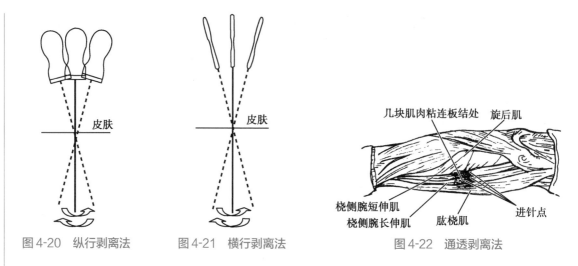

图 4-20　纵行剥离法　　　图 4-21　横行剥离法　　　　　图 4-22　通透剥离法

（4）剪断松解剥离法：适用于体内一些张力较高或挛缩的肌纤维、筋膜等的剪断松解治疗以及一些小块病变组织的剥离。此法用剪刀刃针刀收起状态下刺入，刀锋到达治疗部位，用刀锋钝端试探需操作的组织，如果感觉坚韧、紧张、弹性小，则可将剪刀轻轻张开，慢慢将其剪断，然后收起剪刀，常规剥离。术闭，拔出针刀（图 4-23）。

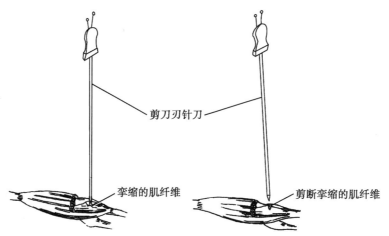

图 4-23　剪断松解剥离法

除上述常用的几种剥离法外，还有平面松解剥离法、注射松解剥离法、周围松解剥离法等。

2. 切割法

（1）切开剥离法：当几种软组织因为损伤被粘连在一起，或因血肿机化后形成包块，或软组织变硬形成条索等适用于几种软组织互相粘连结疤或形成瘢痕的情况，如肌肉与韧带以及韧带之间。将刀口线按肌肉韧带走行方向平行刺入患处，将互相间的粘连或瘢痕切开，若因瘢痕外围多为结缔组织所包绕，质地坚硬，血运较差，对于粘连面积较大的部位，切开时要切几次再进行剥离，改善局部血运，以便吸收（图 4-24）。

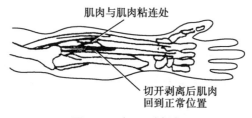

图 4-24　切开剥离法

（2）切割肌纤维法：当某处因为部分肌肉纤维紧张或挛缩，引起顽固性疼痛、功能障碍时，将刀口线与肌纤维垂直刺入，切断少量紧张或挛缩的肌纤维，症状可得到缓解。此法多用于四肢、腰背痛疾病的治疗（图4-25）。

（3）纵行切割法：刀锋沿着刀口线方向穿透病变软组织（如硬结、条索、增厚等），然后微提起针刀，使刀锋退至穿透前深度，沿纵轴方向将针柄稍倾斜，旁开1～2mm再次穿透。连续切割3～5次，切割的轨迹与纵轴一致，即纵行切割法（图4-26）。

（4）横行切割法：与纵行切割的方法相同，只是刀锋的切割轨迹与刀口线的方向相垂直（图4-27）。

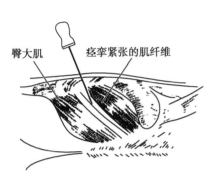
图4-25　切割肌纤维法

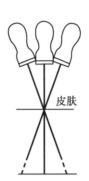
图4-26　纵行切割法

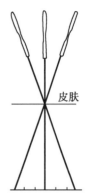
图4-27　横行切割法

3. 摆动法

（1）纵向摆动：为了松解肌肉附着点处粘连，针刀进行纵行疏通剥离后，可再将针体顺着刀口线方向纵行摆动。这样既可增加刺激量还可使病变处粘连更进一步松解。此法与纵行疏通剥离法相近，不同的是此法摆动的支撑点不在针体与皮肤交界处而是在刀锋处（图4-28a）。

（2）横向摆动：与纵行摆动法相同，只是针体摆动轨迹与刀口线的方向相垂直（图4-28b）。

（3）弧形摆动：针刀刺入病变部位后，刀锋固定不动，针体旋转一圈后，迅速出针。适用于对疼痛及压痛较局限，部位较表浅，解剖关系较简单处的治疗；也有将刀锋刺入病变组织处切割松解后，将针体进行弧形摆动，从而加大刺激量，扩大松解范围（图4-28c）。

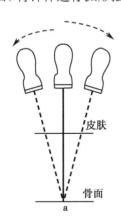
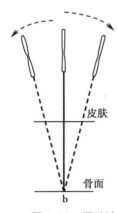

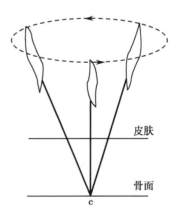
图4-28　摆动法
a：纵行摆动；b：横行摆动；c：弧形摆动

4. 铲剥法

（1）横行铲剥法：针刀刀锋接触骨面后，将针身与刀口线垂直方向左右摆动，刀锋将骨面或者骨缘上黏着的变性软组织从骨面上铲下掀起的方法。铲剥法适用于骨质表面或者骨质边缘的软组织(肌肉起止点、韧带及筋膜的骨附着点)病变(图4-29)。

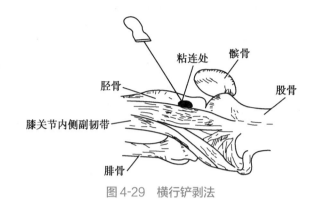

图4-29 横行铲剥法

(2) 瘢痕刮除法:如在腱鞘壁、肌肉附着点或肌腹处存在瘢痕,针刀刺入后可先沿软组织的走向纵行切开数口,然后在切开沿其走向处反复疏剥2~3次,刀下有柔韧感时,说明瘢痕已刮除(图4-30)。

(3) 铲磨削平法:即将针刀刀锋与骨刺纵轴方向垂直刺入,刀锋接触骨刺后,针身与刀口线垂直方向摆动,使刀锋将骨刺尖部或锐边刮磨削平。铲磨削平法主要用于骨刺的针刀治疗(图4-31)。

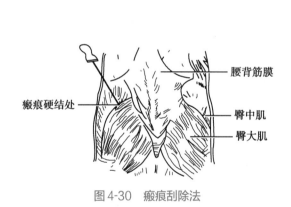

图4-30 瘢痕刮除法

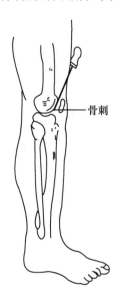

图4-31 铲磨削平法

5. 调节电生理线路法 针刀医学关于经络实质的理论认为,人体是一个庞大的电生理线路系统,这个系统是人体正常生理功能的基础之一,人体也会由于电生理线路异常而产生病理变化,主要包括电生理线路短路、电流量减弱、电流量增强、电流缺失等。通过针刀治疗可以起到调节电生理线路的作用。

(1) 电生理线路接通法:当电生理线路发生短路时,其相应部位有病变反应,如局部增生性结节、炎症疙瘩、皮肤变色、局部痛点等。将针刀刺入病变反应部位,使刀锋与相应部位经络走向平行,纵行疏通数次即可。如范围较大、距离较长,则可用两支针刀沿经络两断端对刺,并使两支针刀刀锋反复触碰,在针刀有滞动感时,表明电生理线路被接通,即可出针(图4-32)。

(2) 减弱电流量法:电生理线路的电流量增强时可出现在一些功能亢进性疾病,如部分组织或器官的兴奋性异常增高。治疗时也要辨证取穴,针刀刺入后,使刀锋与经络走向垂直,快速有力地摆动针刀,数次或数十次即可出针(图4-33)。此法是将电生理线路上部分金属元素链铰断,使电生理线路上电流量减弱,恢复正常状态。

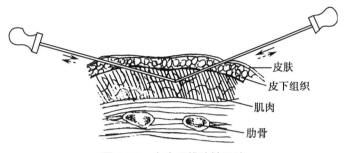

图4-32　电生理线路接通法

(3)增强电流量法:电生理线路的电流量减弱可出现在一些功能衰退性疾病,如部分慢性的内科疾病等。辨证选取相应经络的一个或数个腧穴,针刀刺入后,使刀锋与经络走向平行,缓慢轻柔摆动针刀,数次或数十次左右即可出针(图4-34)。此法是将电生理线路上部分离断的金属元素链又重新连接起来,使电生理线路上电流量恢复正常状态。

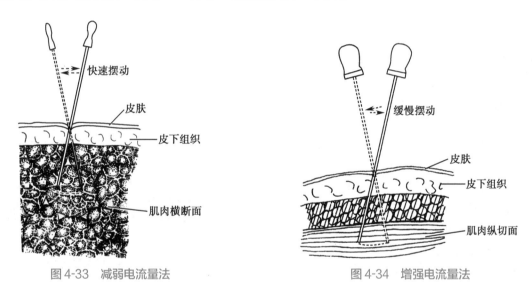

图4-33　减弱电流量法　　　　　　　　　图4-34　增强电流量法

6.骨痂凿开法　适合于骨干骨折畸形愈合功能受影响的患者。可用针刀在骨折愈合处穿凿数孔,将其手法折断重新复位。较小骨痂,可将刀口线与患骨纵轴相垂直刺入骨痂,在骨折处或两骨间隙穿凿2~3针即可分离;较大骨痂用同法穿凿7~8针后,再行手法折断,此法骨痂折断时不会再将好骨折断,损伤较小(图4-35)。

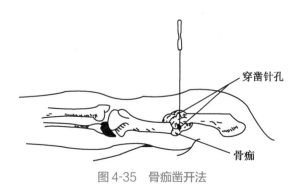

图4-35　骨痂凿开法

7. 神经触激法   用圆刃针刀刺激外周或交感神经干上脊神经根和神经干的某些点,利用人体的防御机制,神经的应激反应和逃避反应,适度的刺激,从而对其所支配的效应器都产生治疗作用。操作时,刀锋与神经纵轴平行刺入,达神经表面后调转刀口线方向,使之与神经纵轴成90°角,用刀锋在神经上轻轻点弹,但不可损伤神经。刺激神经时会产生很大的神经脉冲电流,有利于局部对非正常的组织进行修复,尤其对慢性疼痛有良好的治疗效果(图4-36)。

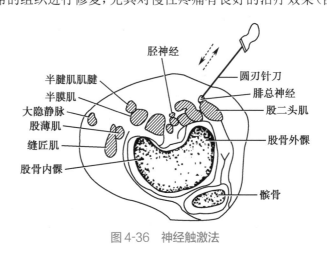

图4-36   神经触激法

除上述基本的操作方法外,还可根据具体的病情采用其他操作方法,如关节内骨折复位法、血管疏通法、切痕松解法、打孔疏通法、病变组织摘除法等。

(六)针刀的针感

针刀属于一种闭合性手术,其通过的组织不能为肉眼所见,在操作时,为了能够安全和准确地进行治疗,除了合理运用正确的操作方法之外,医者还要非常清楚针刀所处的层次、所接触的部位以及周围的组织关系等,因此,对针感的掌握程度就显得极为重要。这里的针感也包括患者和医者两方面的感觉。

针刀治疗过程中,医者应及时询问患者的感觉。当正常到达治疗部位时,患者会感到局部酸、胀,这种感觉也会有不同程度的扩散或传导;若刀锋位于组织间隙,患者可诉无任何感觉;若碰到血管或刺到正常肌肉,患者可诉感觉刺痛;若碰到神经,患者可诉有麻木、触电感。也就是说酸、胀感是针刀的正常针

 课堂互动

请同学们回忆毫针刺法的内容,说出毫针的针感包括哪些内容。

感,疼痛、麻木、触电都是异常感觉。遇到这些异常感觉应及时轻提刀锋,微调方向,继续进针,直达治疗部位。

除患者的感觉外,针刀刺入人体后经过不同的组织,医生自己手下也会有不同的感觉,此种感觉对我们进行正确判断针刀所到达的部位和组织极为重要。若刀锋刺于组织间隙,就会有一种毫无阻力、手下空虚的感觉;若刀锋刺到肌肉,就会有一种柔软的感觉;若针刀刺到筋膜或神经,就会有一种较柔软且有韧性的感觉;若刀锋刺到病变的结节或瘢痕,就会有一种坚韧的阻力感,甚至不易突破;若刀锋刺到血管,开始会有一种较大的阻力,如血管被刺透,紧接着会有阻力突然消失的感觉;若刀锋刺到骨面,就会有一种坚硬的阻力感。这些层次感是在对层次解剖、立体解剖充分了解下才能更好地体会出来的。这些感觉就像给针刀安了"眼睛",我们可以通过这只"眼"来调整针刀治疗的进程,以达到治疗疾病的目的。

针刀较毫针刺激量略大,多为酸、胀、麻感,故治疗一般不需要麻醉,但在部分痛觉敏感部位,就应施以麻醉。针刀麻醉多采用局部浸润麻醉。选用0.5%~1%利多卡因,剂量因部位而异,一次总量不超过400mg,一般为200mg。

三、临床应用

针刀治疗安全可靠，广泛地应用于内、外、妇、儿等各科疾病，通过对其规范化的研究和总结，目前较成熟的适应证主要有以下几种。

1.慢性软组织损伤　即各种原因引起软组织（如肌肉、肌腱、韧带等）出现的粘连、挛缩、瘢痕等慢性病理改变，主要表现为疼痛、局部功能障碍。如：斜方肌损伤、肩关节周围炎、肱骨内上髁炎、屈指肌腱鞘炎、臀中肌损伤、髌韧带损伤等。

2.脊柱相关疾病　该类疾病包括脊柱退行性变、椎体小关节移位、脊柱骨折、脊髓损伤导致的截瘫等，其早期主要表现为局部组织充血、水肿等炎症改变，后期则出现局部粘连、瘢痕及神经、关节等功能障碍。日常生活中常见的此类疾病如各型颈椎病、腰椎病、脊柱侧弯等都是针刀治疗的优势病种。

3.骨关节退行性变　多见于中老年人，以骨质增生、关节腔变小、关节软骨退化等为主的一种关节退行性改变，主要症状表现为疼痛，关节活动受限。如骨刺、骨关节附近的肌肉和韧带附着点处的骨质增生、骨性关节炎等。

4.部分病理损伤（或手术）后遗症　某些病理损伤后残留有关节功能障碍、肌肉萎缩；部分手术后造成的腱鞘狭窄，筋膜、韧带、关节囊挛缩。

5.神经卡压综合征　神经卡压主要为周围神经受损伤、压迫进而引起神经传导阻断，造成部分感觉和运动障碍的一种综合性表现。如腕管综合征、梨状肌综合征、腓总神经卡压综合征等。

6.类风湿疾病　类风湿关节炎、强直性脊柱炎。

7.关节内骨折及畸形矫正　如尺骨鹰嘴骨折、跟骨关节内骨折、骨折畸形愈合、矫正小儿"O"形腿、"K"形腿、"X"形腿等。

8.慢性内科疾病　如慢性支气管炎、浅表性胃炎、功能性心脏病等。

9.妇科疾病　如月经不调、痛经、慢性盆腔炎等。

10.皮肤科疾病　如腋臭、鸡眼、痤疮等。

11.五官科疾病　如面肌痉挛、下颌关节紊乱等。

12.肛肠科疾病　疗效也很确切，不需要外科手术，即可将内、外痔核消除。

除此以外针刀治疗的范围还包括关节强直、骨化性肌炎早期、骨内压增高症、髌骨软化症等。具体应用现举例如下（表4-7）。

表4-7　针刀疗法临床应用举隅

病证	施术部位	刀口线方向	针刀操作
肩胛提肌损伤	肩胛提肌止点	与肩胛提肌肌纤维方向平行	刀锋达骨面后沿肩胛骨内上角边缘方向铲剥
	肩胛提肌起点	与颈椎纵轴平行	刀锋达横突尖部骨面后先作纵行疏通，再做横行剥离
斜方肌损伤	斜方肌枕外粗隆部起点	与人体纵轴方向一致	刀锋达枕外粗隆骨面后调转刀锋紧贴骨面铲剥
	斜方肌第7颈椎起点处	与人体纵轴方向一致	刀锋达第7颈椎棘突顶点骨面后先作纵行疏通，再做横行剥离
	斜方肌第12胸椎起点处	与人体纵轴方向一致	刀锋达第12胸椎棘突顶点骨面后后先作纵行疏通，再做横行剥离

续表

病证	施术部位	刀口线方向	针刀操作
强直性脊柱炎（胸背部）	棘突顶点	与脊柱纵轴平行	刀锋达棘突顶点，然后纵疏横剥2～3刀，直到刀下有松动感为止
	棘突间隙	与脊柱纵轴平行	刀锋刺入皮下组织，调转刀口线90°，提插切开棘间韧带
	胸椎棘突顶点向左右旁开2cm定位	与脊柱纵轴平行	刀锋达两侧关节突关节的骨面后切割法切开关节囊韧带
	棘突顶点分别旁开0.5cm定位	与脊柱纵轴平行	刀锋紧贴骨面分别到达两侧的棘突根部后，在骨面上向下铲剥
	胸椎棘突顶点分别旁开3cm定位	与脊柱纵轴平行	刀锋达横突尖，在此位置及上下缘处，切割横突尖的粘连、瘢痕
腰椎间盘突出	患椎间盘上下棘突连线中点	与脊柱纵轴垂直	刀锋垂直于脊柱纵轴做纵行剥离松解
	上位椎体患侧横突点（即棘突定点旁开25～30mm）	与脊柱纵轴平行	刀锋到达横突骨面后刀锋掉转90°沿横突下缘骨面切开剥离
第3腰椎横突综合征	第3腰椎横突尖部	与人体纵轴方向一致	刀锋接触横突骨面时行横行剥离法
膝关节骨质增生	膝关节边缘增生或骨刺处	与骨刺或增生点的纵轴垂直	刀锋在骨刺或增生点尖部做切开松解和铲磨削平
屈指肌腱鞘炎	掌侧指横纹硬结处或压痛点	与指屈肌腱平行	刀锋到达骨面后先行切开，再做纵行横行剥离
肋间神经卡压综合征	肋间神经卡压点	与肋弓方向一致	刀锋沿肋骨下缘骨面向下铲剥，不可超过肋骨下缘
类风湿关节炎	（上肢）阳池、曲池、合谷	与前臂纵轴方向一致	调节电生理线路法
	（下肢）阳陵泉、解溪、悬钟	与小腿纵轴方向一致	调节电生理线路法
股骨干骨折畸形愈合	骨折处（大腿前侧或外侧）体表	与下肢长轴平行	刀锋达骨面后按"一点三孔法"截骨
支气管哮喘	大椎、肺俞、膏肓	与脊柱纵轴平行	纵行疏通

四、注意事项

（一）禁忌证

1. 有严重出血倾向者，如血友病、血小板减少症等；
2. 有神经官能症、严重的癔症或精神病患者；
3. 精神极度紧张或高血压患者；
4. 中枢神经系统疾病引起的功能障碍者；
5. 结核、恶性肿瘤、糖尿病（血糖未能控制）者；
6. 施术部位皮肤有感染或坏死，或局部有炎症，皮肤深层有脓肿或瘘道者；
7. 施术部位有重要脏器、大的血管、神经，操作时无法避开，容易造成大出血、气胸、神经损伤或功能障碍者；

8．内脏疾病的发作期，如冠心病、心梗、肺气肿发作期或其他脏器疾病的急性期患者；

9．妇女经期不宜施行针刀疗法；

10．骨质疏松患者慎用针刀疗法；

11．体质极度虚弱者，可在身体恢复后再行针刀疗法。

（二）异常情况及处理

1．晕针 针刀晕针与针刺晕针的表现及处理基本相同。若部分患者对治疗部位较为敏感，如手、足部、膝关节，或操作起来较复杂、所需时间较久的部位，可根据情况用 0.5%～1% 利多卡因局部麻醉。必要时也可配合全麻、硬膜外麻醉等，以预防晕针的发生。对体质较弱、术中反应强烈、术后又感疲乏者，可让其术后休息 15～30min，待恢复正常后再离开诊室。

课堂互动

请同学们回忆毫针针刺异常情况有哪些？如何正确的处理？

2．断针 在针刀手术操作过程中，也有可能出现断针的意外，其表现及处理同针刺断针。此外，对于一些在骨面进行的铲剥、刮除等操作，由于是借用杠杆原理，以中指或环指做支点，手指接触针身处是其受剪力最大的部位，此处用力不当是最容易造成弯针和断针的部位。这种情况下断针的残端多露于皮肤之外，可用手指或镊子将其夹住取出。

3．出血 针刀刺入体内，深入到需治疗的部位及进行切割、剥离等操作时，一定要避开大的血管。但由于刀锋锋利，不可避免地会损伤一些小的毛细血管，多会出现从针眼向外轻微的渗血，这是正常现象。若出血量较多，则属于异常情况。

引起出血的原因多为医者对治疗部位的解剖关系不熟悉，进针部位有偏斜，损伤了大的血管，或者操作不到位，针刀还未达到或已经超过治疗部位就进行操作；操作时手法粗暴，不问患者感受或在同一部位过多的切割、剥离，损伤其他正常组织；部分凝血障碍患者及女性经期全身血管处于轻度扩张状态均容易引起出血。

针刀损伤大的血管有以下几种表现：针孔处渗血较多，超过 30ml；如果损伤动脉则会从针孔呈喷射式的出血；若针刺部位较深，则有可能出现皮下血肿，甚至形成包块，致局部神经、组织受压，出现局部疼痛、麻木，活动受限；出血过多还会造成休克。

一般的少量渗血，可以压迫止血；较深部血肿，局部肿胀、疼痛者可先做局部冷敷止血或加用止血药，24h 后再予热敷、理疗或活血药加速瘀血吸收；对于出血量大，可行外科手术探查，若出现休克，结合抗休克治疗。

为减少出血的发生，医者要全面了解患者的情况，避免有出血倾向的患者进行针刀治疗；熟悉人体解剖关系，选择正确的入路，做到有的放矢；操作手法要轻柔，不可进行超出正常范围的大幅度操作；操作过程中注意患者的反应，遇到异常感觉要多询问患者，以免出现不必要的错误。

4．周围神经损伤 正常情况下，针刀刺入后患者的感觉则是酸胀、沉重，偶尔也略有麻感，其传导沿经络走向，传导速度缓慢，术后感觉舒适。但由于针刀刀锋尖端锋利，若操作者对解剖结构不清、错误入路，或手法粗暴、过强刺激等，都有可能损伤周围神经，出现患者的不适反应。

若患者仅有轻微的窜麻感，多是由于刀锋刚接触神经，并未造成实质性损伤，这种感觉可能会术后仍会持续 2～3 天，无需特殊治疗，可自愈；若患者感觉又痛又麻，比较强烈，并且有肢体的明显抽动，这是由于针刀损伤了神经的实质，但这种损伤较轻微，麻痛可持续 1～2 周，一般无需特殊处理，部分患者可予脱水或营养神经的药物治疗；若患者感觉有强烈的放射性麻木和剧痛，可能会立刻抽回手臂或从床上跳起，这说明神经损伤较严重，症状可能持续几周或数月，若严重者可能出现肌肉萎缩、功能障碍等，应及时到相关科室综合治疗。

除以上几种异常情况外，由于医生的解剖知识或立体定位水平欠缺，或操作手法不熟练，还可能造成气胸、刺伤内脏、脊髓等，均可参考针刺异常情况处理。

第八节 浮 针 疗 法

　　浮针是在我国古代针具中的毫针基础上,改革创新出三种型号不同的复式结构软套管针。浮针疗法是在传统中医针灸理论的基础上,结合西医学研究成果而发展形成的。在临床上主要用于治疗局限性疼痛疾病,具有较好的疗效。

　　此种方法不同于毫针疗法,它有着自己的一些独特之处,具有针刺部位浅、不要求"得气"、安全无痛、病人易接受、留针时间长、取效快捷、适用范围广、简便易学等特点。浮针疗法是一种侵入性的物理治疗方法,它是运用特制的浮针针具(简称浮针)作为治疗工具,以局部病证为基准,在病痛周围(而不是在病痛局部)的皮下疏松结缔组织进行针刺,针尖对准病灶,主要用以治疗局限性疼痛的针刺治疗方法。因其针刺有别于传统针刺方法,治疗时针具不深入肌肉层,只行进于皮下,像浮在肌肉上一样,故取名为"浮针"。同时,治疗时又可观察到针具如蚯蚓般在皮下运动,所以形象地命名为"浮针疗法"。

　　浮针疗法已有十多年的历史,近年有进一步发展的趋势,并为世人所重视,是一种既继承祖国传统针灸医学又有创新的医疗方法,具有很高的临床推广应用价值。

一、针 具

(一)浮针结构
浮针针具是复式结构,分为针芯、软套管和针座、保护套管三部分(图4-37)。

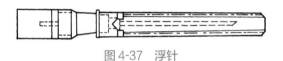

图4-37 浮针

　　1.针芯　由不锈钢制成,针尖呈斜坡形,便于快速进针;后部为针柄,便于持针操作(图4-38)。

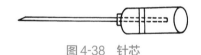

图4-38 针芯

　　2.软套管和针座　是浮针的主要结构,起关键作用。软套管紧密地包裹在针芯外部,具有足够的顺滑性和柔软度,便于进针和留针;针座是浮针的附属结构,连接软管,便于固定和取针(图4-39)。

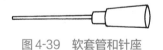

图4-39 软套管和针座

　　3.保护套管　保护针芯和软套管不与他物接触而磨损,也可保持无菌状态(图4-40)。同时,在治疗结束后,可把抽出的针芯插于其中,以备某些患者需调整留置于体内的软套管时继续使用,并可防止针芯对环境的污染或不小心刺破医生或他人的皮肤。

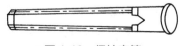

图4-40 保护套管

（二）浮针的规格

浮针可根据其长短和粗细分为 3 种。大号：长 40mm，粗 0.9mm；中号：长 32mm，粗 0.6mm；小号：长 24mm，粗 0.3mm。其中，中号最常用，基本能满足临床需要；肌肉丰厚且病位较深处，或病痛重笃者可选用大号；头面部则可选用小号。

二、操作方法

（一）选穴与消毒

1. 选穴

（1）明确病痛点：明确病痛所在位置和病痛程度，是浮针疗法的不可或缺的重要方面。因为针尖对向病痛处是浮针疗法的主要特点之一，选择不正确，治疗针对性就差，疗效也差。在多数情况下，痛点容易确定，通过体检即可明确。但须注意的是，如果病痛范围大时，找最痛点；患者示意不清时选中央。病痛范围小时，尤其是在关节里面时，要让患者多次改变关节姿势，以使痛点明确。

课堂互动
请举例说出学过的课程中毫针刺法与浮针疗法有何异同。

在查找痛点时，用力要由轻而重，搜寻范围由大而小，若痛点较多，则先确定主要痛点进行治疗。对于非疼痛性疾病，则主要是先确定病变部位，再明确治疗部位，最后选择适当的治疗点再进行针刺治疗。

查找痛点是医者的基本功，与疗效有确切的关系，在未查找清楚的情况下，不能急于治疗。

（2）确定进针点：正确选择进针点，关系到进针是否顺利，能否方便留针，并关系到疗效的好坏。具体而言，选择进针点时要明确以下几点。

1）多数情况下，在距离痛点 6～10cm 处进针（图 4-41），一般使针尖到达位置距离痛点 2cm 左右。操作时可采用右手持针，在选定的进针方向和路线上进行比划，先使针尖位于距治疗点（区）2cm 左右处，则软套管根部与针座连接处所处位置即为针点。有时必须远距离进针，如大腿外侧进针治疗臀上皮神经炎，足踝上进针治疗胃痛等，这可以考虑与腕踝针取穴结合使用。

课堂互动
请举例说出学过的课程中毫针刺法与浮针疗法在疗效上的关系。

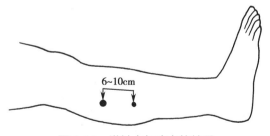

6～10cm

图 4-41　进针点与痛点的关系

2）病痛部位的上、下、左、右均可选择。可根据痛点所处位置情况等因素选择一点，少数情况下需选择两点甚至更多点同时治疗。选择时须考虑便于操作和留针。有些部位的疼痛针刺方向还是很重要的，可直接影响疗效，临床时可细加体察及灵活应用。

3）尽量避开浅表血管，以免针刺时出血或引起疼痛。

4）避开皮肤上的瘢痕、结节、破损等处。

5) 进针点与病痛处之间最好不要有关节。

必须指出的是,"进针点"与"治疗点(病痛点)"是两个概念,不要混淆。

2. 消毒　针刺前必须做好消毒工作,其中包括进针部位的消毒和医者手指的消毒。由于针具为无菌密封、一次性使用,所以无须另行消毒。

　　　　　　　　　课堂互动

请举例说出学过的课程中与浮针进针、运针相似的针刺手法。

(1) 进针部位消毒:在所选定的进针点部位上,用75% 酒精棉球或 0.5% 碘伏棉球擦拭消毒即可;也可先用 2% 碘酊棉球擦拭,再用 75% 酒精棉球脱碘,擦拭时应从进针点向外周环行消毒。

(2) 医者手指消毒:施术前,医者应先洗净双手,待干后再用 75% 酒精棉球或 0.5% 碘伏棉球擦拭消毒,方可持针操作。

(二) 针刺方法

1. 进针　浮针疗法的进针方法目前主要有两种,一是单手进针法,二是夹持进针法。

(1) 单手进针法:一般右手持针,主要以拇、示、中指夹持针柄,状如斜持毛笔(图 4-42);左手绷紧针刺处皮肤,或将皮肤捏起,亦可不作任何辅助,持针手使针体与皮肤成 15°~25° 刺入(图 4-43),用力要适中,透皮速度要快,不要刺入太深,略达肌层即可;也不能太浅,否则针尖进入皮层,而套管的尖端尚留于皮外,再向前进针时会比较困难,且会出现较剧烈的疼痛。初学者,或不易控制时则宁深勿浅(但胸背、腹部不宜过深,以免刺伤内脏),进针后再右手持针柄轻轻提拉,使针尖离开肌层,退于皮下,再放倒针身,进行运针。特殊情况下,也可反向持针,即拇指在下,示、中指及手背在上,通过向手腕尺侧甩腕动作而快速进针,其难度较上述稍大。

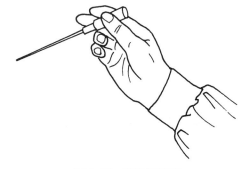

图 4-42　单手持针法

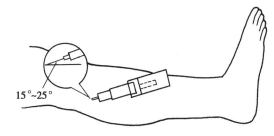

15°~25°

图 4-43　进针角度

(2) 夹持进针法:右手持针,左手拇、示、(中)指夹持针身(图 4-44),双手同方向协同用力,快速将针刺入皮下,其他要求与单手进针法相同。使用该法时尤应注意无菌操作。

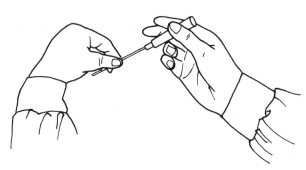

图 4-44　夹持进针法

2. 运针　运针是指针入皮下后到针刺完毕之间的一段操作过程。运针时，右手持针，沿皮下向前推进，推进时将针体稍稍提起，使针尖勿深入，此时可见皮肤呈线状隆起。也可左手将皮肤捏起，便于向前进针。在整个运针过程中，右手感觉松软易进，但不要求有"得气"感，即患者没有酸麻胀痛等感觉。否则，就是针刺太深或太浅，需重新调整。向前运针至针体全部进入体内，针座靠近进针点处即可。

对于小范围的病痛，往往运针完毕后疼痛即会消失，此时一般不需再进行其他手法，抽出针芯，以胶布固定针座即可。对较严重或范围较大的病痛，此时如仍存有疼痛，可做"扫散"。"扫散"是指进针完毕后，持针并使针体左右摇摆如扇形运动。这是浮针疗法区别于其他疗法的特征性手法，并与疗效直接相关。即以进针点为支点，手握针柄，使针尖在皮下做扇形运动（图4-45），幅度可达到尽量大，直至压痛消失或减轻时停止。在做"扫散"动作时，左手可不断按压痛点，一是检查疼痛减轻情况，二是借此诱导"气至"效应，提高疗效；或者左手拇指沿针刺方向，向痛点处循抹皮肤，以催发"循经感传"，这也是一种"导气"手法。"扫散"时间根据病情而定，短则数秒钟，长则半小时以上。

运针完毕后，抽出针芯（图4-46），插入保护套管中，以备需重新调整留于体内的套管针时可取出插入针孔中进行操作。

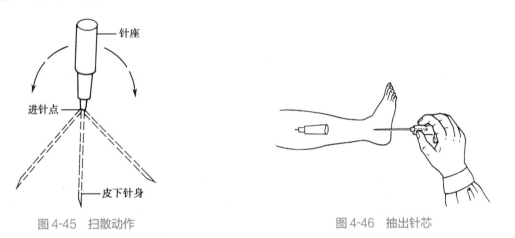

图4-45　扫散动作　　　　　　　　　　　图4-46　抽出针芯

3. 针刺方向　浮针疗法对针刺的方向要求较为严格，针尖必须由远而近地直对病痛部位，即"气至病所"；偏差则效果不佳，不能反方向由近而远针刺。

4. 留针和出针

（1）留针：运针结束后，保留套管针于皮下，并加以固定称为留针，它是浮针治疗全过程的重要环节。长时间留针也是浮针与其他疗法相区别的重要特征之一。留针是为了保持镇痛效应和维持即刻疗效。

在留针时，可用胶布呈"++"字形贴敷，将软套管的针座固定于皮肤表面，同时将针眼及针座孔遮盖（图4-47）。为安全起见，进针点处可用消毒干棉球先行覆盖，然后再贴胶布，以防感染。如有较大面积的胶布或医用自粘敷贴，则可采用整体封贴。

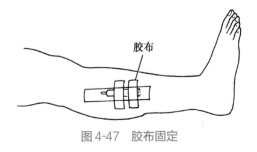

图4-47　胶布固定

一般留针 24h，也可根据临床实际情况延长或缩短留针时间。

（2）出针：在留针达到既定时间后即可出针。起针时先撕开胶布，再以左手拇、示指按住针孔周围皮肤，右手拇、示指拿捏浮针针座，慢慢将针尖移至针眼部，然后将针起出，最后用消毒干棉球按压针孔，防止出血。

三、临床应用

本法主要用于头痛、三叉神经痛、桡骨茎突狭窄性腱鞘炎、肱骨外上髁炎、肱骨内上髁炎、肩关节周围炎、冈上肌腱炎、慢性腰肌劳损、腰椎管狭窄症、腰背肌筋膜炎、急性腰扭伤、肋间神经痛、膝关节侧副韧带损伤、膝关节骨性关节炎、干性坐骨神经痛、带状疱疹后遗神经痛、急性胃炎、泌尿系结石、胆石症、肾绞痛等病证。具体应用现举例如下（表4-8）。

表 4-8　浮针疗法临床应用举隅

病证	进针部位
头痛	选择平坦部位进针，针尖对向痛点，多采用纵向进针；有颈部症状或颈性头痛者可从颈部向上进针，低头，使颈部肌肉、皮肤拉紧变直
三叉神经痛	首先找出"扳机点"（某点受到非有害刺激可以诱发疼痛即为扳机点，其位于疼痛部位的同侧）。针对该点进行治疗，一般从面部横向或纵向针刺；然后针对疼痛的分支进行治疗，由于面部及该病的特点，多沿分支走行方向进针
桡骨茎突狭窄性腱鞘炎	多从前臂桡侧向茎突部进针；若痛点位于茎突前方，考虑选用小针从第1掌骨部向茎突部进针，也可从尺侧向痛点横刺或斜刺
肱骨外上髁炎	疼痛在肱骨外上髁偏上方从上臂向肘部进针，压痛在偏下方及肱桡肌处，从前臂向肘部进针
肱骨内上髁炎	根据压痛点位置，选择从前臂或从上臂向肘部进针
肩关节周围炎	根据痛点的位置情况选择进针点，如痛点偏上，可从锁骨部位向肩部进针；如痛点偏下可从上臂向肩部进针
冈上肌腱炎	可从背部向肩部方向平刺，也可从上臂后侧向肩部进针
慢性腰肌劳损	常从痛点的上或左、右进针，多选择脊柱同侧，痛点较多时可逐个治疗
腰椎管狭窄症	腰部多采用横刺，针尖对向脊柱；坐骨神经痛可在踝关节上方、疼痛线路上选择进针点，向上针刺；因腰痛范围较大，常需多针同时治疗
腰背肌筋膜炎	可从压痛点的上、下、左、右任意选点进针，但临床多选择在外侧或上方进针，若位置偏外侧，则从脊柱缘向外侧进针；痛点较广时，可多针同时治疗
急性腰扭伤	多在扭伤同侧横刺，进针点选择在痛点外侧，有时在不影响腰部活动情况下，可从上向下进针，两侧均痛时可两侧同时分别治疗
肋间神经痛	进针点多选在疼痛同侧肋间隙，在病痛点的斜上方或斜下方，针体沿肋间隙对准病痛点行进；也可在痛点的上或下方进针，针尖对向痛点
膝关节侧副韧带损伤	疼痛在股骨内、外上髁，可从大腿内或外侧向下进针；疼痛在胫骨内髁或腓骨小头，可从小腿内或外侧向上进针
膝关节骨性关节炎	多从小腿向膝关节压痛点进针；若出现髌骨上缘压痛，可从大腿部向膝部进针
干性坐骨神经痛	多从踝关节上方10cm左右，沿坐骨神经疼痛线路向上针刺；足踝部症状明显时，可从小腿部向下进针；两个方向有时需同时进行。进针后不停进行"扫散"，同时左手沿针刺方向抚抹，导"气"上行或下行

四、注 意 事 项

　　浮针疗法较为安全，但由于人的生理状态和生活环境的影响，以及浮针疗法本身的一些特点，因此在应用浮针疗法进行治疗时，还应注意以下几个方面。

　　1．患者过于饥饿、疲劳、精神紧张时，不宜立即针刺。

　　2．孕妇腰骶下腹部不宜针刺；妇女月经期尽量不要针刺。

　　3．小儿囟门未闭，头颈部勿针刺。

　　4．有出血性倾向者，如血友病、血小板减少症者，不宜针刺。

　　5．皮肤有炎症、溃疡、瘢痕、肿瘤部位，不宜针刺。

　　6．因留针时间长，所以针具只能一次性使用，皮肤消毒要严，对易感染患者，如糖尿病患者应慎用。

　　7．留针期间，应注意针口密封和针体固定，避免剧烈活动和洗澡，以免汗液和水进入机体引起感染，同时注意保持治疗部位清洁。

　　8．针刺部位一般应选在对日常生活影响较小的部位，关节活动较大处不宜使用，尽量避开腰带部位，以免影响针体的固定。

　　9．进针点可选择离病灶较远处，但两者之间尽量不要有关节、瘢痕、结节、乳头等，否则会影响疗效，难以达到较佳的治疗效果；但特殊情况下或难以避让时则例外。

　　10．腹部皮肤较松弛，针具活动度大，方向易偏差，应减少活动，一旦发现针体歪斜，及时予以调整。

　　11．肢体浮肿时，效果不佳，可改用其他方法治疗。

　　12．注重"治神"与"守神"。

（宋小芳　李丽英　陈春华）

? 复习思考题

　　1．何谓三棱针法？如何操作？

　　2．皮肤针法的针刺部位有哪些？

　　3．皮内针法的适用范围是什么？

　　4．应用火针治疗时应注意什么？

　　5．芒针如何操作？

　　6．锃针如何操作？

　　7．简述针刀疗法的临床应用。

　　8．简述浮针疗法的针刺方法。

ER-4-3
扫一扫，测一测

ER-5-1

PPT课件

ER-5-2

知识导览

第五章　特定部位刺法

学习目标

　　掌握耳针法和头针法的概念和特点,常用耳穴、头针标准线及腕踝针进针点的定位和主治。熟悉耳针法和头针法的操作方法、临床应用与注意事项,腕踝针法的人体体表分区及进针点的定位。了解腕踝针法的概念和特点、操作方法、临床应用与注意事项。

　　特定部位刺法,是指采用针刺等方法刺激人体相对独立的特定部位,以诊断和治疗全身疾病的各种方法。其刺激部位有别于传统经穴,依托生物全息理论、大脑皮质功能定位、人体解剖位置以及中医理论等而确定;具有自身的选穴规律;在刺法的选择上亦结合了特定部位的解剖特点及所需达到的针感要求。与传统经穴应用相比,具有穴位集中、操作简便、疗效独特等特点。

　　常见的特定部位刺法主要包括耳针法、头针法、腕踝针法。特定部位刺法临床应用广泛,在内、外、妇、儿、五官、皮外骨伤等多科疾病治疗中均取得满意疗效,近年来更因其操作简单、方便、安全性强等优点在针灸临床上被广泛使用。

第一节　耳　针　法

　　耳针法,是指用短毫针针刺或其他方法刺激耳郭穴位,以诊治疾病的一种方法。

　　早在公元前 8 世纪,我国就有关于刺激耳郭治病的记载,及至公元前 4 世纪～公元前 2 世纪成书的《黄帝内经》中已有较完善的记述。古代医著中有"耳脉"、耳与脏腑经络的生理病理关系,以及运用针、灸、熨、按摩、耳道塞药、耳道吹药等方法刺激耳郭以防治疾病,望、触耳郭以诊断疾病的记载。近几十年来,医务工作者在继承前人经验的基础上,通过大量的临床实践和实验研究,耳穴诊治方法迅速发展,已初步形成了耳穴诊治体系。

思政元素

与时俱进,创新发展

　　中医讲究传承经典,但决不故步自封。思维活跃,深谙变通之道是一名优秀中医师的必备素养。千百年来,中医不断与时俱进,新的治疗方法层出不穷,其中,耳针法的出现就是中医与时俱进,创新发展的典范。

　　我国广大医务工作者不断挖掘中国古代医学经验,并参考法国医学博士诺吉尔的研究,查找国内外有关资料,广泛开展了耳穴实践,逐渐形成了独具特色的耳穴图谱。经过几十年的研究与实践,1992 年我国正式通过耳穴标准,成为了世界上第一个拥有耳穴标准的国家。2008 年进行了第二次修改,修订成目前正在使用的国标——GBT13734-2008《耳穴名称与定位》,共有 76 个分区和 93 个穴位。经过我国几代医务工作者的不懈努力,最终形成耳针法的中国标准、制订耳针法的中国方案,从此造福于全人类。实践证明,只有与时俱进,传承经典,不断创新,才能使中医永葆生机与活力。

一、耳与经络脏腑的关系

（一）耳与经络的关系

《黄帝内经》有关经脉循行分布的记载,说明耳与经络之间存在着密切联系。在手足六阳经经脉循行中,有的直接入耳,有的分布于耳郭周围。如手太阳小肠经、手少阳三焦经、手阳明大肠经、足少阳胆经的支脉、经别都入耳中,足阳明胃经、足太阳膀胱经则分别上耳前,至耳上角。六条阴经虽不直接上行至耳,但也通过各自的经别与阳经相合,间接地上达于耳。奇经八脉中阴跷、阳跷脉并入耳后,阳维脉循头入耳。所以,"耳者,宗脉之所聚也"(《灵枢·口问》)。

（二）耳与脏腑的关系

中医学认为,耳不单纯是一个孤立的听觉器官,而是人体中脏腑经络、五官九窍、四肢百骸等器官和组织这个有机整体中的一部分。"肾气通于耳,肾和则耳能闻五音矣"(《灵枢·脉度》),"肺主声,令耳闻声"(《难经·四十难》),"心气通于舌,非窍也,其通于窍者,寄见于耳,荣华于耳"(《备急千金要方》),"肾为耳窍之主,心为耳窍之客"(《证治准绳》),说明耳与脏腑在生理、病理方面关系密切,不可分割。

现代科学研究表明,耳与脏腑器官在生理上密切联系,不仅存在着相关性,而且具有相对特异性,这为耳针法诊治疾病提供了客观依据。

知识链接

耳郭皮下的神经分布

耳郭皮下神经分布丰富。耳大神经和枕小神经多分布在耳垂、耳轮、耳舟和对耳轮区;耳颞神经、面神经耳支、迷走神经分支和舌咽神经分支合成的耳支及来自颈动脉丛的交感神经多分布在耳甲区;三角窝的神经分布更为丰富,几乎所有支配外耳的神经都有分支至三角窝,这为耳甲区及三角窝的耳穴能够治疗内脏病及相关组织疾患提供了现代医学的理论依据。

二、耳郭表面解剖

耳郭是外耳的组成部分,其前面凹陷,后面隆凸。耳郭主要由弹性纤维软骨、软骨膜、韧带、退化了的耳肌及覆盖在最外层皮下组织和皮肤所构成。耳郭的皮下有极为丰富的神经、血管、淋巴分布。

掌握耳穴的部位,必先熟悉耳郭解剖部位名称(图5-1、图5-2)。

（一）耳郭正面

耳轮:耳郭最外缘向前卷曲的部分。

耳轮脚:耳轮深入至耳甲内的横行突起部分。

耳轮结节:耳轮后上方稍突起的小结节。

耳轮尾:耳轮与耳垂交界处。

对耳轮:在耳轮内侧,与耳轮相对,上部有分叉的隆起部分。

对耳轮体:对耳轮垂直的主体部分。

对耳轮上脚：对耳轮上部向上分叉的一支。

对耳轮下脚：对耳轮上部向下分叉的一支。

三角窝：对耳轮上、下脚之间构成的三角形凹窝。

耳舟：耳轮与对耳轮之间的舟状凹沟，又称舟状窝。

耳屏：耳郭前面的瓣状突起部分，又称耳珠。

屏上切迹：耳屏上缘与耳轮脚之间的凹陷。

对耳屏：对耳轮下方，耳垂上部与耳屏相对的隆起部分。

屏间切迹：耳屏与对耳屏之间的凹窝处。

轮屏切迹：对耳屏与对耳轮之间的稍凹陷处。

耳垂：耳郭最下部无软骨的皮垂部分。

耳甲：由对耳屏和弧形对耳轮体部及对耳轮下脚围成的凹窝。

耳甲艇：耳轮脚以上的耳甲部分。

耳甲腔：耳轮脚以下的耳甲部分。

外耳开口：耳甲腔内，被耳屏掩盖的孔窍。

上耳根：耳郭上缘与头皮附着处。

下耳根：耳垂与面颊附着处。

（二）耳郭背面

耳轮背面：耳轮背面的平坦部分。因耳轮向前卷曲，故耳轮背面多向前方。

耳垂背面：耳垂的背面平坦部分。

对耳轮沟：对耳轮体在背面的凹沟。

对耳轮上脚沟：对耳轮上脚背面凹沟。

对耳轮下脚沟：对耳轮下脚背面凹沟。

对耳屏沟：对耳屏在耳背凹沟。

耳轮脚沟：耳轮脚在耳背凹沟。

三角窝隆起：三角窝背面的隆起部分。

耳甲艇隆起：耳甲艇在耳背的隆起部。

耳甲腔隆起：耳甲腔在耳背的隆起部。

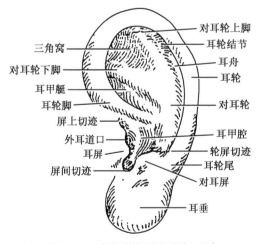

图5-1　耳郭解剖部位名称（正面）

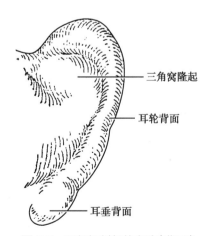

图5-2　耳郭解剖部位名称（背面）

三、耳穴分布

耳穴是分布在耳郭上的腧穴,是耳郭上的一些特定的反应点或刺激点。我国古代医学著作中散在地记载着一些耳穴,民间也流传着一些在耳郭上用以治病的刺激点。经过长期的临床积累,并吸取了国外的研究成果,对耳穴进行了筛选、修订、补充,又经国内外耳针工作者的多次讨论,对于一些反应点比较稳定、穴位部位比较明确、主治作用比较显著的常用耳穴,制定了"耳穴标准化方案"。

耳穴在耳郭上的分布,一般来说好像一个在子宫内倒置的胎儿,头部朝下,臀部朝上,胸腹躯干部在中间(图5-3)。大体上,与头面相应的穴位分布在耳垂或耳垂邻近;与上肢相应的穴位分布在耳舟;与躯干和下肢相应的穴位分布在对耳轮和对耳轮上、下脚;与内脏相应的穴位多集中在耳甲艇和耳甲腔;消化道在耳轮脚周围环行排列。

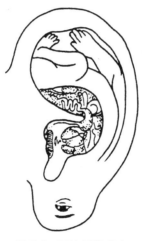

图5-3　耳穴形象分布

四、常用耳穴的定位和主治

耳郭标志点线是耳穴定位的重要依据。在耳轮内缘上,设耳轮脚切迹至对耳轮下脚间中、上1/3交界处为A点。在耳甲内,由耳轮脚消失处向后做一水平线与对耳轮耳甲缘相交,设交点为D点。设耳轮脚消失处至D点连线的中、后1/3交界处为B点。设外耳道口后缘上1/4与下3/4交界处为C点。AB线是从A点向B点做一条与对耳轮耳甲艇缘弧度大体相仿的曲线;BC线是从B点向C点做一条与耳轮脚下缘弧度大体相仿的曲线;BD线是B点与D点之间的连线。

耳郭标志点线见图5-4,耳郭分区见图5-5,常用耳穴见图5-6。

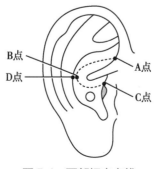

图5-4　耳郭标志点线

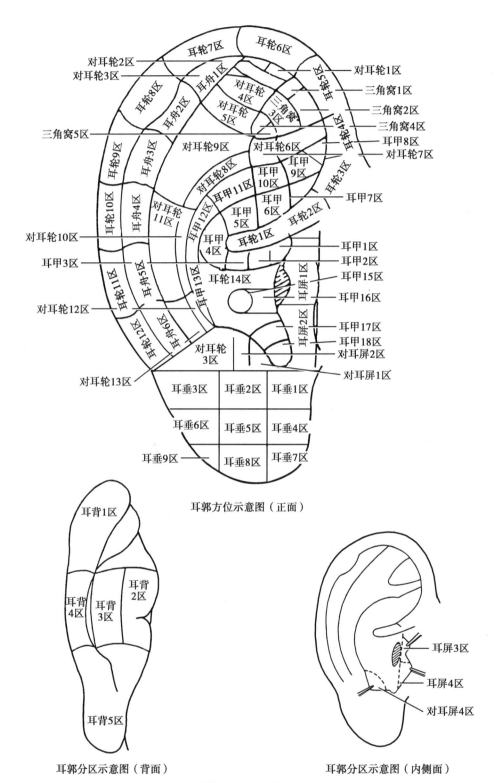

耳郭方位示意图（正面）

耳郭分区示意图（背面）　　　　　　耳郭分区示意图（内侧面）

图 5-5　耳郭分区

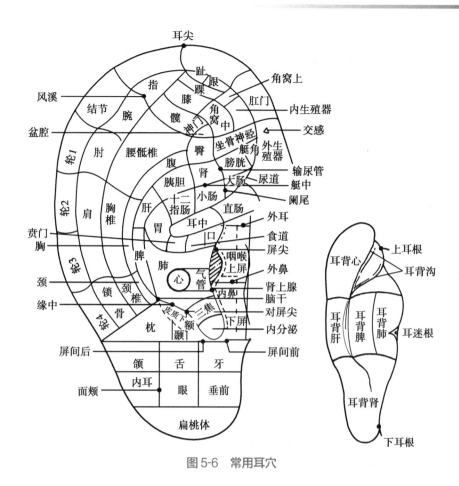

图 5-6　常用耳穴

（一）耳轮部

耳轮脚为耳轮 1 区；耳轮脚切迹到对耳轮下脚上缘之间的耳轮分为三等分，自下面上依次为耳轮 2 区、耳轮 3 区、耳轮 4 区；对耳轮下脚上缘到对耳轮上脚前缘之间的耳轮为耳轮 5 区；对耳轮上脚前缘到耳尖之间的耳轮为耳轮 6 区；耳尖到耳轮结节上缘为耳轮 7 区；耳轮结节上缘到耳轮结节下缘为耳轮 8 区；耳轮结节下缘到轮垂切迹之间的耳轮分为 4 等分，自上而下依次为耳轮 9 区、耳轮 10 区、耳轮 11 区、耳轮 12 区。

【耳中】

部位：耳轮脚上，即耳轮 1 区。

主治：呃逆、荨麻疹、皮肤瘙痒、小儿遗尿、咯血。

【直肠】

部位：在耳轮脚棘前上方的耳轮处，即耳轮 2 区。

主治：便秘、腹泻、脱肛、痔疮。

【尿道】

部位：直肠穴上方，与膀胱同水平的耳轮处，即耳轮 3 区。

主治：尿频、尿急、尿痛、尿潴留。

【外生殖器】

部位：对耳轮下脚前方的耳轮处，即耳轮 4 区。

主治：睾丸炎、副睾炎、外阴瘙痒症。

【肛门】

部位：三角窝前方的耳轮处，即耳轮 5 区。

主治：痔疮、肛裂。

【耳尖前区】

部位：耳郭向前对折上部尖端的前部耳轮处，即耳轮6区。

主治：发热、结膜炎。

【耳尖】

部位：耳郭向前对折的上部尖端处，即耳轮6、7区交界处。

主治：发热、高血压、急性结膜炎、睑腺炎。

【耳尖后区】

部位：耳郭向前对折上部尖端的后部耳轮处，即耳轮7区。

主治：发热、结膜炎。

【结节】

部位：耳轮结节处，即耳轮8区。

主治：头晕、头痛、高血压。

【轮1】

部位：在耳轮结节下方的耳轮处，即耳轮9区。

主治：扁桃体炎，上呼吸道感染，发热。

【轮2】

部位：在轮1区下方的耳轮处，即耳轮10区。

主治：扁桃体炎，上呼吸道感染，发热。

【轮3】

部位：在轮2区下方的耳轮处，即耳轮11区。

主治：扁桃体炎，上呼吸道感染，发热。

【轮4】

部位：在轮3区下方的耳轮处，即耳轮12区。

主治：扁桃体炎，上呼吸道感染，发热。

（二）耳舟部

耳舟分为6等分，自上而下依次为耳舟1区、耳舟2区、耳舟3区、耳舟4区、耳舟5区、耳舟6区。

【指】

部位：耳舟的顶部，即耳舟1区。

主治：甲沟炎、手指疼痛、麻木。

【风溪】

部位：指、腕两穴之间，耳轮结节的前方，即耳舟1、2区交界处。

主治：荨麻疹、皮肤瘙痒、过敏性鼻炎。

【腕】

部位：耳舟的第二等分，指区的下方，即耳舟2区。

主治：腕部扭伤、肿痛。

【肘】

部位：耳舟第三等分，腕与肩穴之间，即耳舟3区。

主治：肱骨外上髁炎、肘部疼痛。

【肩】

部位：耳舟第四、五等分，与屏上切迹同水平处，即耳舟4、5区。

主治：肩关节周围炎、肩部疼痛。

【锁骨】

部位：耳舟的第六等分，与轮屏切迹同水平处，即耳舟 6 区。

主治：肩关节周围炎、肩部疼痛。

（三）对耳轮部

对耳轮上脚分为上、中、下 3 等分，下 1/3 为对耳轮 5 区，中 1/3 为对耳轮 4 区；再将上 1/3 分为上、下 2 等分，下 1/2 为对耳轮 3 区；再将上 1/2 分为前、后 2 等分，后 1/2 为对耳轮 2 区，前 1/2 为对耳轮 1 区。对耳轮下脚分为前、中、后 3 等分，中、前 2/3 为对耳轮 6 区，后 1/3 为对耳轮 7 区。将对耳轮体从对耳轮上、下脚分叉处至轮屏切迹分为 5 等分，再沿对耳轮耳甲缘将对耳轮体分为前 1/4 和后 3/4 两部分，前上 2/5 为对耳轮 8 区，后上 2/5 为对耳轮 9 区，前中 2/5 为对耳轮 10 区，后中 2/5 为对耳轮 11 区，前下 1/5 为对耳轮 12 区，后下 1/5 为对耳轮 13 区。

【跟】

部位：对耳轮上脚前上方，近三角窝上部，即对耳轮 1 区。

主治：足跟痛。

【趾】

部位：对耳轮上脚后上方，近耳尖部，即对耳轮 2 区。

主治：甲沟炎、趾部疼痛、麻木。

【踝】

部位：趾、跟区下方，即对耳轮 3 区。

主治：踝关节扭伤、踝关节炎。

【膝】

部位：对耳轮上脚的中 1/3 处，即对耳轮 4 区。

主治：膝关节肿痛。

【髋】

部位：对耳轮上脚的下 1/3 处，即对耳轮 5 区。

主治：髋关节疼痛、坐骨神经痛。

【坐骨神经】

部位：对耳轮下脚的前 2/3 处，即对耳轮 6 区。

主治：坐骨神经痛。

【交感】

部位：对耳轮下脚的末端与耳轮内缘交界处，即对耳轮 6 区前端。

主治：胃肠痉挛、心绞痛、胆绞痛、输尿管结石、自主神经功能紊乱。

【臀】

部位：对耳轮下脚的后 1/3 处，即对耳轮 7 区。

主治：坐骨神经痛、臀筋膜炎。

【腹】

部位：在对耳轮体前部上 2/5 处，即对耳轮 8 区。

主治：腹痛、腹胀、腹泻、急性腰扭伤。

【腰骶椎】

部位：将轮屏切迹至对耳轮上、下脚分叉处分为五等分，在对耳轮体后部上 2/5 处，腹区后方，即对耳轮 9 区。

主治：腰骶部疼痛。

【胸】

部位：在对耳轮体前部中 2/5 处，即对耳轮 10 区。

主治:胸胁疼痛、胸闷、乳腺炎。

【胸椎】

部位:同腰骶椎穴等分法,对耳轮体后部中 2/5 处,胸区后方,即对耳轮 11 区。

主治:胸痛、经前乳房胀痛、乳腺炎、产后泌乳不足。

【颈】

部位:在对耳轮体前部下 1/5 处,即对耳轮 12 区。

主治:落枕、颈项强痛。

【颈椎】

部位:同腰骶椎穴等分法,对耳轮体后部下 1/5 处,颈区后方,即对耳轮 13 区。

主治:落枕、颈椎综合征。

(四)三角窝部

将三角窝由耳轮内缘至对耳轮上、下脚分叉处分为前、中、后 3 等分,中 1/3 为三角窝 3 区;再将前 1/3 分为上、中、下 3 等分,上 1/3 为三角窝 1 区,中、下 2/3 为三角窝 2 区;再将后 1/3 分为上、下 2 等分,上 1/2 为三角窝 4 区,下 1/2 为三角窝 5 区。

【角窝上】

部位:三角窝前 1/3 的上方,即三角窝 1 区。

主治:高血压。

【内生殖器】

部位:三角窝前 1/3 的下方,即三角窝 2 区。

主治:痛经、月经不调、白带过多、功能失调性子宫出血、遗精、早泄。

【角窝中】

部位:三角窝中 1/3 处,即三角窝 3 区。

主治:哮喘。

【神门】

部位:三角窝后 1/3 上部,即三角窝 4 区。

主治:失眠、多梦、痛症、戒断综合征。

【盆腔】

部位:三角窝后 1/3 下部,即三角窝 5 区。

主治:盆腔炎。

(五)耳屏部

将耳屏外侧面分为上、下 2 等分,上部为耳屏 1 区,下部为耳屏 2 区。将耳屏内侧面分为上、下 2 等分,上部为耳屏 3 区,下部为耳屏 4 区。

【上屏】

部位:在耳屏外侧面上 1/2 处,即耳屏 1 区。

主治:咽炎、鼻炎。

【下屏】

部位:在耳屏外侧面下 1/2 处,即耳屏 2 区。

主治:鼻炎、鼻塞。

【外耳】

部位:屏上切迹前方近耳轮部,即耳屏 1 区上缘处。

主治:外耳道炎,中耳炎、耳鸣。

【屏尖】

部位:耳屏上部隆起的尖端,即耳屏 1 区后缘处。

主治：发热、牙痛。

【外鼻】

部位：耳屏外侧面中部，即耳屏1、2区之间。

主治：鼻前庭炎、鼻炎。

【肾上腺】

部位：耳屏下部隆起的尖端，即耳屏2区后缘处。

主治：低血压、风湿性关节炎、腮腺炎、间日疟、链霉素中毒性眩晕。

【咽喉】

部位：耳屏内侧面上1/2处，即耳屏3区。

主治：声音嘶哑、咽喉炎、扁桃体炎。

【内鼻】

部位：耳屏内侧面下1/2处，即耳屏4区。

主治：鼻炎、鼻窦炎、鼻衄。

【屏间前】

部位：屏间切迹前方，耳屏最下部，即耳屏2区下缘处。

主治：眼病。

（六）对耳屏部

由对屏尖及对屏尖至轮屏切迹连线之中点，分别向耳垂上线做两条垂线，将对耳屏外侧面及其后部分为前、中、后三区，前为对耳屏1区，中为对耳屏2区，后为对耳屏3区，对耳屏内侧面为对耳屏4区。

【额】

部位：对耳屏外侧面前部，即对耳屏1区。

主治：头晕、头痛、失眠、多梦。

【屏间后】

部位：屏间切迹后方，对耳屏前下部，即对耳屏1区下缘处。

主治：眼病。

【颞】

部位：对耳屏外侧面中部，即对耳屏2区。

主治：偏头痛。

【枕】

部位：对耳屏外侧面后部，即对耳屏3区。

主治：头晕、头痛、哮喘、癫痫、神经衰弱。

【皮质下】

部位：对耳屏内侧面，即对耳屏4区。

主治：痛症、间日疟、神经衰弱、假性近视。

【对屏尖】

部位：对耳屏游离缘的尖端，即对耳屏1、2、4区交点处。

主治：哮喘、腮腺炎、皮肤瘙痒症、睾丸炎、附睾炎。

【缘中】

部位：对耳屏游离缘上，对屏尖与轮屏切迹之间，即对耳屏2、3、4区交点处。

主治：遗尿、内耳眩晕症。

【脑干】

部位：在轮屏切迹处，即对耳屏3、4区之间。

主治：眩晕、后头痛、神经官能症、假性近视。

（七）耳甲部

将 BC 线前段与耳轮脚下缘间分成 3 等分，前 1/3 为耳甲 1 区，中 1/3 为耳甲 2 区，后 1/3 为耳甲 3 区。ABC 线前方，耳轮脚消失处为耳甲 4 区。将 AB 线前段与耳轮脚上缘及部分耳轮内缘间分成 3 等分，后 1/3 为耳甲 5 区，中 1/3 为耳甲 6 区，前 1/3 为耳甲 7 区。将对耳轮下脚下缘前、中 1/3 交界处与 C 点连线，该线前方的耳甲艇部为耳甲 8 区。将 AB 线前段与对耳轮下脚下缘间耳甲 8 区以后的部分，分为前、后 2 等分，前 1/2 为耳甲 9 区，后 1/2 为耳甲 10 区。

在 AB 线后段上方的耳甲艇部，将耳甲 10 区后缘与 BD 线之间分成上、下 2 等分，上 1/2 为耳甲 11 区，下 1/2 为耳甲 12 区。

由轮屏切迹至 B 点做连线，该线后方、BD 线下方的耳甲腔部为耳甲 13 区。以耳甲腔中央为圆心，圆心与 BC 线间距离的 1/2 为半径做圆，该圆形区域为耳甲 15 区。过耳甲 15 区的最高点及最低点分别向外耳门后壁做两条切线，切线间为耳甲 16 区。耳甲 15 区、耳甲 16 区周围为耳甲 14 区。

将外耳门的最低点与对耳屏耳甲缘中点相连，再将该线以下的耳甲腔部分为上、下 2 等分，上 1/2 为耳甲 17 区，下 1/2 为耳甲 18 区。

【口】

部位：耳轮脚下方前 1/3 处，即耳甲 1 区。

主治：面瘫、口腔炎、胆囊炎、胆石症、戒断综合征。

【食道】

部位：耳轮脚下方中 1/3 处，即耳甲 2 区。

主治：食管炎、食管痉挛、癔球症。

【贲门】

部位：耳轮脚下方后 1/3 处，即耳甲 3 区。

主治：贲门痉挛、神经性呕吐。

【胃】

部位：耳轮脚消失处，即耳甲 4 区。

主治：胃痉挛、胃炎、胃溃疡、失眠、牙痛、消化不良。

【十二指肠】

部位：耳轮脚及部分耳轮上方后 1/3 部，即耳甲 5 区。

主治：十二指肠溃疡、胆囊炎、胆石症、幽门痉挛。

【小肠】

部位：耳轮脚及部分耳轮上方中 1/3 部，即耳甲 6 区。

主治：消化不良、腹痛、心动过速、心律不齐。

【大肠】

部位：耳轮脚及部分耳轮上方前 1/3 部，即耳甲 7 区。

主治：腹泻、便秘、咳嗽、痤疮。

【阑尾】

部位：大肠、小肠两穴之间，即耳甲 6、7 区交界处。

主治：单纯性阑尾炎、腹泻。

【艇角】

部位：对耳轮下脚下方前部，即耳甲 8 区。

主治：前列腺炎、尿道炎。

【膀胱】

部位：对耳轮下脚下方中部，即耳甲 9 区。

主治：膀胱炎、遗尿症、尿潴留、腰痛、坐骨神经痛、后头痛。

【肾】

部位：对耳轮下脚下方后部，即耳甲 10 区。

主治：腰痛、耳鸣、神经衰弱、肾盂肾炎、哮喘、遗尿症、月经不调、遗精、早泄。

【输尿管】

部位：肾与膀胱两穴之间，即耳甲 9、10 区交界处。

主治：输尿管结石绞痛。

【胰胆】

部位：耳甲艇的后上部，即耳甲 11 区。

主治：胆囊炎、胆石症、胆道蛔虫症、偏头痛、带状疱疹、中耳炎、耳鸣、听力减退、急性胰腺炎。

【肝】

部位：耳甲艇后下部，即耳甲 12 区。

主治：胁痛、眩晕、经前期紧张症、月经不调、更年期综合征、高血压、假性近视、单纯性青光眼。

【艇中】

部位：耳甲艇中央，小肠穴与肾穴之间，即耳甲 6、10 区交界处。

主治：腹痛、腹胀、胆道蛔虫症、腮腺炎。

【脾】

部位：耳甲腔后上部，即耳甲 13 区。

主治：腹胀、腹泻、便秘、食欲不振、功能失调性子宫出血、白带过多、内耳眩晕症。

【心】

部位：耳甲腔中央凹陷处，即耳甲 15 区。

主治：心动过速、心律不齐、心绞痛、无脉症、神经衰弱、癔症、口舌生疮。

【气管】

部位：耳甲腔内，外耳门与心穴之间，即耳甲 16 区。

主治：咳喘。

【肺】

部位：心穴、气管穴周围，即耳甲 14 区。

主治：咳喘、胸闷、声音嘶哑、痤疮、皮肤瘙痒症、荨麻疹、扁平疣、便秘。

【三焦】

部位：外耳门后下方，在肺穴与内分泌穴之间，即耳甲 17 区。

主治：便秘、腹胀、上肢外侧疼痛。

【内分泌】

部位：耳甲腔底部，屏间切迹内，即耳甲 18 区。

主治：痛经、月经不调、更年期综合征、痤疮、间日疟。

（八）耳垂部

在耳垂上线至耳垂下缘最低点之间画两条等距离的平行线，于上平行线上引两条垂直等分线，将耳垂分为 9 个区。上部由前到后依次为耳垂 1 区、耳垂 2 区、耳垂 3 区；中部由前到后依次为耳垂 4 区、耳垂 5 区、耳垂 6 区；下部由前到后依次为耳垂 7 区、耳垂 8 区、耳垂 9 区。

【牙】

部位：耳垂正面前上部，即耳垂 1 区。

主治：牙痛、牙周炎、低血压。

【舌】

部位：耳垂正面中上部，即耳垂 2 区。

主治：舌炎、口腔炎。

【颌】

部位：耳垂正面后上部，即耳垂3区。

主治：牙痛、颞颌关节紊乱。

【垂前】

部位：耳垂正面前中部，即耳垂4区。

主治：神经衰弱、牙痛。

【眼】

部位：耳垂正面中央部，即耳垂5区。

主治：急性结膜炎、电光性眼炎、睑腺炎、假性近视。

【内耳】

部位：耳垂正面后中部，即耳垂6区。

主治：中耳炎、耳鸣、听力减退、内耳眩晕症。

【面颊】

部位：耳垂正面，眼穴和内耳穴之间，即耳垂5、6区交界处。

主治：周围性面瘫、三叉神经痛、痤疮、扁平疣。

【扁桃体】

部位：耳垂正面下部，即耳垂7、8、9区。

主治：扁桃体炎、咽炎。

（九）耳背部

分别过对耳轮上、下脚分叉处耳背对应点和轮屏切迹耳背对应点做两条水平线将耳背分为上、中、下三部，上部为耳背1区，下部为耳背5区；再将中部分为内、中、外3等分，内1/3为耳背2区，中1/3为耳背3区，外1/3为耳背4区。

【耳背心】

部位：耳背上部，即耳背1区。

主治：心悸、失眠、多梦。

【耳背肺】

部位：耳背中内部，即耳背2区。

主治：咳喘、皮肤瘙痒症。

【耳背脾】

部位：耳背中央部，即耳背3区。

主治：胃痛、消化不良、食欲不振。

【耳背肝】

部位：耳背中外部，即耳背4区。

主治：胆囊炎、胆石症、胁痛。

【耳背肾】

部位：耳背的下部，即耳背5区。

主治：头晕、头痛、神经衰弱。

【耳背沟】

部位：对耳轮上、下脚沟及对耳轮沟处。

主治：高血压、皮肤瘙痒症。

（十）耳根部

【上耳根】

部位：耳郭与头部相连的最上处。

主治：鼻衄。

【耳迷根】

部位：耳轮脚沟的耳根对应处。

主治：胆囊炎、胆石症、胆道蛔虫症、鼻塞、心动过速、腹痛、腹泻。

【下耳根】

部位：耳郭与头部相连的最下处。

主治：低血压。

五、耳穴探察

当机体患病时，往往在相应的耳穴区域内出现阳性反应点，一般认为刺激这些反应点，疗效较好。因为每个人的耳郭形状、大小体表分布不尽相同，所以耳郭上"阳性反应点"的出现就可能因人而异，故临床使用耳穴时，不能只限于耳穴图、耳穴模型等所标志的位置，还应进行探察后再确定。临床常用的耳穴的探察方法，主要有以下四种。

（一）直接观察法

即用肉眼或借助放大镜在自然光线下，对耳郭由上而下，从内到外，直接观察有无变形、变色等征象，如凹陷、脱屑、水疱、丘疹、硬结、疣赘、软骨增生、充血、色素沉着等。这些反应处一般会有压痛敏感或皮肤电阻变低。

（二）按压法

这是目前临床最常用的探察方法。即用探针、毫针柄或火柴棒，在与疾病相应的耳区从周围逐渐向中心探压，或对肉眼观察所发现的阳性反应点进行探压，探压时手法要轻、慢、均匀。压到敏感点时，患者会出现皱眉、呼痛、躲闪等反应，挑选压痛最明显的一点作为耳针治疗点。

（三）手指抚摩法

医者以示指紧贴耳背，拇指指腹轻抚耳郭前面，比较有无隆起、增厚、结节及其大小、硬度等情况。少数患者应用按压法找不到压痛点时，可用手指按摩该耳区，然后再测。

（四）电测定法

即用特制的电子仪器测定耳穴皮肤电阻、电位、电容等变化。多数患者可能在疾病的相应耳穴处出现电阻下降，导电量增高的现象，这些反应点称为"良导点"，可作为耳针的刺激点。探测时，患者握住电极，医者手执探头，在患者耳郭相应部位探察，当探头触及"良导点"时，可通过指示信号、音响或仪表反映出来。

六、临床应用

（一）辅助诊断

当人体内脏或躯体某部位有病时，尤其是器质性病变，多数患者可在耳郭的相应部位出现阳性反应，临床上可以利用这些阳性反应，结合患者的症状、体征、病史等综合分析，作出临床诊断。如急、慢性胃炎，胃及十二指肠溃疡者，可在耳郭胃区找到明显的压痛点或出现白色点状物；妇科病、肾病、心脏病患者，可在相应部位出现压痛点或红色、白色的丘疹；头晕、头痛者，可在枕、颞、额区出现压痛点；皮肤病，可在肺区或相应部位出现糠皮样脱屑，等。但在使用耳穴作辅助诊断时，必须注意以下两点。

1. 各反应点与全身的联系　根据中医藏象学说来找反应点，如神经和精神系统疾病可在心区，皮肤病在肺区，眼病在肝区，消化系统在脾区、胃区探察阳性反应。

2. 与正常反应点的区别　健康人的耳穴，往往也会出现反应点。鉴别真假阳性，可认真比较左右两耳,如均为阳性者,多为真阳性;压之不痛者,多为假阳性。此外,健康人耳郭上的色素沉着、疣痣、小脓疱、冻疮、瘢痕等均宜注意鉴别。

(二)处方选穴原则

1.辨证选穴　根据中医脏腑、经络学说辨证选取耳穴。如皮肤病选肺穴,目疾选肝穴,精神病选心穴,骨病选肾穴等。

2.按病选穴　根据临床诊断,选取与疾病相应部位的耳穴。如妇科病选内生殖器穴,眼病选目1、目2穴,胆道疾病选胰胆穴。

3.对症选穴　根据西医学生理、病理知识,对症选取耳穴。如月经病选内分泌穴,神经衰弱选皮质下穴,哮喘选交感穴等。

4.经验选穴　根据临床经验,选取有效耳穴。如耳中穴用治膈肌痉挛以及咯血、皮肤病;神门穴既可止痛,又可镇静安神;耳尖穴可退热、消炎等。

> **课堂互动**
>
> 请说明应用耳针治疗哮喘时,根据不同的选穴原则应选择哪些耳穴?

(三)适用范围

耳针在临床上应用广泛,不仅可治疗许多功能性疾病,而且对部分器质性疾病也有一定的疗效。现将其适应证举例如下。

1.各种疼痛性病证　如对头痛、偏头痛、三叉神经痛、肋间神经痛、坐骨神经痛、痛风、带状疱疹等神经性疼痛;扭、挫伤,落枕等外伤性疼痛;五官、颅脑、胸腹、四肢等外科手术后的伤口痛;麻醉后的手术后遗痛等疾患,耳针具有较好的止痛作用。

2.各种炎症性病证　如对急性结膜炎、中耳炎、牙周炎、咽喉炎、扁桃体炎、腮腺炎、气管炎、面神经炎、末梢神经炎、肠炎、盆腔炎、风湿性关节炎等疾患,耳针具有一定的消炎止痛作用。

3.功能紊乱性病证　如对月经不调、癔症、神经衰弱、遗尿、多汗、眩晕、高血压、心律不齐、胃肠功能紊乱等疾患,耳针具有良性调整作用。

4.过敏及变态反应性病证　如对哮喘、荨麻疹、过敏性鼻炎、过敏性结肠炎等疾患,耳针具有脱敏、改善免疫功能的作用。

5.内分泌及代谢性病证　如对单纯性甲状腺肿、甲状腺功能亢进、绝经期综合征等疾患,耳针具有改善症状、减少用药量的辅助治疗作用。

6.部分传染性病证　如对菌痢、疟疾等疾患,耳针能恢复和提高机体免疫防御功能,促使和加快机体的恢复及疾病的治愈。

7.各种慢性病证　如对慢性肠炎、慢性鼻炎、肢体麻木、慢性腰腿疼痛、慢性肝炎等疾患,耳针可以改善症状。

8.其他　除上述病证外,耳针在妇产科中用于催产、催乳;还可用于预防感冒、晕车、晕船;预防和处理输血、输液反应;戒烟、戒毒、减肥以及针刺麻醉等。

耳针法具体应用现举例如下(表5-1)。

表5-1　耳针法临床应用举隅

病证	穴位
头痛	耳尖、神门、皮质下
牙痛	口、三焦、颌、牙
三叉神经痛	面颊、额、颌、神门
近视	肝、肾、眼、脾
感冒	内鼻、肺、咽喉

续表

病证	穴位
支气管炎	耳尖、气管、肺、神门
慢性咽炎	咽喉、内分泌、肾上腺、气管、口、肺
慢性胃炎	胃、脾、皮质下、神门
胃、十二指肠溃疡	胃、十二指肠、皮质下、神门、交感
慢性胆囊炎	交感、胆、肝、内分泌
胆结石	肝、胆、十二指肠、神门、交感
神经衰弱	耳尖、神门、心、皮质下、枕
痤疮	肺、脾、大肠、内分泌、肾上腺、耳尖、面颊
痛经	内分泌、缘中
功能失调性子宫出血	缘中、内分泌、肝、脾、肾
遗尿	肾、膀胱、肝、皮质下、内分泌、尿道
心律失常	心、皮质下、小肠
低血压	肾上腺、缘中、心
高血压	耳尖、心、额、皮质下
哮喘	肺、气管、交感、肾上腺、皮质下
呃逆	膈、胃、神门
习惯性便秘	大肠、三焦、皮质下、腹
腹泻	直肠、大肠、神门、交感、内分泌

（四）操作方法

1. 毫针法

（1）定穴：根据诊断，确定处方，选定耳穴。尽可能在选用的耳区内探准敏感反应点，并以探棒或针柄稍用力按压做一标记。

（2）消毒：除了针具和医者手指消毒外，耳穴皮肤应先用 2% 碘酒消毒，再用 75% 酒精消毒并脱碘。

（3）针刺：耳针的刺激方法很多，根据治疗需要可选用短毫针、电针、揿针、三棱针进行针刺，亦可作耳穴注射、埋针、压籽、温灸、激光照射等。

毫针针刺时，左手拇、示指固定耳郭，中指托着针刺部位，这样既可掌握针刺深度，又可减轻进针时的疼痛。右手持针 180° 顺时针方向捻转刺入，深度以穿入软骨但不透过对侧皮肤为度，要求操作既准确又迅速。针刺手法以小幅捻转为主，留针时间一般为 20～30min，慢性病、疼痛性疾病可适当延长，小儿、老人不宜多留。起针时，左手托住耳背，右手快速起针，然后用消毒干棉球压迫针孔，以防出血。必要时进行常规消毒，以防感染。

2. 压丸法 压丸法是指在耳穴表面贴敷压丸替代埋针的一种简易方法。

耳穴压丸的材料多种多样，可选用王不留行籽、白芥子等中药籽，六神丸、益视丸等中成药籽，以及磁珠、绿豆、小米、菜籽等，其中王不留行籽因表面光滑、大小和硬度适宜而多用。应用前应用沸水烫洗，晒干装瓶备用。

在使用时，先将王不留行籽贴在 0.6cm×0.6cm 大小

课堂互动

请比较一下毫针法和压丸法，各自有什么优缺点？并以治病事例具体说明。

胶布中央,用镊子夹住贴敷在已选的耳穴之上,每日自行按压 3~5 次,每次每穴按压 30~60s,3~7 日更换一次,双耳交替。一般儿童、孕妇、年老体弱、神经衰弱者用轻刺激法,急性疼痛性病证用强刺激。

电针法、穴位注射法、三棱针法等操作,详见相应章节。

七、注意事项

1. 严密消毒,防止感染。耳郭暴露在外,结构特殊,容易感染,一旦引起化脓性软骨膜炎,将造成不良后果。若针后针眼发红,耳郭胀痛,多有轻度感染,须用 2% 碘酒涂擦,并辅以消炎药物,防止感染加重。

2. 耳郭有湿疹、溃疡、冻疮等,不宜用耳穴治疗。有习惯性流产史的孕妇禁用耳针,妇女怀孕期间也应慎用,尤其不宜用子宫、内分泌、肾等耳穴。

3. 耳针亦可能发生晕针,应注意预防并及时处理。此外,对年老体弱、有严重器质性疾病者、高血压患者,治疗前应适当休息,手法要轻柔,以防意外。

4. 耳郭针刺比较疼痛,针刺前应向患者说明耳针疗法的特点,取得患者配合。

5. 使用毫针、电针,一般隔天一次;埋籽法可隔 5~7 天一次。急性病,可两侧耳穴同用;慢性病,每次用一侧耳郭,两耳交替针刺。同一耳穴,无论用何种方法刺激,治疗次数均以 5~10 次为宜。

第二节 头 针 法

头针法,是指在头部特定的刺激区进行针刺,以治疗疾病的一种针刺方法,又称头皮针、颅针。本法是在针灸头部腧穴治病基础上逐渐发展而来的现代刺法。20 世纪 70 年代以来,相继有多种头针法用于临床,成为治疗多种疾病,特别是脑源性疾病的常用针刺方法。

一、头与经络脏腑的关系

"头者精明之府"(《素问·脉要精微论》),张介宾注为:"五脏六腑之精气,皆上升于头。"说明头部与人体内的脏腑器官及其功能有着密切的关系。头为诸阳之会,手、足六阳经均上循头面;督脉亦上风府,入脑,上巅,循额;六阴经脉中除手少阴、足厥阴经直接循于头面外,所有阴经的经别合入相表里的阳经之后,亦到达头面部。因此,头面部是经气汇集的重要部位。

头为诸阳之会,脑为髓海,元神之府,是脏腑经络功能活动的主宰,是调节全身气血的重要部位,是头针治病的理论依据。

二、头穴线的定位和主治

刺激区的定位,各家有同有异。这里主要介绍依经络腧穴理论,按分区定经,经上选穴,并结合透穴方法制定的刺激穴区(图 5-7、图 5-8、图 5-9、图 5-10、图 5-11)。

(一)额区

【额中线】

定位:额部正中,属督脉。前发际上下各 0.5 寸,即自神庭穴向前,透过前发际,沿皮刺 1 寸。

主治:头痛、神志病、鼻病等。

【额旁 1 线】

定位：在额中线外侧，直对目内眦，属足太阳膀胱经。前发际上下各 0.5 寸，即自眉冲向前，透过前发际，沿皮刺 1 寸。

主治：冠心病、心绞痛、支气管哮喘、支气管炎、失眠等上焦病证。

【额旁 2 线】

定位：在额旁 1 线的外侧，直对瞳孔，属足少阳胆经。前发际上下各 0.5 寸，即自头临泣向前，透过前发际，沿皮刺 1 寸。

主治：急慢性胃炎、胃及十二指肠溃疡、肝胆疾病等中焦病证。

【额旁 3 线】

定位：在额旁 2 线的外侧，属足少阳胆经与足阳明胃经之间，即自头维穴内侧 0.75 寸处，发际上下各 0.5 寸，共 1 寸。

主治：功能失调性子宫出血、阳痿、早泄、子宫脱垂、尿频、尿急等下焦病证。

（二）顶区

【顶中线】

定位：当顶部正中，属督脉。自百会穴向前顶穴，沿皮刺 1.5 寸。

主治：腰、腿、足的瘫痪、麻木和疼痛等病证。

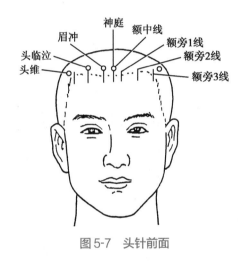

图 5-7　头针前面

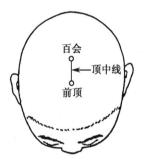

图 5-8　头针顶面

【顶颞前斜线】

定位：从顶中线的前神聪穴，沿皮刺向颞部的悬厘穴，贯穿足太阳膀胱经、足少阳胆经。

主治：自上而下，分别主治对侧下肢、上肢、头面部的瘫痪。

【顶颞后斜线】

定位：从顶中线的百会穴，沿皮刺向颞部的曲鬓穴，贯穿督脉、足太阳膀胱经、足少阳胆经。

主治：自上而下，分别主治对侧下肢、上肢、头面部的感觉异常。

【顶旁 1 线】

定位：在顶中线左右各旁开 1.5 寸，属足太阳膀胱经，自通天穴沿皮向后刺 1.5 寸。

主治：腰、腿、足的瘫痪、麻木、疼痛等病证。

【顶旁 2 线】

定位：在顶旁 1 线的外侧，顶中线左右各旁开 2.25 寸处，属足少阳胆经。自正营穴沿皮向后刺 1.5 寸。

主治：肩、臂、手的瘫痪、麻木、疼痛等病证。

（三）颞区

【颞前线】

定位：在颞部鬓角内，属足少阳胆经，自颔厌穴向下，沿皮刺向悬厘穴。

主治：头、面、颈病证，如偏头痛、周围性面神经麻痹、疼痛、失语、齿病和眼病等。

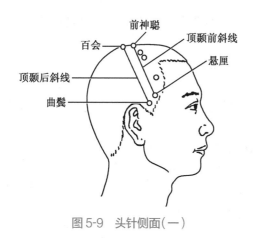

图 5-9　头针侧面（一）　　　　　　　　图 5-10　头针侧面（二）

【颞后线】

定位：在颞部耳上方，属足少阳胆经。自率谷穴向前下方，沿皮刺向曲鬓穴。

主治：偏头痛、颈项病、耳病、眩晕等。

（四）枕区

【枕上正中线】

定位：为枕外粗隆上方正中的垂直线，属督脉。自强间穴向下沿皮刺1.5寸，达脑户穴。

主治：眼病等。

【枕上旁线】

定位：在枕上正中线左右各平行旁开0.5寸。

主治：皮层性视力障碍、白内障、近视眼等眼病。

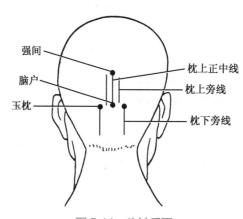

图 5-11　头针后面

【枕下旁线】

定位：为枕外粗隆两侧向下的垂直线，属足太阳膀胱经。自玉枕穴向下，沿皮刺2寸。

主治：动作失衡等小脑病证、后头痛、腰背痛。

👥 课堂互动

根据以往所学经络腧穴学知识,举例说明头皮刺激线与头部腧穴在定位、主治功能之间的关系。

三、操作方法

(一)针具
一般选用28~30号粗细,1.5~2寸长的毫针。

(二)体位和消毒
患者一般选用坐位或卧位,然后根据不同病情及治疗需要选定刺激区。针刺局部须分开头发,进行常规消毒。

(三)针刺法

🌐 知识链接

头皮层的软组织解剖

颅顶部头皮层软组织由浅入深分为五层,即皮肤、浅筋膜、帽状腱膜及枕额肌、腱膜下疏松组织和颅骨外膜。前三层相连紧密,可视作"头皮",深部两层连接疏松,分离容易。颞部软组织各层次略有不同,由浅入深分为皮肤、浅筋膜、颞筋膜浅层、颞筋膜深层、颞筋膜下疏松组织、颞肌、骨膜。

头针针刺一般要求针体在帽状腱膜下层或颞筋膜深层,这样易于操作,患者痛感轻,较易获得疗效。

1.进针　针尖与头皮成30°左右夹角,快速将针刺入头皮下,当针抵达帽状腱膜下层时,指下感到阻力减少,将针与头皮平行,沿刺激区刺入0.5~1.5寸。如果推进过程中针下有抵抗感,或患者感到疼痛较剧时,应立即停止推进,后退改变角度或重新进针。

2.行针　头针的行针只捻转不提插。捻转时术者肩、肘、腕关节及拇指固定,示指呈半屈曲状,用拇指掌侧面和示指桡侧面夹持针柄(图5-12),以示指掌指关节不断屈伸,使针体左右快速旋转达200次/min左右。一般可持续捻转2~3min,留针20~30min,留针期间每隔5min,重复捻针1次。临床可用电针代替手法捻针。

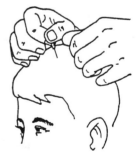

图5-12　头针行针

3.起针　针下无紧涩感,可快速抽拔出针;紧涩难出,可徐徐捻转出针。注意起针后必须用消毒干棉球按压针孔片刻,以防出血。

4.疗程　每日或隔日针刺1次,10次为一个疗程,休息5~7天,再进行下一个疗程。

四、临床应用

头针主要用于脑源性疾病,如脑血管意外后遗症、皮层性视力障碍、小脑性平衡障碍、皮层性多尿、遗尿、帕金森病、舞蹈病等。此外,也可用于某些非脑源性疾患,如腰腿痛、神经痛、哮喘、呃逆、耳源性眩晕、耳鸣、胃痛、子宫脱垂等。亦可用于针刺麻醉。具体应用现举例如下(表5-2)。

表 5-2 头针法临床应用举隅

病证	头穴线	
中风后遗症	顶颞前斜线、顶颞后斜线	
头痛	颞后线、额旁 2 线	
神经衰弱	额中线、额旁 1 线（右侧）、顶中线	
神经性耳鸣	颞后线	
三叉神经痛	颞前线高血压	额中线、顶中线
支气管哮喘	额旁 1 线、额中线	
胃炎	额旁 2 线（双侧）	
呃逆	额旁 2 线（双侧）	
肩周炎	顶颞前斜线中 2/5	
网球肘	顶颞前、后斜线中 2/5（对侧）	
痛经	顶中线、额旁 3 线（双侧）	
小儿脑瘫	顶颞前斜线、额中线、顶中线、枕上正中线、枕下旁线	
遗尿	顶中线、额旁 3 线（双侧）	
荨麻疹	顶颞后斜线（双侧）、额旁线（双侧）	
近视	枕上旁线、额中线	

五、注 意 事 项

1. 头皮血管丰富，容易出血，加上头发覆盖，不易及时发现。因此，必须做到针前严格消毒，针后按压针孔，以防感染。

2. 头针在治疗时刺激较强，故需掌握适当的刺激量，防止晕针。

3. 出针后应清点针数，防止遗漏。

4. 高热、心力衰竭、病情危重以及婴幼儿囟门尚未完全闭合者，不宜采用头针。血压过高时，应待稳定后方可行头针治疗。

第三节 腕 踝 针 法

腕踝针法，是指在手腕或足踝部的相应点，用毫针进行皮下针刺，以治疗疾病的方法。本法是在经络学说，尤其是腕踝关节附近的原、络穴能治疗诸多脏腑相关疾病和现代全息医学等理论的基础上逐步摸索和发展起来的一种针刺疗法。临床上常用于治疗痛证、神经疾病、精神疾病及其他临床病证。

一、腕踝针人体体表分区

以前后正中线为标线，将身体两侧面由前向后划分 6 个纵行区（图 5-13）。

1 区：前正中线两侧的区域，包括额部、眼、鼻、舌、咽喉、气管、食管、心脏、腹部、会阴部。主治病证为前额痛、目赤痛、鼻塞、流涎、咽喉肿痛、咳嗽、胃脘痛、心悸、痛经、白带、遗尿等。

2 区：躯体前面的两侧（1 区两侧），包括颞部、颊部、后牙、颌下部、乳部、肺、侧腹部。主治病证为后牙痛、哮喘、胸胁痛等。

3 区：躯体前面的外侧缘（2 区的外缘），范围狭窄，包括沿耳郭前缘的头面部、沿腋窝前缘向下的垂直线、胸腹部。主治病证为颞浅动脉痛，沿腋前缘垂直线部位的胸痛或腹痛。

4 区：躯体前后面交界处，包括头项、耳以及腋窝垂直向下的区域。主治病证为头项痛、耳鸣、耳聋、腋中线部位的胸腹痛。

5 区：躯体后面的两旁（与 2 区相对），包括头项后外侧、肩胛区、躯干两旁、下肢外侧。主治病证为颈后部痛、落枕、肩背部痛、侧腰痛等。

6 区：躯体后正中线两侧的区域（与 1 区相对），包括后头部、枕项部、脊柱部、尾骶部、肛门等。主治病证为后头痛、项强痛、腰脊痛等。

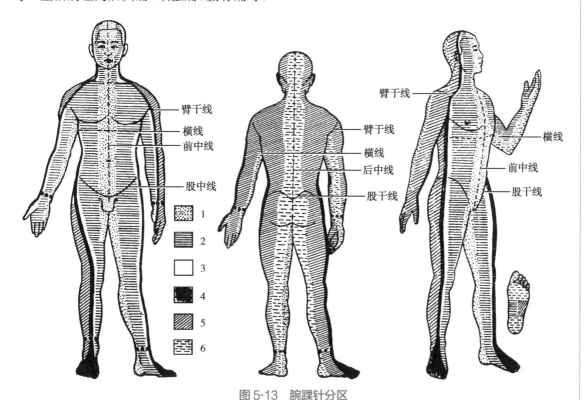

图 5-13　腕踝针分区

四肢分区：当两上、下肢处于内侧面向前的外旋位、两下肢靠拢时，四肢内侧面相当于躯干的前面，外侧面相当于躯干的后面，前面靠拢的缝相当于前正中线，后面靠拢的缝相当于后正中线。据此，四肢的分区就可按躯干的分区类推。

另外，以胸骨末端和肋弓交界处为中心划一条环绕身体的水平线称横膈线，将身体六区分成上下两半，横膈线以上各区加"上"字，横膈线以下各区加"下"字。如上 1 区、下 1 区，以此类推，用称各区。

二、进针点的定位和主治

按分区查明病证所在区，即在腕踝部选取相应同一区域的进针点。腕与踝部各有 6 个点，分别代表上下 6 个区。下面将各点位置以及主治介绍如下。

1. 腕部　进针点共 6 个，约在腕横纹上 2 寸（内关、外关）一圈处。从前臂内侧尺骨缘开始，沿前臂内侧中央、前臂内侧桡骨缘、前臂外侧桡骨缘、前臂外侧中央、前臂外侧尺骨缘顺序六等分,每一等分的中点为进针点,依次称作为上1、上2、上3、上4、上5、上6(图5-14)。

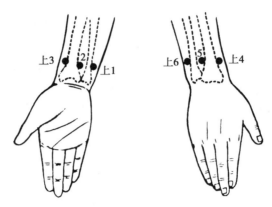

图5-14 腕部进针点

【上1】

位置:在小指侧的尺骨缘前方,用拇指端按压觉凹陷处。

适应证:前额痛、目疾、鼻炎、面神经炎、前牙肿痛、咽喉肿痛、咳喘、胃脘痛、心悸、眩晕、盗汗、失眠、郁证、癫痫等。

【上2】

位置:在腕掌侧面的中央,掌长肌腱与桡侧腕屈肌腱之间,即内关穴。

适应证:颌下肿痛、胸闷、胸痛、回乳、哮喘等。

【上3】

位置:靠桡动脉外侧。

适应证:如高血压、胸痛等。

【上4】

位置:手掌向内,在拇指侧的桡骨缘上。

适应证:如头顶痛、耳疾、颞下颌关节炎、肩周炎、胸痛等。

【上5】

位置:腕背的中央,即外关穴。

适应证:如后颞部痛、肩周炎、上肢麻木、痹证、上肢运动障碍、肘腕和指关节痛等。

【上6】

位置:小指侧尺骨缘背。

适应证:如后头痛、枕项痛、脊柱(颈胸段)痛等。

2.踝部 踝部进针点有6个。约在内、外踝最高点上3寸(相当悬钟、三阴交穴)一圈处,从小腿内侧跟腱缘、沿小腿内侧中央、小腿内侧胫骨缘、小腿外侧腓骨缘、小腿外侧中央、小腿外侧跟腱缘的顺序六等分,每一等分的中点为进针点,依次为下1、下2、下3、下4、下5、下6(图5-15)。

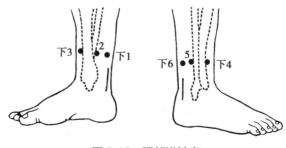

图5-15 踝部进针点

【下1】

位置：靠跟腱内缘。

适应证：如上腹部胀痛、痛经、白带多、遗尿、阴部瘙痒症、足跟痛等。

【下2】

位置：在内侧面中央，靠胫骨后缘。

适应证：如胁痛、侧腹痛、过敏性肠炎等。

【下3】

位置：胫骨前缘向内1cm处。适应证：如膝关节痛等。

【下4】

位置：胫骨前缘与腓骨前缘的中点。

适应证：如股四头肌部痛、膝关节炎、下肢痿痹证、下肢瘫痪、趾关节痛。

【下5】

位置：在外侧面中央。

适应证：如髋关节痛、踝关节扭伤等。

【下6】

位置：靠跟腱外缘。

适应证：如急性腰扭伤、腰肌劳损、骶髂关节痛、坐骨神经痛、腓肠肌痉挛、脚前掌指痛。

三、操 作 方 法

选定进针点后，皮肤常规消毒，医者左手固定进针点上部（拇指拉紧皮肤），右手拇指在下，示、中指在上夹持针柄，针与皮肤成30°角，快速刺入皮下，针体紧贴皮肤表面，沿皮下浅表层刺入一定深度，以针下有松软感为宜。若患者有酸、麻、胀、重感觉，说明针体刺入筋膜下层，进针过深，需要调针至皮下浅表层，针刺深度约1.5寸。针刺方向一般朝上，如病变在四肢末端则针刺方向朝下。

针刺沿皮下浅表层进达一定深度后，留针20～30min，不做捻转提插。一般隔日1次，10次为一个疗程。急症可每日1次。

选进针点时，对于局部病证，选病证所在的同侧分区的进针点；对于全身性病证如失眠、盗汗等，可选两侧相应进针点。

四、临 床 应 用

（一）适用范围

腕踝针法适用范围较广。所治病证大体包括两方面：一是同名区域内所属脏腑、组织、器官等所引起的各种病证；二是主要症状能反映在同名区域内的各种病证。

（二）选穴原则

1.上病取上、下病取下　主要针对上、下两个区段。

2.左病取左、右病取右　主要针对左、右对称的6个体表区域。

3.区域不明选双上1　主要针对无法确定其体表区域或病因复杂且涉及多个区域的病证。

4.上下同取　主要针对患者的主要病证位于横膈线上下，对应区域的上、下部进针点同取。

5.左右共针　是针对患者的主要症状，表现在躯干部的1区，治疗时应取双上1或双下1。同理，患者的主要症状表现在躯干部的6区，治疗时应取双上6或双下6。腕踝针法具体应用现举例如下（表5-3）。

表 5-3　腕踝针法临床应用举隅

病证	进针点
颈项痛	上 5、上 6
肩痛	上 4、上 5、上 6
坐骨神经痛	下 5
头痛	上 1、上 2
偏头痛	上 2、上 5
胃痛	下 1、上 2
胁痛	下 2
痛经	下 2
牙痛	上 1、上 2
三叉神经痛	上 1、上 2、上 5
颞下颌关节痛	上 2、上 4、上 5
荨麻疹	上 1

五、注 意 事 项

1. 腕踝针一般应不痛,进针痛时要调针,至不痛为度。调针时应将针退至皮下表浅部位,再重新进针,或检查针尖是否是沿纵行直线方向插入。

2. 要正确把握针刺方向。病证表现在进针点上部者,针尖向心而刺;病证表现在进针点下部者,针尖须离心而刺。

3. 若出现头昏、心慌等症状,需将针退出,以防晕针。

（李　涛　廖　凯　周美启）

? 复习思考题

1. 耳穴的分布规律是什么?
2. 如何进行耳穴探察?
3. 举例说明耳针的处方选穴原则。
4. 如何进行耳穴的操作?
5. 简述头针的操作方法。
6. 腕踝针的操作有哪些要求?

第六章　腧穴特种疗法

PPT 课件

知识导览

学习目标

　　掌握电针法和穴位注射法各自的概念和特点、操作方法及临床应用。熟悉穴位敷贴法、穴位埋线法、穴位磁疗法和穴位激光照射法各自的概念和特点、操作方法及临床应用。了解各种腧穴特种疗法的器具和注意事项。

　　腧穴特种疗法，是指在传统针灸疗法的基础上，应用自然和人工的各种物理因素（电、声、光、热、磁等）及化学因素（中西药物）作用于经络、腧穴，达到预防和治疗疾病目的的方法。除传统的针法、灸法之外，各种不用针灸而刺激腧穴达到防治疾病的方法，一般都属于腧穴特种疗法的范畴。

　　常见的腧穴特种疗法主要包括电针法、穴位注射法、穴位敷贴法、穴位埋线法、穴位磁疗法和穴位激光照射法。它们的共同特点有：①微创，将各种物理、化学因子作用于腧穴表面，患者不会产生强烈的痛感；②安全，按照规范操作不会造成内脏损伤、出血、滞针以及断针等意外情况，无毒副反应；③简便，各种理化因子均可进行定性定量控制，操作简便、易学易用，易推广掌握；④疗效好，有效地发挥经穴与理化因子的双重刺激作用，并且其剂量可根据具体情况随时加以控制，因而疗效佳。腧穴特种疗法应用广泛，在内、外、妇、儿、五官、骨伤、皮肤等多科疾病中都有良好疗效。

第一节　电　针　法

　　电针，是指用电针仪器输出脉冲电流，通过毫针作用于人体经络穴位以治疗疾病的方法。其特点是通过针和电的综合作用，以提高疗效；比较客观地控制刺激量；代替手法运针，节省人力。故本法已经成为临床普遍使用的治疗方法。

一、电针仪器

　　目前我国普遍使用的电针仪器都是属于脉冲发生器的类型。以 G6805 型为例，其基本结构由电源电路、方波发生器电路、控制电路、脉冲主振电路和输出电路五部分组成。其作用原理是指在极短时间内出现电压和电流的突然变化，即电量的突然变化构成了电的脉冲，由于脉冲电对机体产生电的生理效应，因而有明显的治疗作用。下面介绍三种比较通用的电针治疗仪。

（一）G6805 型电针治疗仪

　　该仪器采用电子集成电路，具有体积小，易于操作，便于携带等优点。其性能较为稳定，交直流两用电源，可输出连续波、疏密波、断续波。连续波频率为 1～100Hz 可调；疏密波其疏波为 4Hz，密波为 20Hz；断续波为 1～100Hz 可调。正脉冲幅度（峰值）为 50V，负脉冲幅度（峰值）为 35V。正脉冲波宽为 500μs，负脉冲波宽为 250μs。

（二）SDZ-Ⅱ华佗牌电子针疗仪

该仪器采用电子集成电路，结构小巧，功能多样。其主要性能与特点有：脉冲幅度：负载为 250Ω 时，输出电流限值≤10mA（电针疗法用）。脉冲波形：非对称双向脉冲波。脉冲宽度：0.2ms±30%。频率范围：1～100Hz 可调。工作模式：连续波工作模式：连续；断续波工作模式：工作 15s，停 5s；疏密波工作模式：疏波与密波频率之比为 1∶5，疏波工作 5s，密波工作 10s。输出六路，十二电极。六路同步刺激或交替刺激，每对电极的输出持续 5 秒。电源：内部电源 DC 9V；电源适配器（输入 AC 220V±22V 50Hz±1Hz）为外接电源。

（三）HANS-200A 穴位神经刺激仪

该仪器功能多样，操作简便，设计精巧，携带方便。其主要性能与特点有：参数精确：由微电脑控制所有参数，刺激强度能精确到 1mA，并通过液晶显示。恒流输出：电流输出不菩恒定，不因身体部位不同引起的电阻的变化而变化。电流范围：经皮模式下的电流控制在 0～50mA。优选的疏密波型：具有特定时间间隔的 2/100Hz 疏密波，能使机体产生三种内源性吗啡类物质（内啡肽、脑啡肽、强啡肽）同时释放出来，达到协同镇痛的效果。脉冲模式：正负对称双向矩形脉冲波。保证两电极刺激量完全相同，彻底消除两个电极间刺激强度的不对称，保证没有直流成分。波宽随频率变化：脉冲宽度在 0.2～0.6ms 范围内随频率而自动变化，让人体感觉更舒适。定时功能：包括 15min，30min，或不定时三种时长。电池电量显示：采用 9V 干电池供电，并显示剩余电量，安全可靠。开机自动复位：每次开机输出强度均为零。该机即可作为电针使用，又可作为经皮电刺激使用。

二、操 作 方 法

（一）电针选穴

电针的选穴，既可按经络、脏腑辨证选穴，又可结合神经的分布，选取有神经干通过的穴位及肌肉神经运动点。例如：头面部：听会、翳风（面神经），下关、阳白、四白、夹承浆（三叉神经）；上肢部：颈夹脊 6～7、天鼎（臂丛神经），青灵、小海（尺神经），手五里、曲池（桡神经），曲泽、郄门（正中神经）；下肢部：环跳、殷门（坐骨神经），委中（胫神经），阳陵泉（腓总神经）；冲门（股神经）；腰骶部：气海俞（腰神经），八髎（骶神经）。

按电流回路要求，电针选穴宜成对，即在选定主穴后，再选其邻近的一个配穴与之成对。例如：胃痛可选足阳明胃经的足三里穴，另可取同侧足太阴脾经的公孙以配成对穴。也可根据受损部位的神经支配选穴。例如：面神经麻痹，取听会或翳风为主穴，额部配阳白，颧部配颧髎，口角配地仓，眼睑配瞳子髎。上肢瘫痪，以天鼎或缺盆为主穴，三角肌配肩髎，肱三头肌配臑会，肱二头肌配天府；屈腕和伸指肌以曲池为主配四渎。下肢瘫痪，股前部以冲门或阴廉为主，配髀关或箕门；臀、腿后部以环跳或秩边为主，小腿后面配委中，小腿外侧配阳陵泉。

（二）使用方法

1. 电针治疗仪使用前，必须先将所有输出旋钮调到"0"位，再将电针器上每对输出的 2 个电极分别连接在 2 根毫针上。且同一对输出电极应连接在身体的同侧，在胸、背部的穴位上使用电针时，更不可将 2 个电极跨接在身体两侧，避免电流回路经过心脏。如单穴电针，可将一根导线接在针柄上，另一根导线则接在用水浸湿的纱布上，作为无关电极平放在离针稍远的皮肤上，以胶布固定。

2. 打开电源开关，选好波形、频率等刺激参数，缓慢调节输出电流量（从小到大），至患者产生酸、麻、胀、热等感觉，或局部肌肉出现节律性收缩。

3. 较长时间的通电，会使患者产生适应性，即感到刺激渐渐变弱，此时可适当增加刺激强度，或采用间歇通电的方法。

4.治疗完毕,应先将输出电位器回到"0"位,再关闭电源,最后拆除导线,稍微捻转针后即出针。

(三)刺激参数

电针刺激参数包括波型、波幅、波宽、频率、强度和持续时间等,集中体现为刺激量。其中,波幅是指脉冲电压或电流的最大值与最小值之差,也指它们从一种状态变化到另一种状态的跳变幅度值。波宽是指脉冲的持续时间,脉冲宽度也与刺激强度有关,宽度越宽则意味着给患者的刺激量越大。电针仪一般采用适合人体的输出脉冲宽度约为0.4ms。临床操作时,一般选择和可调节的刺激参数是波型、频率、强度和时间。

1.波型　常见的脉冲波型有方形波、尖峰波、三角波和锯齿波,也有正向是方形波,负向是尖峰波的。单个脉冲波可以不同方式组合而形成连续波、疏密波、断续波等(图6-1)。

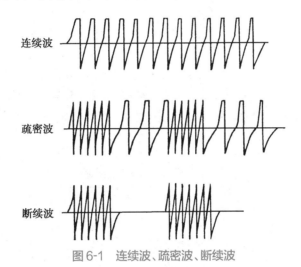

图6-1　连续波、疏密波、断续波

(1)连续波

1)密波:一般频率高于30Hz的连续波称密波。能降低神经应激功能,常用于止痛、镇静、缓解肌肉和血管痉挛,也用于针刺麻醉等。

2)疏波:一般频率低于30Hz的连续波称疏波。其刺激作用较强,能引起肌肉收缩,提高肌肉韧带张力。常用于治疗痿证、各种肌肉、关节及韧带的损伤。

(2)疏密波:是指疏波和密波交替出现的一种波型,疏密交替持续的时间各约1.5s。该波能克服单一波型产生适应的特点,并能促进代谢及血液循环,改善组织营养,消除炎症水肿等。常用于扭挫伤、关节炎、痛证、面瘫、肌无力等。

(3)断续波:是指有节律地时断时续自动出现的波型。断时在1.5s时间内无脉冲电输出;续时,密波连续工作1.5s。此种波型机体不易产生适应性,其作用较强,能提高肌肉组织的兴奋性,对横纹肌有良好的刺激收缩作用。常用于治疗痿证、瘫痪。

👥　课堂互动

1.电针的刺激强度可分为强、中、弱三种,请分别说明其适宜病症。

2.请说明疏密波和断续波的不同点及各自的适宜病症。

2.频率　是指每秒钟内出现的脉冲个数,单位为赫兹(Hz)。脉冲电流的频率不同,其作用也不同,临床使用时应根据病情适当选择。

3.强度　电针治疗时,电流强度的选择应依据疾病的性质、患者的敏感程度等不同情况而定,不可拘泥于某一刺激量,应以患者能耐受的强度为宜。刺激强度可分为强、中、弱三种。

(1)强刺激:刺激量较大,针感强烈,患者局部肌肉有明显的收缩。因其刺激强度已超过痛阈,故患者可感到明显的疼痛。多用于瘫痪、肌肉麻痹等疾患。

(2)中刺激:刺激量能引起局部肌肉收缩,但痛感不明显。多用于镇痛和一般疾病的治疗。

(3)弱刺激:刺激量较小,不引起局部肌肉的收缩,但可见到略有震颤,患者无痛感。临床上用于神经衰弱、冠心病等。

4.时间　电针单次刺激的时间一般为 15~20min,刺激长短须因病、因人而异,用于镇痛一般需有 30min 及以上的电针刺激时间。电针时间过短可能尚未起效,过长则容易产生耐针。各种不同疾病的疗程各不相同,一般 5~10 次为一个疗程,每日或隔日治疗 1 次,急症患者每天可以电针治疗 2 次。两个疗程之间可以间隔 3~5 天。

三、临 床 应 用

电针的适用范围和毫针刺法基本相同,可广泛应用于内、外、妇、儿、五官、骨伤等各科疾病,并可用于针刺麻醉,如头痛、三叉神经痛、坐骨神经痛、牙痛、痛经、面神经麻痹、视神经萎缩、多发性神经炎、肢体瘫痪、神经衰弱、精神分裂症、癫痫、骨关节病变、脏腑疾患等,并可用于针刺麻醉。具体应用现举例如下(表 6-1)。

表 6-1　电针法临床应用举隅

病证	穴位	适宜波型
偏头痛	头维、率谷、太阳、风池、外关	连续波
坐骨神经痛	大肠俞、环跳、委中、阳陵泉	连续波
痛经	关元、血海、三阴交、地机	疏密波
面神经麻痹	地仓、颊车、下关、翳风、合谷	疏密波
多发性神经炎	合谷、内关、足三里、三阴交	疏波
臂丛及其周围神经麻痹	华佗夹脊颈 4~胸 1、曲池、合谷	疏密波
胆囊炎与胆结石	日月、胆俞、中脘、胆囊穴	疏密波
神经衰弱	神门、三阴交、安眠	疏密波
精神分裂症	人中、百会、中脘、内关	密波
肩周炎	肩髎、肩前、肩贞	连续波
消化性溃疡	中脘、内关、足三里、脾俞、胃俞	疏密波
带状疱疹	华佗夹脊穴、大椎、支沟、阳陵泉	疏密波

四、注 意 事 项

1.电针器使用前必须检查其性能是否良好,输出是否正常。

2.调节电流量应逐渐从小到大,切勿突然增大,以免发生意外。

3.患有严重心脏病者,应用电针时要严加注意,避免电流回路经过心脏,靠近延脑、脊髓等部位使用电针时,电流量宜小,不可过强刺激。

4.作为温针使用过的毫针,针柄表面往往氧化而不导电,应用时可将输出线夹在毫针的针体上。

5. 孕妇慎用电针；年老、体弱、醉酒、饥饿、过饱、过劳等，均不宜使用电针。

第二节　穴位注射法

穴位注射法，又称"水针"，是指选用某些中西药物注射液注入人体有关穴位，以防治疾病的方法。它是在针刺穴位治疗疾病的基础上，结合药物的药理作用，将针刺与药物对穴位的双重刺激作用有机地结合起来，发挥其综合效能，以提高疗效。

课堂互动

请说明穴位注射与肌肉注射的异同。

知识链接

穴位注射的形成

穴位注射的临床应用始于 20 世纪 50 年代。当时主要是将硫酸镁、普鲁卡因等西药注射到神经及其周围组织，用以治疗某些特殊疾病。随着中药注射液的出现和发展及针灸事业的复兴，像当归、丹参等这些安全性强、疗效较好的中药注射液逐渐地被广大针灸工作者采用，且注射部位也不单纯局限于神经，更多的是选用人体脏腑经络之气出入的门户——穴位。

一、注射用具及常用药物

（一）针具

根据使用药物的剂量大小及针刺的深浅，选用不同规格的注射器和针头。一般可使用 1ml、2ml、5ml 注射器，肌肉丰厚部位可使用 10ml、20ml 注射器。针头可选用 5~7 号普通注射针头、牙科用 5 号长针头，以及封闭用的长针头。

（二）常用药物

根据不同的病证，选用易于吸收、刺激性较弱可作为肌内注射的药物。常用的有以下几类。

1. 中药制剂　如复方当归注射液、丹参注射液、川芎嗪注射液、生脉注射液、柴胡注射液、板蓝根注射液、鱼腥草注射液、银黄注射液、威灵仙注射液、徐长卿注射液、清开灵注射液等。

2. 维生素类制剂　如维生素 B_1、B_6、B_{12} 注射液、维生素 C 注射液、维丁胶性钙注射液等。

3. 其他　常用药物如葡萄糖注射液、生理盐水、三磷酸腺苷、辅酶 A、神经生长因子、胎盘组织液、硫酸阿托品、山莨菪碱、加兰他敏、泼尼松龙、盐酸普鲁卡因、利多卡因、氯丙嗪等。应当注意的是，对小儿患者或者成年人的某些穴位如合谷穴等，要慎用或避免使用以下药物：安乃近、复方奎宁、醋酸可的松、安替比林、吗啡、哌替啶（杜冷丁）等，特别是前两者，因为药物刺激性大，如必须使用需小剂量或稀释后使用，否则可能造成肌肉损伤。

二、操作方法

（一）选穴处方

可根据针灸治疗处方原则取穴。一般选取肌肉较丰满的部位进行穴位注射。选穴应少而精，以 1~2 个腧穴为宜，最多不超过 4 个腧穴。

临床常结合经络、经穴触诊法选取阳性反应点，可在背腰部的背俞穴、胸腹部的募穴和四肢部的某些特定穴寻找。在压痛等阳性反应点进行穴位注射，往往效果较好。

（二）操作程序

根据所选穴位的部位不同及用药剂量的差异，选择比较合适的注射器和针头。局部皮肤常规消毒，用无痛进针法刺入穴位，然后慢慢推进或上下提插，待针下有"得气"感后，回抽一下，若回抽无血，即可将药推入。

一般使用中等速度推入药液。慢性病、体弱者用轻刺激，注入速度宜缓；急性病、体强者用强刺激，快速将药液推入。如果注射药物较多时，可将注射针由深部逐步提到浅层，边退针边推药，或将注射针更换几个方向注射药液。

课堂互动

1. 请说明穴位注射的处方选穴特点。

2. 请说明穴位注射的用药剂量。

根据穴位所在部位与病变组织的不同要求，决定针刺角度和注射的深浅。如头面及四肢远端等皮肉浅薄处的穴位多浅刺，而腰部和四肢肌肉丰厚部位的穴位可深刺。三叉神经痛于面部的触痛点较浅，在皮内注射形成"皮丘"即可；腰肌劳损的部位多较深，故宜适当深刺注射。

（三）注射剂量

穴位注射的用药剂量差异较大，具体用量应按病情、年龄、注射的部位、药物的性质和浓度等多方面情况而灵活掌握。一般耳穴每穴注射 0.1ml，面部每穴注射 0.3～0.5ml，四肢部每穴注射 1～2ml，胸背部每穴注射 0.5～1ml，腰臀部每穴注射 2～5ml。5%～10% 葡萄糖每次可注射 10～20ml，而刺激性较大的药物（如乙醇）和特异性药物（如抗生素、激素、阿托品等）一般用量较小，即所谓小剂量穴位注射，每次用量多为常规量的 1/10～1/3。中药注射液的穴位注射常规剂量为 1～4ml。

（四）疗程

每日或隔日注射 1 次，反应强烈者也可隔 2～3 日 1 次，穴位可左右交替使用。10 次为一个疗程，休息 5～7 天后，再进行下一个疗程的治疗。

三、临 床 应 用

穴位注射的适用范围非常广泛，凡是针灸的适应证大部分可用本法治疗。具体应用现举例如下（表 6-2）。

表6-2　穴位注射法临床应用举隅

病证	穴位	常用药物
支气管哮喘	定喘、肺俞、孔最	发作期：鱼腥草注射液、K_3 注射液 缓解期：胎盘组织液、人参注射液
胃下垂	脾俞、胃俞、足三里	黄芪注射液、人参注射液
痢疾	上巨虚、天枢	庆大霉素、黄连素注射液
泌尿系结石	肾俞、关元、三阴交、阴陵泉	10% 葡萄糖 20～40ml 每穴 2～8ml
阳痿	关元、八髎、三阴交	鹿茸精注射液
多发性神经炎	上肢：曲池、外关 下肢：足三里、三阴交	ATP、CoA、加兰他敏、维生素 B_1、B_6、B_{12} 注射液
桡神经麻痹	肩髃、曲池	当归注射液、丹参注射液、ATP、CoA、加兰他敏、维生素 B_1、B_6、B_{12} 注射液

续表

病证	穴位	常用药物
腓总神经麻痹	阳陵泉、绝骨	同上
风湿性关节炎	上肢：肩髃、曲池、外关、阿是穴 下肢：环跳、血海、梁丘、阳陵泉、阿是穴	丁公藤注射液、肿节风注射液、威灵仙注射液、当归注射液
肩关节周围炎	肩髃、肩贞、阿是穴	丹参注射液、丁公藤注射液、2%普鲁卡因2ml+泼尼松龙1ml
腰椎病	腰夹脊穴	威灵仙注射液、当归注射液、2%普鲁卡因2ml+泼尼松龙1ml
腰肌劳损	肾俞、大肠俞、腰眼	同上
梨状肌损伤	阿是穴	同上
脑血管意外后遗症	曲池、外关、足三里、三阴交	丹参注射液、当归注射液、胞磷胆碱、ATP、CoA、维生素B_1、B_6、B_{12}注射液、曲克芦丁注射液
荨麻疹	曲池、合谷、血海、三阴交	维丁胶性钙注射液
遗尿	关元、三阴交	阿托品0.25mg
弱智儿童	脾俞、肾俞、足三里、悬钟	乙酰谷酰胺、胎盘组织液、神经生长因子
小儿麻痹后遗症	上肢：肩髃、曲池、合谷 下肢：环跳、伏兔、阳陵泉、悬钟	当归注射液、黄芪注射液、胎盘组织液、ATP、CoA、加兰他敏、神经生长因子、维生素B_1、B_{12}注射液
鼻炎	迎香、肺俞	辛夷花注射液、0.5%普鲁卡因0.5ml/穴

四、注意事项

1. 注意药物的性能、药理作用、剂量、禁忌、毒副反应及药物有效期、药液有无沉淀变质情况等。凡能引起过敏的药物，如青霉素、链霉素、普鲁卡因等，必须先做皮试，阴性者方可使用。副作用较严重的药物，慎用或禁用。

2. 不能将药液注入关节腔、脊髓腔内，以免引起不良反应。如误入关节腔，可引起关节红肿、发热、疼痛等；误入脊髓腔，有损伤脊髓的可能。

3. 药液不可注入血管内，注射时如回抽有血，须避开血管后再注射。

4. 有主要神经干通过的部位进行穴位注射时，必须避开神经干，如针尖触到神经干，患者即有触电感，要稍退针或改变方向，然后再注入药物，以免损伤神经。

5. 颈项、胸背部腧穴注射时，不能过深，以防误伤重要脏器；孕妇的下腹部、腰骶部及合谷、三阴交等穴，一般不宜作穴位注射，以免引起流产。

6. 年老体弱及初次接受治疗者，最好取卧位，注射部位不宜过多，药量也可酌情减少，以免晕针。

7. 治疗时，对患者说明治疗特点和注射后的正常反应。如注射后局部可能有酸胀感、48h内局部有轻度不适，有时持续时间较长，但一般不超过1日。操作过程中严格消毒，防止感染，若注射后局部红肿、发热等，应及时处理。

第三节　穴位敷贴法

穴位敷贴法，是指选用某些带有刺激性的药物，敷贴于相关穴位或特定部位上，通过药物和穴位的共同作用，以治疗疾病的方法。

穴位敷贴法，既可刺激穴位，又可使药物有效成分通过皮肤组织吸收，起到穴效、药效的双重作用。药物

课堂互动

请说明穴位敷贴与内治法的异同。

经皮肤吸收，不经过消化道，极少通过肝脏，可避免肝脏及各种消化酶、消化液对药物成分的分解破坏，从而使药物保持更多的有效成分，更好地发挥治疗作用；另外，也可避免药物对胃肠的刺激而产生的一些不良反应，可以弥补药物内治的不足。本法简便、安全，一般无危险性和毒副反应（除极少有毒药物外）。对于年老体弱者、药入即吐者尤宜。

知识链接

民间疗法的奇葩——穴位敷贴

穴位敷贴疗法，长期在民间广泛流传和应用，是民间疗法精华之一，也是祖国医学的重要组成部分。敷贴治病，古谓"外敷""外贴"，故称"敷贴疗法"。因药贴穴位，故又称"穴位敷贴疗法"。它利用药物敷贴穴位，刺激穴位，而起到药效、穴效的双重作用，达到治病的目的。

一、敷贴药物

（一）药物选择

"外治之理即内治之理，外治之药亦即内治之药，所异者，法耳"（《理瀹骈文》）。故凡是临床上内治有效的汤剂、丸剂，一般都可以为末或熬膏调敷。但与内服药物相比，敷贴用药又有自身特点。

1. 应用通经活络、开窍走窜之品。"膏中用药，必得通经走络、开窍透骨、拔毒外出之品为引，如姜、葱、白芥子、花椒之类，要不可少，不独冰麝也"（《理瀹骈文》）。现在常用的这类药物有冰片、麝香、姜、葱、蒜、白芥子、花椒、丁香、肉桂、细辛、白芷、皂角刺、穿山甲等。

2. 多选气味俱厚之品，有时甚至选用力猛有毒的药物。如吴茱萸、大黄、生南星、生半夏、川乌、草乌、白附子、巴豆、马钱子、甘遂、斑蝥等。

3. 合理选择溶剂调和敷贴药物或熬膏，以达药力宏、吸收快、收效速的目的。醋调敷贴药，能起到解毒、化瘀、敛疮等作用，虽用药猛，可缓其性；酒调敷贴药，则有行气、通络、消肿、止痛作用，虽用药缓，可激其性；油调敷贴药，又可护肤生肌。常用溶剂有水、醋、白酒或黄酒、姜汁、蜂蜜、蛋清、凡士林等。此外，尚可针对病情应用药物的浸剂作溶剂。

（二）敷药剂型

敷药的剂型较多，常用的有以下6种。

1. 生药剂　采集天然的新鲜生药，洗净捣烂，或切成片状，直接敷贴于穴位上。

2. 散剂　将药物研成细末，备用。

3. 糊剂　将药物研成细末后，以赋形黏合剂（如水、醋、酒、蛋清或姜汁等），把药末调和成糊状即成。

4. 饼剂　将药末制成圆饼形，进行敷贴的一种剂型。

5. 丸剂　将药物研成细末,用水或蜂蜜等拌和均匀,制成如绿豆或黄豆大的小型药丸。

6. 膏剂　将所选药物制成硬膏、软膏和膏药胶布。

二、操 作 方 法

(一) 选穴处方

穴位敷贴法是以脏腑经络学说为基础,通过辨证选取敷贴的穴位。穴位力求少而精。此外,还应结合以下选穴特点选取腧穴。

1. 选用病变局部的腧穴,如敷贴犊鼻穴治疗膝关节炎。

2. 选用阿是穴,如取病变局部压痛点敷贴药物。

3. 选用经验穴,如吴茱萸敷贴治疗小儿流涎,威灵仙贴敷身柱穴治疗百日咳等。

4. 选用常用腧穴,如神阙、涌泉、气海(丹田)、劳宫等。

(二) 敷贴方法

根据所选穴位,采取适当体位,使药物能敷贴稳妥。敷贴药物之前,定准穴位,穴区局部应洗净擦干或用 75% 酒精消毒,然后敷药。也有使用助渗剂者,在敷药前先在穴位上涂以助渗剂或将助渗剂与药物调和后再用。对于所敷之药,无论是糊剂、膏剂或捣烂的鲜品,均应将其很好地固定,以免移动或脱落,可直接用胶布固定,也可先将纱布或油纸覆盖其上,再用胶布固定。目前有专供穴位敷贴的特制敷料,使用非常方便。

换药时,可用消毒干棉球蘸温水或各种植物油,或石蜡油轻轻揩去粘在皮肤上的药物,擦干后再敷药。一般情况下,刺激性小的药物,每隔 1~3 天换药 1 次;不需溶剂调和的药物,还可适当延长到 5~7 天换药 1 次;刺激性大的药物,应视患者的反应和发疱程度确定敷贴时间,数分钟至数小时不等,如需再敷贴,应待局部皮肤基本恢复正常后再敷药。

三、临 床 应 用

本法适用范围非常广泛,临床上用于内、外、妇、儿、五官等多科疾病,如感冒、咳嗽、哮喘、胃脘痛、胃下垂、泄泻、肠痈、失眠、头痛、眩晕、癫痫、面痛、面瘫、消渴、阳痿、遗精、癃闭、月经不调、痛经、崩漏、乳痈、小儿夜啼、惊风、痄腮、疳积、耳鸣耳聋、口疮、鼻疾等。此外,还可用于防病保健。具体应用现举例如下(表6-3)。

课堂互动

对于哮喘患者,应在哪些穴位上进行敷贴?

表6-3　穴位敷贴法临床应用举隅

病证	主要药物	敷贴部位
流行性感冒	紫苏叶、贯众、薄荷、葱白	肚脐
急性支气管炎	川黄连、法半夏、大蒜	涌泉
过敏性哮喘、鼻炎	白芥子、延胡索、细辛、甘遂	百劳、肺俞、膏肓
胃脘痛	炒栀子、附片、生姜	膻中
胃下垂	附子、五倍子、大麻子、细辛	百会、涌泉
慢性结肠炎	车前子、丁香、吴茱萸、胡椒、肉桂	肚脐
三叉神经痛	穿山甲、厚朴、白芍、乳香、没药	肚脐
面瘫	制草乌、生芥子、制马钱子、细辛	患侧颊车、下关、太阳等穴

续表

病证	主要药物	敷贴部位
高血压	吴茱萸、槐花、珍珠母	涌泉或肚脐
头痛	吴茱萸、川芎、白芷	肚脐
失眠	吴茱萸、肉桂	涌泉
水肿	地龙、甘遂、猪苓、硼砂	肚脐
癃闭	甘遂、甘草	肚脐
肠痈	虎杖、生石膏、蒲公英、冰片	右下腹疼痛处
痛经	山楂、葛根、甘草、白芍、乳香、没药	肚脐
惊风	杏仁、桃仁、栀子	劳宫、涌泉
鹅口疮	生半夏、黄连、栀子	涌泉

四、注意事项

1. 敷贴前，穴区局部常规消毒，以预防皮肤受药物刺激产生发疱、破损而导致感染的发生。

2. 用刺激性强的药物进行发疱时，不宜用在某些重要部位，如头面、关节、心脏及大血管附近。

3. 孕妇的腹部、腰骶部以及合谷、三阴交等处不宜采用药物发疱法。有些芳香走窜的药物，如麝香等，禁用于孕妇，以免引起流产。

4. 小儿皮肤娇嫩，不宜用刺激性太强的药物，敷贴时间也不宜太长。

5. 凡穴区局部有感染、破损或对药物过敏者，不宜敷贴。

6. 穴位贴药要固定牢，以防药物脱离。

第四节　穴位埋线法

穴位埋线法，是指将医用羊肠线或其他可吸收线体埋入穴位内，发挥其对穴位的持久、柔和刺激作用，激发经气、调和气血，以防治疾病的方法。

思政元素

勤学苦练，持之以恒

《劝学》中有言："故不积跬步，无以至千里；不积小流，无以成江海。骐骥一跃，不能十步；驽马十驾，功在不舍。"中医疗法种类繁多，操作性极强，不经过训练，没有时间的积累，难以掌握。比如穴位埋线法中的埋线针埋线法，本法要求进针有一定的深度，因为医用羊肠线一般置于皮下组织与肌肉之间，肌肉丰厚的部位可置入肌层。如果没有经过长久的练习，操作时可能会引起病人疼痛，或出现医用羊肠线放置不当等问题。所以，学习中医必须要有坚定的信念，做到态度严谨，勤学苦练，并能持之以恒。如此，才能真正掌握中医疗法的精髓。

一、埋线器材

主要包括埋线针（新型埋线针由针管、针芯、针座、针芯座、保护套组成，针尖锋利，斜面刃口好，能减轻病人痛苦）（图6-2），临床上亦有使用的三角针、0～1号铬制羊肠线、碘酒、酒精、棉球、洞巾、注射器、镊子、0.5%～1%盐酸普鲁卡因、手术剪刀、口罩、手套、托盘、包布、纱布等。

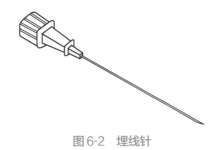

图6-2　埋线针

二、操 作 方 法

（一）选穴处方

一般可根据针灸治疗处方原则进行辨证取穴。埋线多选肌肉比较丰满处的穴位，以背腰部和腹部穴最为常用。取穴要精简，每次埋线1～3穴，可间隔2～4周治疗1次。

（二）埋线方法

1．埋线针埋线法　患者俯卧或仰卧位，暴露所需埋线部位。常规消毒局部皮肤，镊取一段1～3cm长已消毒的医用羊肠线，放置在针管的前端，后接针芯，左手拇、示指绷紧或提起进针部位皮肤，右手持针，刺入到所需深度，当出现针感后，边推针芯，边退针管，将医用羊肠线埋填在穴位的皮下组织或肌层内，出针后用消毒纱布或棉球按压针孔片刻，再于针孔处敷盖消毒纱布（图6-3）。

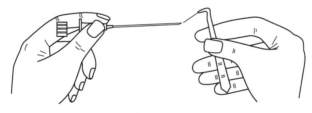

图6-3　埋线针埋线法

2．三角针埋线法　在距离穴位两侧1～2cm处，用龙胆紫作进出针点的标记。皮肤消毒后，在标记处用0.5%～1%盐酸普鲁卡因作皮内麻醉，用持针器夹住带可吸收性外科缝线的皮肤缝合针，从一侧局麻点刺入，穿过穴位下方的皮下组织或肌层，从对侧局麻点穿出，捏起两针孔之间的皮肤，紧贴皮肤剪断两端线头，放松皮肤，轻轻揉按局部，使该线完全埋入皮下组织内，覆盖纱布3～5天（图6-4）。

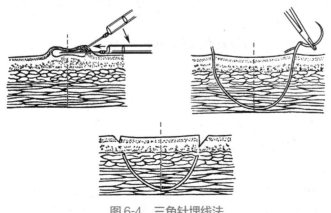

图6-4　三角针埋线法

3．切开埋线法　在埋线处用 0.5% 盐酸普鲁卡因做浸润麻醉,用手术刀尖刺开皮肤 0.5～1cm,先将血管钳探到穴位深处,经过浅筋膜达肌层探找敏感点按摩数秒钟,休息 1～2min,然后用 0.5～1cm 的可吸收性外科缝线 4～5 根埋于肌层内。切口处用丝线缝合,盖上消毒纱布,5～7 天后拆线。

三、临 床 应 用

本法主要用于部分慢性病证,如哮喘、胃痛、遗尿、面神经麻痹、腰腿痛、痿证、癫痫、神经官能症等,也可用于防病保健。近年来,埋线疗法被广泛运用于美容、减肥等领域。具体应用现举例如下(表 6-4)。

表 6-4　埋线疗法临床应用举隅

病证	穴位	方法
胃溃疡	中脘、足三里、脾俞	15 天 1 次,2 次为 1 疗程
癫痫	大椎、腰奇、丰隆	15 天 1 次,2 次为 1 疗程
黄褐斑	肝俞、脾俞、三阴交、足三里、膈俞、血海	15 天 1 次,3 次为 1 疗程
肥胖	中脘、带脉、天枢、大横、水分、阴交、气海、关元、外陵、滑肉门、脾俞、胃俞、足三里、丰隆	15 天 1 次,4 次为 1 疗程 每次取 5 穴,15 天 1 次,5 次为 1 疗程
失眠	百会、印堂、安眠、三阴交、内关	15 天 1 次,2 次为 1 疗程
便秘	中脘、天枢、足三里、大肠俞	15 天 1 次,2 次为 1 疗程
遗尿	中极、关元、肾俞、命门、膀胱俞、三阴交	15 天 1 次,2 次为 1 疗程

四、注 意 事 项

1．在进行埋线之前,须向患者做好解释,缓解患者紧张情绪,使患者积极配合治疗。

2．严格遵守无菌操作,防止感染;埋线后线头不可暴露在皮肤外面,以防感染。

3．埋线宜埋在皮下组织与肌肉之间,肌肉丰满的部位可埋入肌层;四肢末端由于组织较少,尽量不要埋线;对于肌腱较多的穴位,应使用较短和相对柔软的线体,以不影响局部活动为度;应避免深刺下方有内脏、大血管和神经干的穴位,以免造成功能障碍和疼痛。

4．局部皮肤有感染或有溃疡时不宜埋线,肺结核活动期、骨结核、严重心脏病或妊娠期等均不宜使用本法。

5．可吸收性羊肠线用剩后,可浸泡在 75% 酒精中,或用苯扎溴铵处理,临用时再用生理盐水浸泡。

6．在一个穴位作多次治疗时,应偏离前次治疗的部位。

7．注意术后反应,由于损伤刺激和可吸收性外科缝线刺激,在 1～5 天内,局部可出现红、肿、痛、热等无菌性炎症反应,少数病例切口处有少量渗出液,属正常现象,一般不需处理。若渗液较多,可将渗液挤出,并用 75% 酒精棉球擦去,覆盖消毒纱布。埋线后可有白细胞总数及中性多形核细胞计数增高现象,患肢局部温度也会升高。少数患者可有全身反应,即施术后 4～24h 内体温上升,在 38℃ 左右,若无感染,持续 2～4 天体温恢复正常。如有感染、过敏等异常现象应及时处理。若损伤神经,会出现神经分布区皮肤感觉障碍或神经支配的肌肉瘫痪,此时应及时抽出可吸收性外科缝线,并给予适当处理。

8.埋线针为一次性使用,经环氧乙烷灭菌,灭菌有效期一般为2年。一旦包装破损,严禁使用。

第五节　穴位磁疗法

穴位磁疗法,是指运用磁场作用于人体的经络穴位来治疗疾病的一种方法,又称"磁穴疗法",简称"磁疗"。它具有镇静、止痛、消肿、消炎、降压等作用。

一、磁疗仪器

(一)磁片、磁珠

一般由钡铁氧体、锶铁氧体、铝镍钴永磁合金、铈铜永磁合金、钐钴永磁合金等制作而成,磁场强度为300~3 000Gs。从应用情况来看,以锶铁氧体较好,因其不易退磁,表面磁场强度可达1 000Gs左右。钡铁氧体最为便宜,但表面磁场强度一般只有数百高斯,用于老弱病人比较合适。

磁片有大有小,圆形磁片的直径在3~30mm,厚度一般为2~4mm,也有条形和环形的。直径3mm,厚2mm的磁片又称磁珠,常用于耳穴。直径10mm,厚4mm左右的磁片常用于体穴及病变局部。磁场强度以500~2 000Gs的磁片最常用。磁片要求两面光滑,边缘稍钝,注明极性,以利于治疗和清洁消毒。

为防破裂或退磁,磁片不应大力碰击;两种不同强度的磁片不要互相吸引;两块磁片的同名极不要用力使其靠近;勿用高温消毒,可用75%酒精消毒。磁片经长期使用而退磁时,可充磁后再用。

(二)旋转磁疗机

简称磁疗机,是目前使用较多的一种。其形式多种多样,但它的构造原理比较简单,是用一只小马达(电动机)带动2~4块永磁体旋转,形成一个交变磁场(异名极)或脉动磁场(同名极)。

磁铁柱选用磁场强度较强的钐钴合金永磁体较好,直径为5~10mm,长度为5~7mm,表面磁场强度可达3 000~4 000Gs。机器转速应在1 500转以上,转盘与皮肤保持一定距离,对准穴位进行治疗。

(三)电磁疗机

其原理是由电磁体(电磁线圈或电磁铁)通以电流(直流或交流)产生磁场,所产生的磁场可以是恒定磁场或交变磁场,临床上所用交流电磁疗机大部分是在矽钢片上绕以一定量的漆包线,通电后产生一定强度的交变磁场。交变磁场频率一般为50周/s,磁场强度500~3 000Gs。磁头有多种形式,用于不同的部位,圆形的多用于胸腹部和肢体,凹形的常用于腰部,环形的常用于膝关节,条形的常用于穴位或会阴部。

二、操作方法

(一)静磁法

静磁法是将磁片贴敷在穴位表面,产生恒定的磁场。

1.直接贴敷法　用胶布或伤湿止痛膏将直径5~20mm、厚3~4mm的磁铁片,直接贴敷在穴位或痛点上,磁铁片表面的磁场强度约为数百至2 000Gs,或用磁珠贴敷于耳穴。根据治疗部位不同,贴敷时可采用以下三种方法(图6-5)。

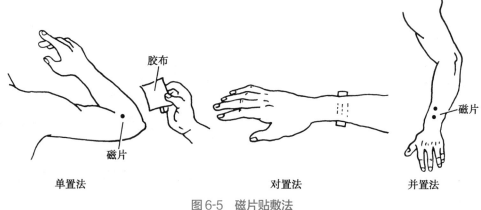

图6-5　磁片贴敷法

(1)单置法:只使用一块磁铁片,将其极面正对治疗部位,这种方法局限于浅部病变。

(2)对置法:将两块磁铁片的异名极面,以相对的方向贴敷的治疗穴位上。如内关和外关,内膝眼和外膝眼等常用这种方法。此法可使磁力线充分穿过治疗部位。

(3)并置法:若选用的穴位相距比较近,则根据同名极相斥的原理,可使磁力线深达内部组织和器官。在这种情况下,不用异名极并置法,以免磁力线发生短路,不能达到深层组织。若病变浅且范围较大时,可在病变范围两端贴敷异名极磁片,这种方法可使更多的磁力线穿过病变部位。

2.间接贴敷法　患者皮肤对胶布过敏,磁铁较大,用胶布不易固定;或出汗、洗澡时贴敷磁铁有困难;或慢性病需长期贴敷磁铁片时,可用间接贴敷法。即将磁铁片放到衣服口袋中,或缝到内衣、衬裤、鞋、帽内,或根据磁铁的大小和穴位所在部位,缝制专用口袋,将磁铁装进口袋,然后穿戴到身上,使穴位接受磁场的作用。治疗高血压或神经衰弱时可使用"磁性降压带"作用于内关及外关或三阴交等穴,使用比较方便。

3.磁针法　将皮内针或短毫针刺入体穴或痛点上,针的尾部伏在皮肤外面,其上再放一磁铁片,然后用胶布固定,这样可使磁场通过针尖集中射入深层组织。这种方法常用于五官科疾病,也可用于腱鞘炎及良性肿物。

(二)动磁法

1.脉动磁场疗法　利用同名极旋磁机。由于磁铁柱之间互为同名极发出的为脉动磁场。将机器对准穴位进行治疗,若病变部位较深,可用两个同名旋磁机对置于治疗部位进行治疗,使磁力线穿过病变部位。若病变部位呈长条形,部位也表浅,可采用异名极并置法,将两个互为异名极的旋磁机顺着发病区并置,如神经、血管、肌肉等疾患常采用这种形式。

以CS401型立地式磁疗机为例,操作方法是:调整磁头位置于所选穴位;打开电源开关,调节输出电压旋钮至所需电压值;每个穴位或部位治疗5~15min,10~15次为一个疗程;治疗完毕按相反顺序关闭机器,将机头取下。机头保护罩应用75%酒精擦拭消毒;机器马达应避免空转,以减轻碳刷磨损。本法的操作要领是将机头紧密平行接触于治疗部位。

2.交变磁场疗法　一般使用电磁疗机产生的低频交变磁场治疗。电磁疗机有多种类型,使用方法大体相同。操作方法是:将磁头导线插入插孔内,选择合适的磁头置于治疗部位,然后接通电源,指示灯亮,电压表指针上升。如有磁场强度调节旋钮,脉冲频率调节旋钮,应按机器说明顺序调好。电压旋钮有弱、中、强三挡,可视具体情况选用。治疗中应询问患者局部是否过热,如过热应用纱布等隔垫,磁头过热还可更换磁头,或降温后再用,要严防烫伤。每次治疗15~30min,每日一次,10~15次为一个疗程。治疗结束,按相反顺序关闭机器。

（三）磁疗剂量

1．按磁片的表面磁场强度分级 小剂量每块磁片表面磁场强度为200～1 000Gs；中剂量每块磁片表面磁场强度为1 000～2 000Gs；大剂量每块磁片表面磁场强度为2 000Gs以上。

2．按人体对磁场强度的总接受量（即贴敷人体的各个磁片的磁场强度的总和）分级 小剂量磁片的总磁场强度为4 000Gs以下；中剂量磁片的总磁场强度为4 000～6 000Gs；大剂量磁片的总磁场强度为6 000Gs。

磁疗治疗剂量是否恰当，影响到治疗效果，同时还影响到患者是否能够耐受。选择剂量还可以参考患者年龄、体质情况、治疗部位。一般年老、体弱、久病、儿童可用小剂量，若无不良反应，可酌情逐步增加剂量；年轻体壮者可用中剂量或大剂量；急性疼痛或急性炎症，如骨折、肾绞痛等可用大剂量，疗程宜短，症状消失即可停止治疗；慢性疾患如高血压、神经衰弱等可用小剂量，疗程宜长；头颈、胸腹部宜用小剂量；臀、股等肌肉丰满处，可用大剂量。

（四）磁疗时间与疗程

磁疗的时间，根据方法来决定。静磁法，一般急性浅表病约贴3天～1周左右，慢性病或病变深的贴敷时间应较长。动磁法，每次治疗时间一般为20～30min，若分区治疗，每区（或每穴）5～10min。疗程长短根据病情决定。一般情况下3～4周为一疗程，疗程之间休息5～10天。

三、临 床 应 用

本法可广泛应用于内科的高血压、冠心病、支气管炎、支气管哮喘、慢性肠炎、胃炎、胃肠功能紊乱、神经衰弱、关节炎、头痛、三叉神经痛、坐骨神经痛等，外科的急慢性扭挫伤、腱鞘炎、滑囊炎、肩周炎、腱鞘囊肿、创伤性关节炎、术后瘢痕痛、肾结石、胆结石、腰肌劳损、颈椎病、肋软骨炎、乳腺增生病、前列腺炎等，以及皮肤科的带状疱疹、神经性皮炎、皮肤慢性溃疡，五官科的过敏性鼻炎、咽炎、睑腺炎、急性结膜炎、神经性耳聋、耳鸣等，妇科的痛经，儿科的遗尿、消化不良等。具体应用现举例如下（表6-5）。

课堂互动

应用磁疗治疗高血压时，应选择哪些穴位？具体又如何操作？

表6-5　穴位磁疗法临床应用举隅

病证	穴位
三叉神经痛	四白、下关、阿是穴
牙痛	颊车、下关、合谷
高血压	人迎
近视	风池、攒竹、睛明、四白
肩周炎	合谷、养老、阿是穴
失眠	百会、神庭、四神聪
肥胖症	中脘、水分、气海、关元、天枢、大横、足三里、阴陵泉
遗尿	关元、肾俞、三阴交

四、注 意 事 项

1．首先应明确诊断，根据病情施治。

2．进行磁疗时，必须2天内复查，因为副反应大部分在2天内出现。副反应可见有心慌、心悸、恶心、呕吐、一时性呼吸困难、嗜睡、乏力、头晕、低热等。如副反应轻微，且能坚持者，可继续治疗；若反应严重不能坚持者，可取下磁片，中断治疗。

3．接受磁疗的患者平时白细胞计数较低（如在 $4×10^9/L$ 以下），在磁疗中应定期复查血常规。当白细胞计数较前更为减少时，应立即停止治疗。

4．夏季贴敷磁片时，可在贴片和皮肤之间放一层隔垫物，以免汗液浸渍使磁片生锈。

5．金属异物局部、心脏起搏器局部及其邻近部位禁用。急性严重疾患如急性心肌梗死、急腹症、出血、脱水，体质极度虚弱、高热以及皮肤溃破、出血患者禁用。

6．磁片不要接近手表，以免手表被磁化。

第六节　穴位激光照射法

穴位激光照射法，是指利用低功率激光束直接照射穴位以治疗疾病的方法，又称"激光针法"。

知识链接

氦氖激光的特性

氦氖激光有独特的性质：

1．小剂量刺激作用　它可使受照射皮肤糖原含量增加、蛋白合成加快等。

2．累积效应　多次小剂量照射之和与一次大剂量照射产生的生物效应相似，这种累积效应是氦氖激光独有的。

3．扩散效应　氦氖激光照射光斑直径只有几毫米，作用效果却影响到周围，这就是所谓扩散效应。

4．光化学效应　是指患者涂抹、注射、口服一些无毒物质，再用红色激光照射，会产生光化学反应，使原来不损伤机体的激光能量对病变组织起到杀伤的治疗作用。

激光是20世纪60年代发展起来的一门科学，是多种学科综合研究的结果，是受激辐射光。它具有单色性好、相干性强、方向性优和能量密度高等特点。其治疗作用的产生，主要因它能产生四种对人体具有多重影响的反应，即光、热、压强和电磁场等效应，尤其是光电效应，能使人体局部血管扩张，血流加快，细胞活力加强，从而达到活血祛瘀、消炎止痛的目的。用细微的激光束照射治疗具有无痛、无菌、简便、方便、安全、强度可调和适用范围广等特点，医学上常用的激光有二氧化碳激光、半导体激光、氦-氖（He-Ne）激光等。

一、激光针仪器

He-Ne 激光器是一种原子气体激光器，是针灸最常用的激光器。它主要由放电管、光学谐振腔、激励源三部分组成，发出波长 6 328Å 的红色激光，功率一般为 2～20MW，光斑直径为 1～2mm，通过柔软的导光纤维，可随意投射到任何穴位上。He-Ne 激光束能部分地达到生物组织 10～15mm 深处，故可在一定程度上代替针刺刺激穴位以达治病目的。目前还有一种将光导纤维通过注射针直接将激光导入穴位深处，用来治病的新型激光治疗仪，对某些疾病如前列腺炎等疗效更好。

二、操 作 方 法

在使用之前，必须检查地线是否接好，有无漏电、混线等问题。否则，易发生触电或致机器烧毁。确定好患者要照射的部位后，接通电源，He-Ne 激光器发射出橘红色的光束，若此时激光管不亮或出现闪辉现象时，表明启动电压过低，应立即断电，并将电流调节旋钮顺时针方向转 1～2 挡，停 1min 后，再打开电源开关。切勿多次开闭电源开关，以免引起故障。经调整电流，使激光管发光稳定，然后将激光束的光斑对准需要照射的穴位直接垂直照射，其至皮肤的距离为 8～100mm，每次每穴照射 5～10min，共照射时间一般不超过 20min，每日照射 1 次，10 次为一个疗程。

三、临 床 应 用

本法的临床适应证较广，常用于急慢性咽炎、扁桃体炎、鼻炎、鼻窦炎、头痛、支气管炎、哮喘、皮肤和黏膜的慢性溃疡、口腔黏膜病、皮肤血管瘤、湿疹、冻疮、白癜风、胃和十二指肠溃疡、高血压、慢性结肠炎、神经炎、面神经麻痹、神经衰弱、关节炎、慢性盆腔炎、肩周炎、网球肘、周围神经损伤、前列腺炎、前列腺肥大、小儿腹泻、乳腺炎等。此外，还有用激光穴位照射代替麻醉进行拔牙、扁桃体摘除手术等。具体应用现举例如下（表6-6）：

> **课堂互动**
>
> 应用激光照射治疗慢性结肠炎时，应取哪些穴位，具体如何操作？

表6-6　穴位激光照射法临床应用举隅

病证	穴位
感冒	大椎、肺俞、风池、列缺
小儿遗尿	关元、命门、肾俞、膀胱俞
过敏性鼻炎	印堂、迎香
痛经	关元、中极、血海、三阴交
胎位不正	双侧至阴
肩周炎	肩井、肩贞、肩髃、天宗、曲池
牙痛	下关、颊车、合谷
面瘫	阳白、太阳、地仓、颊车、翳风、合谷、太冲

四、注 意 事 项

1. 避免直视激光束，以免损伤眼睛。工作人员及面部照射的患者，应戴防护眼睛。
2. 光束一定要对准需要照射的病灶或穴位，嘱患者切勿移动，以免照射不准。
3. 若治疗中出现头晕、恶心、心悸等副作用，应缩短照射时间和次数，或终止治疗。

（廖　凯　李　涛　周美启）

复习思考题

1. 何谓电针法？其适用范围是什么？使用电针应注意什么？

2. 何谓穴位注射法？穴位注射法对药物剂量有何要求？

3. 穴位敷贴法的概念和特点是什么？何谓天灸？

4. 何谓穴位埋线法？埋线方法有哪些？

5. 何谓穴位磁疗法？磁疗直接帖敷有哪些？

6. 何谓穴位激光照射法？如何操作？

ER-6-3

扫一扫，测一测

第七章 实训指导

PPT课件

第一节 毫针刺法训练

一、毫针练针法练习

【教学目标】

了解毫针的结构、规格、种类,并学会选择、检查毫针;通过纸垫练针,掌握正确的练针方法,提高指力,为以后的操作练习打下基础。

【实训器材】

各种规格和种类的毫针、弯盘、学生自备练针用的纸垫。

【实训步骤】

(一)观看毫针样品

1．长短、粗细不同规格的毫针。

2．圈柄针、花柄针、平柄针、管柄针,以及一次性无菌针。

(二)教师示范操作

1．示范毫针针尖、针身、针根、针柄的检查方法。

2．左手拿住纸垫,右手执笔式手持毫针,使针尖垂直的抵在纸垫上,然后右手拇指与示、中指前后交替的捻动针柄,并渐渐地加一定的压力,待针穿透纸垫后,另换一处如前再刺。要点:①右手臂须悬空持针练习;②持针要稳固,不向下滑;③练针过程中保持针身挺直。

(三)学生练习

1．熟悉毫针的结构规格,区分并找出老师指定规格的毫针。

2．练习正确持针姿势 要求:身体端正,刺手无任何倚靠,执笔式持针,毫针垂直抵于纸垫表面。

3．纸垫练习 要求:持针要稳,力量集中,肩肘放松,手指施力,针身挺直,捻入纸垫;先用短针练习,待有一定指力后再换较长的毫针练习。

4．教师巡回指导。

【实训报告】

1．说出所持毫针的结构、规格、种类和针具的检查方法。

2．描述纸垫练针的体会。

二、毫针刺法基本手法练习

【教学目标】

熟练掌握临床常用进针法,进针后能恰当地把握针刺的角度、方向和深度;掌握行针的基本手法和辅助手法的操作技术,在针刺过程中仔细体会针刺得气的感觉。

135

【实训器材】

弯盘、镊子、毫针、消毒干棉球、75% 酒精棉球,学生自备练针用的纸垫。

【实训步骤】

（一）教师示范操作

1. 常用进针法

（1）单手进针法:用右手拇、示指持 1.5 寸以下的短针,中指抵住合谷穴,指腹紧靠针身下端,当拇、示指向下用力按压时,中指随之屈曲,将针迅速刺入,再直刺至所要求的深度。

（2）双手进针法:①指切进针法,用左手拇指或示指指甲切按在曲池穴皮肤上,右手持 1.5 寸的毫针,将针紧靠左手指甲缘将针刺入皮下。要注意切按方向与经脉循行方向一致,用力适度。②夹持进针法,用左手拇、示两指持捏消毒干棉球,夹住针身下端,露出针尖,将针尖固定在环跳穴的皮肤表面,右手持 2.5 寸长毫针,双手协同用力将针刺入皮下,直至所要求的深度。③舒张进针法,用左手拇、示两指或示、中两指将天枢穴的皮肤向两侧撑开,使之绷紧,右手持针刺入。④提捏进针法,取印堂或列缺穴,用左手拇、示两指将局部的皮肤肌肉捏起,右手持针从捏起部的上端刺入。要注意进针的角度。

2. 基本手法

（1）提插法:右手持针将针刺入腧穴的一定深度后,将针由深层提至浅层,在由浅层插至深层,如此反复地上提下插。要点:提插幅度、频率相等,指力均匀,防止针身弯曲。提插幅度大（3～5 分）,频率快（120～160 次 /min）,针感较强;反之,提插幅度小（1～2 分）,频率慢（60～80 次 /min）,针感相对较弱。

（2）捻转法:将针刺入腧穴一定深度后,右手持针反复施以向前向后捻转动作。要点:捻转角度、频率一致,指力均匀,不能单向捻转。捻转角度大（360°）和频率快（120～160 次 /min）,针感较强;捻转角度小（180°）和频率慢（60～80 次 /min）,针感相对较弱。

3. 辅助手法

（1）循法:将针刺入一定深度后,用手指顺着经脉的循行路径,在腧穴的上下部轻柔的循按。

（2）弹法:在留针过程中,用手指轻弹针尾或针柄,使针体微微震动。

（3）刮法:将针刺入一定深度后,用拇指抵住针尾,以示指或中指的指甲由下而上频频刮动针柄;或用示、中指抵住针尾,以拇指指甲刮动针柄。

（4）摇法:针刺入一定深度后,拇、示指持针柄,中指抵在穴旁皮肤上,将针轻轻摇动。可直立针身而摇,也卧倒针身而摇。

（5）飞法:针刺入一定深度后,用拇、示两指执针柄细细捻搓数次,然后张开两指,一搓一放,反复数次,状如飞鸟展翅。

（6）震颤法:以拇、示、中三指夹持针柄,用小幅度、快频率的提插捻转动作,使针身发生轻轻震颤,以增强针感。

（二）学生分组练习

1. 纸垫练习　学生根据常用进针法、基本手法和辅助手法的操作要求在纸垫上反复练习,直至熟练。

要求:身体端正,执笔式持针,毫针垂直抵于纸垫表面持针要稳,力量集中,肩肘放松,手指施力,针身挺直,根据相关手法要点捻入纸垫。

2. 实体练习　学生自身或相互之间选择四肢部腧穴进行常用进针法、基本手法和辅助手法练习。

要求:选择合适的体位,消毒操作手指和穴位,选择适宜的针具进针,进针后能恰当地把握针刺的角度、方向和深度,并行提插或捻转手法,体会得气感注意手法要轻巧。

3. 教师巡视辅导。

【实训报告】

按下表（表7-1、表7-2）将训练内容如实加以记录。

表7-1 毫针进针法记录

针刺穴位	进针方法	针刺角度和深度	针刺感受

表7-2 毫针基本手法记录

针刺穴位	行针手法	幅度(角度)、频率、操作时间	针刺感受

三、毫针单式补泻手法练习

【教学目标】

掌握临床常用的单式针刺补泻手法的操作技术，能正确区分针刺补法和泻法之间的不同技术要点。

【实训器材】

弯盘、镊子、毫针、消毒干棉球、75%酒精棉球，学生自备练针用的纸垫。

【实训步骤】

（一）教师示范操作

1. 徐疾补泻 补法：进针后先在浅层得气，再缓慢将针插到深层，出针时快速退出。泻法：进针后快速插到深层候气，得气后缓慢出针。

2. 提插补泻 补法：针刺得气后，在得气处重插轻提，反复多次。泻法：针刺得气后，在得气处轻插重提，反复多次。

3. 捻转补泻 补法：针刺得气后，在得气处捻转，左转为主。泻法：针刺得气后，在得气处捻转，右转为主。

4. 迎随补泻 补法：进针时针尖随着经脉循行去的方向刺入。泻法：进针时针尖迎着经脉循行来的方向刺入。

5. 呼吸补泻 补法：当病人呼气时进针，吸气时出针。泻法：当病人吸气时进针，呼气时出针。

6. 开阖补泻 补法：出针后，迅速按压针孔。泻法：出针时，不按压针孔或摇大针孔。

7. 平补平泻 针下得气后，均匀地提插、捻转。

（二）学生分组练习

1. 纸垫练习 学生根据操作要求在纸垫上练习各种针刺补泻手法，重点练习提插补泻和捻转补泻，直至熟练。

要求：身体端正，执笔式持针，毫针垂直抵于纸垫表面持针要稳，力量集中，肩肘放松，手指施力，针身挺直，根据相关手法要点捻入纸垫。

2. 实体练习 学生自身或相互之间选择四肢部腧穴进行针刺补泻手法练习。

要求：选择合适的体位，消毒操作手指和穴位，选择适宜的针具，做各种补泻手法操作，仔细体会针下的感觉。

3．教师巡视辅导。

【实训报告】

按下表（表7-3）将训练内容如实加以记录。

表7-3　毫针单式补泻手法记录

针刺穴位	补泻手法	施术过程	针刺感受

四、毫针复式补泻手法练习

【教学目标】

熟悉"飞经走气"四法的针刺操作，提高学生加强针感和控制针感传导的能力。熟悉烧山火、透天凉的操作，了解其他复式针刺补泻手法的操作要点。

【实训器材】

弯盘、镊子、毫针、消毒干棉球、75%酒精棉球、学生自备练针用的纸垫。

【实训步骤】

（一）教师示范操作

1．青龙摆尾　将针斜向浅刺，或先深后浅，针尖刺向病所，得气后抵住有针感处将针柄缓缓摆动，好像手扶船舵或左或右以正航行一样，以推动经气的运行。

2．白虎摇头　直刺捻转进针，直达深层，得气后用左手按住腧穴经脉的一端，右手将针左右快速摇动，再予上提，边摇边提，有如用手摇铃一般，以推动经气。

3．苍龟探穴　选肌肉丰厚处穴位，将针刺入后，先退至浅层，然后更换针尖方向，前后左右多向透刺，浅、中、深三层逐渐加深，如龟入土探穴四方钻剔，使针感向周围扩散、传导。

4．赤凤迎源　选肌肉丰厚处穴位，先将针刺入深层，得气后再上提至浅层，候针自摇，再插入中层，然后再提插捻转，结合一捻一放，形如赤凤展翅飞旋，以通行经气。

5．烧山火　选肌肉丰厚处穴位，根据穴位的可刺深度，分作浅、中、深三层或浅、深两层操作。先浅后深，每层（部）依次各做紧按慢提（或左转）九数，然后退针至浅层，称为一度。如此反复施术数度，使之能引起温热感。

6．透天凉　选肌肉丰厚处穴位，根据穴位的可刺深度，分作浅、中、深三层或浅、深两层操作。先深后浅，依次在每一层（部）中各紧提慢按（或右转）六数，称之为一度。如此反复施术数度，使之能引起凉感。

7．教师亦可根据情况示范操作其他复式针刺补泻法。

（二）学生分组练习

1．纸垫练习　学生根据操作要求在纸垫上练习飞经走气四法和复式补泻手法的操作，直至熟练。

要求：身体端正，执笔式持针，毫针垂直抵于纸垫表面持针要稳，力量集中，肩肘放松，手指施力，针身挺直，根据相关手法要点捻入纸垫。

2．实体练习　学生自身或相互之间选择四肢部腧穴进行手法练习。

要求：选择合适的体位，消毒操作手指和穴位，选择适宜的针具，进行飞经走气四法以及烧山火、透天凉手法操作，仔细体会针下的感觉。

3．教师巡视辅导。

【实训报告】

按下表（表7-4）将训练内容如实加以记录。

表7-4　毫针复式补泻手法记录

针刺穴位	手法名称	施术过程	针刺感受

第二节　灸 法 训 练

一、艾炷灸法练习

【教学目标】

掌握不同大小艾炷的制作技术；重点掌握非化脓灸、隔物灸的操作。

【实训器材】

粗细艾绒、生姜、火柴、线香、凡士林等。

【实训步骤】

（一）教师示范操作

1．制作艾炷　把适量的艾绒放在平板上，用拇、示、中三指一边捏一边旋转，把艾绒捏成大小不同的圆锥形艾炷。要求：艾炷要紧实而不松散，大艾炷如蚕豆大，中艾炷如黄豆大，小艾炷如麦粒大。

2．非化脓灸　先将施灸处涂以少量凡士林，安放小艾炷点燃后，不等艾火烧到皮肤，当患者感到灼烫时即用镊子将艾炷夹去。如此连续灸3～7壮，以局部皮肤出现轻度红晕为度。

3．隔姜灸　将新鲜生姜切成0.3～0.5cm厚的薄片，中间以针穿刺数孔，上置艾炷，放在穴位上施灸，当病人感到灼痛时，可将姜片稍许上提，使之离开皮肤片刻，旋即放下再行灸治，如此反复进行，直到局部皮肤潮红为止。

（二）学生分组练习

1．每个学生做出大、中、小艾炷各5个。

要求：圆锥形，质地紧实，表面光滑无裂纹。

2．两两一组，相互之间进行非化脓灸、隔姜灸的操作。

要求：①熟记操作流程；②关注患者感受，能够合理控制姜片的厚度和直径以及艾炷的大小；③体会灸感并观察穴位皮肤的变化；④注意用火安全。

3．教师巡回指导。

二、艾条灸法练习

【教学目标】

掌握悬灸的操作。

【实训器材】

艾条、火柴等。

【实训步骤】

（一）教师示范操作

（1）温和灸：点燃艾条的一端，对准施灸部位，距皮肤 2～3cm 左右进行熏灸，使患者局部有温热和舒适感，一般每穴灸 3～5min，至皮肤出现红晕为度。

（2）雀啄灸：将艾条燃着的一端，在施灸部位上，作一上一下地连续移动，像鸟啄食一样的施灸，称雀啄灸。

（3）回旋灸：在施灸部位将艾条均匀地向左右方向移动或反复旋转施灸。

（二）学生分组练习

1. 两两一组，相互之间进行温和灸、雀啄灸和回旋灸的操作。

要求：①熟记操作流程；②关注患者感受，能够合理控制艾火与皮肤的距离；③体会灸感并观察穴位皮肤的变化；④注意用火安全。

2. 教师巡回指导。

三、温针灸法练习

【教学目标】

掌握温针灸法的操作。

【实训器材】

粗细艾绒、毫针、消毒棉球、75% 酒精棉球、火柴、线香等。

【实训步骤】

（一）教师示范操作

在针刺得气后，将针留在适当的深度，在针柄上穿置一段约 1.5cm 左右的艾条，或在针尾搓捏少许艾绒点燃施灸，并在施灸的下方垫一硬纸片，直待燃尽，除去灰烬，再将针取出。

（二）学生分组练习

1. 学生两两一组，相互之间进行温针灸的操作。

要求：①熟记操作流程；②关注患者感受，并在施灸的下方垫一硬纸片，防止艾火脱落烧伤皮肤或损及衣物；③体会灸感并观察穴位皮肤的变化；④注意用火安全。

2. 教师巡回指导。

四、其他灸法练习

教师亦可根据情况示范操作其他灸法。

【实训报告】

按下表（表 7-5）将训练内容如实加以记录。

表 7-5　灸法操作记录

施灸穴位	灸法名称	艾炷大小、壮数（或时间）	灸感

第三节 拔罐法和刮痧法训练

一、拔罐法练习

【教学目标】

熟练掌握临床常用火罐法的操作以及运用,熟悉各种罐具。

【实训器材】

各种规格的玻璃罐、竹罐、抽气罐、酒精灯、95% 酒精、75% 酒精、消毒棉球、镊子、毫针、三棱针、皮肤针、火柴等。

【实训步骤】

(一)观看各种罐具

(二)教师示范操作

1.拔火罐操作

(1)闪火法:用镊子夹 95% 酒精棉球或用长纸条点燃后,在罐内中段绕 1～2 圈或稍作短暂停留后再抽出,迅速将火罐扣在应拔部位上。

(2)投火法:用纸条点燃后,投入罐内,不等纸条烧完,即迅速将罐扣在应拔的部位上。若用 95% 酒精棉球点燃投入,要侧面横拔。

(3)贴棉法:将一大小适宜的 95% 酒精棉片贴在罐内壁中段,用火柴点着,扣于施术部位上。此法须防酒精过多、滴下烫伤皮肤。

(4)架火法:取一不易燃烧及传热的块状物,其直径要小于罐口,上置小块 95% 酒精棉球,放在应拔部位上,点燃后将火罐扣上。

起罐时,一般先用右手夹住火罐,左手拇指或示指从罐口旁边按压一下,使气体进入罐内,即可将罐取下。

2.拔罐应用

(1)闪罐:罐子吸附后,立即起下,再拔再起,如此反复多次,直至皮肤潮红为度。

(2)走罐:选用口径较大的玻璃罐,先在罐口涂一些凡士林、液体石蜡等润滑剂,将罐拔在腰背上后,用手握住罐底,稍倾斜,即后半边着力,前半边略提起,慢慢向前推动,这样在皮肤表面上下或左右来回推拉,反复移动数次,直至皮肤潮红为止。

(3)针罐:针刺得气后留针,再以针刺处为中心,拔上火罐,务须使针尾处于罐子的中央,留罐 10min 左右。

(4)刺血拔罐:先用三棱针或皮肤针按病变部位的大小和出血要求,刺络出血后,再拔以火罐,起罐后要擦净血迹。

(三)学生分组练习

1.检查罐口,挑选大小合适的罐。

要求:罐口光滑平整。根据所拔部位面积的大小选择合适的罐。

2.两两一组,相互之间进行闪罐、走罐、针罐、刺血拔罐的操作。

要求:①熟记操作流程;②关注患者感受(闪罐操作,要注意闪罐的速度及罐口的温度;走罐要动作流畅,避开血管瘢痕等部位;针罐能够合理控制毫针与罐的规格及吸力大小;刺血拔罐要严格消毒,控制好吸拔力度及出血量);③观察拔罐部位皮肤的变化;④注意用火安全。

3.教师巡回指导。

【实训报告】

按下表（表7-6）将训练内容如实加以记录。

表7-6　拔罐法操作记录

拔罐部位	拔罐方法	吸力大小	留罐时间	皮肤变化

二、刮痧法练习

【教学目标】

掌握刮痧的操作方法，熟悉各种刮痧用具。

【实训器材】

刮痧板、刮痧油、润滑剂、75%酒精、棉签等。

【实训步骤】

（一）观看刮痧板的形状、特点；说明刮痧油的作用。

（二）教师示范操作

1．头颈部刮拭示范操作（教师从以下部位任选1～2个示范）

（1）刮拭头部两侧：从头两侧的太阳穴开始至风池穴，刮拭线经过头维、颔厌、悬颅、悬厘、率谷、天冲、浮白、脑空等穴位。

（2）刮拭前头部：从头顶的百会穴开始至前发际正中，刮拭线经过前顶、通天、囟会、上星、神庭、承光、五处、曲差、正营、头临泣等穴位。

（3）刮拭后头部：从头顶的百会穴开始到后发际正中，刮拭线经过后顶、络却、强间、脑户、玉枕、脑空、风府、哑门、天柱等穴位。

（4）刮拭全头部：以头顶的百会穴为中心呈放射状向全头部刮拭。刮拭线经过全头穴位及头针穴线等。

（5）刮拭前额部：先刮拭前发际正中至眉毛之间即印堂穴处，再由前额正中分开，分别由内向外刮拭两侧。刮拭线经过印堂、攒竹、鱼腰、丝竹空等穴位。

（6）刮拭两颧部：从承泣至巨髎，迎香至耳门、听宫等的区域，分别自内向外刮拭，刮拭线经过承泣、四白、颧髎、巨髎、下关、耳门、听宫、听会等穴位。

（7）刮拭下额部：以唇下正中承浆穴为中心，分别自内向外刮拭。刮拭线经过承浆、地仓、大迎、颊车等穴位。

2．躯干部刮拭示范操作（教师从以下部位任选1～2个示范）

（1）刮拭背部正中：刮拭督脉经。刮拭线从大椎穴至长强穴，从上向下刮拭。

（2）刮拭背部两侧：主要刮拭背腰部足太阳膀胱经的循行路线。刮拭线即后正中线旁开1.5寸及3寸的位置，从上向下刮拭。

（3）刮拭胸部正中：即任脉经在胸部的循行路线。刮拭线从天突穴经膻中至鸠尾穴，从上向下刮拭。

（4）刮拭胸部两侧：刮拭线从前正中线自内向外刮拭。

（5）刮拭腹部正中：即任脉经在腹部的循行路线。刮拭线从鸠尾穴至水分穴，从阴交穴至曲骨穴，从上向下刮拭。

（6）刮拭腹部两侧：主要刮拭腹部足少阴肾经、足阳明胃经、足太阴脾经的循行路线，即前正中线旁开0.5寸、2寸、4寸的位置。从上向下刮拭。

3．四肢部刮拭示范操作（教师从以下部位任选1~2个示范）

（1）刮拭上肢内侧部：主要刮拭手太阴肺经、手厥阴心包经、手少阴心经的循行路线，从上向下刮拭。

（2）刮拭上肢外侧部：主要刮拭手阳明大肠经、手少阳三焦经、手太阳小肠经的循行路线，从上向下刮拭。

（3）刮拭下肢内侧部：主要刮拭足太阴脾经、足厥阴肝经、足少阴肾经的循行路线，从上向下刮拭。

（4）刮拭下肢前面部、外侧部、后面部：主要刮拭足阳明胃经、足少阳胆经、足太阳膀胱经的循行路线，从上向下刮拭。

（5）刮拭膝眼：先用刮板的棱角点按刮拭内外膝眼，自里向外，刮拭方法是最好先点按，然后向外刮出。

（6）刮拭膝关节前部：刮拭部位主要是足阳明胃经经过膝关节前部的路线，膝关节以上部分从伏兔穴经阴市穴到梁丘穴，膝关节以下部分从犊鼻穴至足三里穴，从上向下刮拭。

（7）刮拭膝关节内侧部：刮拭部位主要是足三阴经经过膝关节内侧的路线。刮拭路线经过血海、曲泉、阴陵泉、膝关、阴谷等穴位，从上向下刮拭。

（8）刮拭膝关节外侧部：刮拭部位主要是足少阳胆经经过膝关节外侧的路线。刮拭穴位有膝阳关、阳陵泉等，从上向下刮拭。

（9）刮拭膝关节后部：刮拭部位主要是足太阳膀胱经经过膝关节后部的循行路线。刮拭穴位有殷门、浮郄、委阳、委中、合阳等，从上向下刮拭。

操作要点：①常规消毒后，在刮摩部位上涂抹润滑剂；②将刮痧板的平面朝下或朝外，以45°角沿一定的方向刮摩，用力要均匀、适中，以能耐受为度；③在刮摩过程中，由点到线到面，或是由面到线到点，刮摩面尽量拉长拉大，直至皮肤出现紫红色瘀点、瘀斑；④根据所刮部位分别采取平刮、竖刮、斜刮、角刮的不同方法；⑤刮完后，擦净水渍、油渍。

（三）学生分组练习

1．检查刮痧板。

要求：刮痧板边缘光滑。

2．两两一组，相互之间进行操作。

要求：①熟记操作流程；②关注患者感受（刮痧时要动作流畅；点按穴位时力度适当）；③观察刮痧部位皮肤颜色的变化。

3．教师巡回指导。

【实训报告】

按下表（表7-7）将训练内容如实加以记录。

表7-7 刮痧法操作记录

刮痧部位	操作手法	用力大小	刮痧次数	皮肤颜色变化

第四节   特殊针具刺法训练

一、三棱针法练习

【教学目标】
熟悉三棱针的针具特点,掌握其操作方法,特别是三棱针点刺法操作。
【实训器材】
75% 酒精、2% 碘酒、消毒干棉球、镊子、弯盘、三棱针、学生自备练针用的纸垫。
【实训步骤】
(一)教师示范操作
1.点刺法   先用手在针刺部位推按,使血液积聚,经常规消毒后,左手拇、示、中三指夹紧被刺部位或穴位,右手拇、示两指持住针柄,中指夹住针尖部,露出针尖 0.3~0.5cm,持针,对准穴位迅速刺入 0.3~0.5cm 深,立即出针,轻轻挤压针孔周围,使出血数滴,然后用消毒干棉球按压针孔止血。
2.散刺法   常规消毒后,在局部由外缘环形向中心轻轻点刺 10~20 针以上。
3.教师亦可根据情况示范操作刺血法和挑刺法。
(二)学生分组操作
1.先在纸垫上练习三棱针点刺法、散刺法操作。
要求:身体端正,执笔式持针,垂直抵于纸垫表面持针要稳,力量集中,肩肘放松,手指施力,快速刺入纸垫,反复练习直至熟练。
2.熟练后在自身或相互之间进行点刺法练习,亦可进行散刺法练习。
要求:选择合适的穴位,严格消毒操作手指和穴位,根据点刺和散刺要点快速刺入皮肤,出血后,用消毒干棉球按压止血。
3.教师巡视辅导。
【实训报告】
按下表(表 7-8)将训练内容如实加以记录。

表 7-8   三棱针法操作记录

针具	操作方法	穴位(部位)	出血量(刺激强度)

二、皮肤针法练习

【教学目标】
熟悉皮肤针的针具特点,掌握其操作方法,特别是皮肤针的叩刺法的操作。
【实训器材】
75% 酒精、2% 碘酒、消毒干棉球、镊子、弯盘、皮肤针、学生自备练针用的纸垫。

【实训步骤】
（一）教师示范操作

1. 叩刺法 将针具及皮肤消毒后，针尖对准叩刺部位，使用手腕之力，将针尖垂直叩打在皮肤上，并立刻弹起，反复进行，叩刺的速度要一致，密度要均匀。

2. 刺激强度 弱刺激用腕力较小，针尖接触皮肤时间较短，局部皮肤略有潮红，病人无疼痛感觉；强刺激用腕力较大，针尖接触皮肤时间稍长，局部皮肤可见隐隐出血，病人有疼痛感觉；中刺激用腕力介于弱、强刺激之间，局部皮肤潮红，但无渗血，病人稍觉疼痛。

（二）学生分组操作

1. 选择适当纸垫进行皮肤针叩刺练习。

要求：自备硬度偏硬纸垫，手持皮肤针，腕部用力，力度逐渐增大，叩刺纸垫，反复练习，直至熟练。

2. 动作熟练后，再按轻、中、重不同刺激强度加以练习。

要求：严格消毒皮肤针和施术部位，手持皮肤针，腕部发力，按轻、中、重不同刺激强度叩刺。

3. 教师巡视辅导。

【实训报告】
按下表（表 7-9）将训练内容如实加以记录。

表 7-9 皮肤针法操作记录

针具	操作方法	穴位（部位）	出血量（刺激强度）

三、皮内针法练习

【教学目标】
掌握皮内针的操作方法，熟悉各种皮内针针具。

【实训器材】
麦粒型皮内针、图钉型皮内针、胶布、95% 酒精、镊子、棉球、75% 酒精、棉签、学生自备练针用的纸垫。

【实训步骤】
（一）观看皮内针的形状、特点。

（二）教师示范操作

1. 麦粒型皮内针刺法 左手拇、示指将穴位的部皮肤向两侧撑开绷紧，右手用小镊子夹住针柄，针尖对准穴位，将针平刺入皮内 0.5～1.0cm。皮内针刺入皮内后，在露出皮外部分的针身和针柄下的皮肤表面之间粘贴一块小方形（1.0cm×1.0cm）胶布，然后再用一条较前稍大的胶布覆盖在针上。

2. 图钉型皮内针刺法 以小镊子或持针钳夹住针柄，将针尖对准选定穴位，轻轻刺入，然后以小方块胶布粘贴固定。另外，也可以用小镊子夹针，将针柄在预先剪好的小方块胶布上粘住，手执胶布将其连针贴刺在选定的穴位上。

（三）学生分组练习

1. 先在纸垫上练习持针操作。

要求：手持小镊子或持针钳，力度适中，不可摇晃，刺入纸垫，反复练习持针，直至熟悉。

2. 学生根据操作要求在自身或相互之间进行皮内针刺法操作练习。

要求：手持小镊子或持针钳，稳定刺入皮内，刺入后用小方块胶布粘贴固定。

3. 教师巡视辅导。

【实训报告】

按下表（表7-10）将训练内容如实加以记录。

表7-10　皮内针法操作记录

针具	操作部位	操作手法

四、火针法练习

【教学目标】

掌握火针的操作方法，熟悉各种火针针具。

【实训器材】

火针、胶布、95% 酒精、镊子、棉球、75% 酒精、酒精灯、棉签等。

【实训步骤】

（一）观看火针的形状、特点。

（二）教师示范操作

1. 选穴与消毒　火针选穴与毫针选穴规律基本相同，根据病症不同而辨证取穴。选定穴位后要采取适当体位以防止患者改变姿势而影响取穴的准确性。取穴应根据病情而定，一般宜少，实证和青壮年患者取穴可略多。选定穴位后进行严格消毒。先用碘酒消毒，后用酒精棉球脱碘。

2. 烧针　烧针是使用火针的关键步骤，现多用酒精灯烧针。先烧针身，后烧针尖。根据治疗需要，可将针烧至白亮、通红或微红。若针刺较深，需烧至白亮，否则不易刺入，也不易拔出，而且剧痛；若针刺较浅，可烧至通红；若针刺表浅，烧至微红即可。

3. 针刺及深度　一般左手持灯，右手持针，靠近施术部位，烧针后对准穴位，速进速出。火针针刺的深度要根据病情、体质、年龄和针刺部位的肌肉厚薄、血管深浅而定。一般四肢、腰腹针刺稍深，可刺2～5分深，胸背部穴位针刺宜浅，可刺1～2分深，夹脊穴可刺3～5分深。

4. 针后处理　火针刺后，用干棉球迅速按压针孔，以减轻疼痛。针孔的处理，视针刺深浅而定，若针刺1～3分深，可不进行特殊处理；若针刺4～5分深，可用消毒纱布敷贴，胶布固定1～2天，以防感染。

（三）学生分组练习

1. 熟悉火针的结构规格以及各种火针针具。

2. 学生根据操作要求在自身或相互之间进行火针刺法操作练习，并注意火针刺法的深浅度。

要求：选择适合的体位，严格对针具和穴位消毒，针尖烧至白亮，快速进出，根据针刺深浅进行处理。

3. 教师巡视辅导。

【实训报告】

按下表（表7-11）将训练内容如实加以记录。

表 7-11 火针法操作记录

操作部位	烧针程度	针刺深度

五、芒针法练习

【教学目标】

掌握芒针法的操作方法,熟悉芒针针具特点。

【实训器材】

芒针、碘酒、75% 酒精、棉签等。

【实训步骤】

（一）观看芒针的形状、特点。

（二）教师示范操作

1．进针 施术部位常规消毒,右手持针柄,左手抓住针身下端,针尖对准穴位,双手同时用力(右手快速捻转,左手持针下压),将针迅速刺入皮下。

2．行针 针刺入穴位后,针尖对准应刺方向平刺或斜刺,用捻转手法行针至一定深度。捻转以拇指前后运动为主,示、中指反向运动为辅,角度在 180°～360° 之间,不能单向捻转。行针时还可用押手轻轻循按针身,改变针刺方向与角度,增强刺激量。达到一定深度后,还可根据病情需要,作捻转、提插或其他手法,然后留针 20min。

3．出针 慢慢捻针,边捻边退,退到皮下后轻轻拔针,用消毒干棉球按压针孔。若有出血,需用消毒干棉球压迫针孔 2min 以上,直到血止为止。

（三）学生分组练习

1．学生根据操作要求在自身或相互之间进行芒针刺法操作练习,并注意体会针刺深浅度与针感强弱关系。

要求:选择适合体位,严格消毒施术部位,平刺或斜刺刺入皮肤,体会不同针刺角度、行针手法等。

2．教师巡视辅导。

【实训报告】

按下表(表 7-12)将训练内容如实加以记录。

表 7-12 芒针法操作记录

穴位	进针角度、方向	针刺深度

六、锟针法练习

【教学目标】

掌握锟针的操作方法,熟悉锟针针具特点。

【实训器材】

鍉针、碘酒、75% 酒精、棉签等。

【实训步骤】

（一）观看鍉针的形状、特点。

（二）教师示范操作

1.普通鍉针的操作方法　将针尖垂直放在腧穴或经络表面,用右手拇、示中三指捏住针体向下按压。以不进入皮内而有得气感为度。弱刺激:将针轻轻压在经脉穴位上,约 3～5min,待有沉、胀、酸感觉,或局部皮肤周围发生红晕或症状缓解时,即可起针,起针后局部稍加揉按;强刺激:将针重压在经脉及穴位上,动作宜快或不离皮肤表面,一上一下地提按或做震颤动作,5～10min,待患者感觉疼痛或酸胀感向上下扩散时,迅速起针。

2.电鍉针的操作方法　先在刺激部位涂以生理盐水,再将带有导线的鍉针链接 DC Z-D 治疗仪,频率为 1～2 次 /s,强度以患者有感觉为度,针夹在体表的治疗部位,打开治疗仪的开关。

3.磁鍉针的操作方法　磁鍉针按压时针体与穴位表面垂直,按压作用力以患者接受能力或产生酸、麻、胀、冷、热感为度,按压穴位时可配合捻转及震颤手法,作用时间 1～10min。

（三）学生分组练习

1.熟悉鍉针针具的特点。

2.学生根据操作要求在自身或相互之间进行鍉针刺法操作练习。

要求:鍉针针尖垂直放在腧穴或经络表面,不可刺入皮内,注意体会不同强度刺激与针感强弱关系。

3.教师巡视辅导。

【实训报告】

按下表(表 7-13)将训练内容如实加以记录。

表 7-13　鍉针法操作记录

针具	操作部位	操作方法	用力大小

第五节　特定部位刺法训练

一、耳针法练习

【教学目标】

掌握耳穴的定位、探察方法和耳穴的毫针刺法、压籽法。

【实训器材】

耳穴模型、75% 酒精、2% 碘酒、消毒干棉球、耳穴探棒、耳穴测定仪、0.5 寸毫针、耳压板、王不留行籽、镊子、胶布、剪刀等。

【实训步骤】

（一）点划耳穴

通过观看模型和教师指导,学生 2 人一组,相互之间点划耳穴。点划结束后,教师抽查点穴情况。

（二）教师示范耳穴探察及操作

1. 耳穴探察　探察前需安静休息片刻，并且不要用力擦洗耳郭。

（1）直接观察法：用拇、示指轻提耳郭，在充足的自然光线下，对耳郭由上而下，从内到外，直接观察有无变形、变色等征象，如凹陷、脱屑、水疱、丘疹、硬结、疣赘、软骨增生、充血、色素沉着等。

（2）按压法：用探棒在相应的耳区从周围逐渐向中心探压，或对肉眼观察所发现的阳性反应点进行探压，探压时手法要轻、慢、均匀，注意观察被检者的反应。

（3）手指抚摩法：医生以示指紧贴耳背，拇指指腹轻抚耳郭前面，比较有无隆起、增厚、结节及其大小、硬度等情况。少数病人应用按压法找不到压痛点时，可用手指按摩该耳区，然后再测。

（4）电测定法：探测时病人握住电极，医者执探头，在病人耳郭相应部位探察，当探头触及"良导点"时，可通过指示信号、音响、或仪表反映出来。

2. 操作方法

（1）毫针刺法：选定刺激点后，以探棒或针柄稍用力按压做一标记，先用 2% 碘酒消毒，再用 75% 酒精脱碘，左手拇、示指固定耳郭，中指托着针刺部位，右手持 0.5 寸毫针 180° 顺时针方向捻转刺入，深度以穿入软骨但不透过对侧皮肤为度。施以小幅捻转，留针时间一般为 20～30min。起针时，左手托住耳背，右手快速起针，然后用消毒干棉球压迫针孔，以防出血。

（2）压籽法：耳穴皮肤用 75% 酒精消毒后，取王不留行籽 1～2 粒附在 0.5cm×0.5cm 的胶布中央，用镊子夹住贴敷在耳穴上，并按摩数次，使耳郭热胀。

（三）学生分组练习

1. 学生相互熟悉常用耳穴定位。

要求：可对比模型，相互熟练定位。

2. 学生相互之间进行耳穴探察和耳穴毫针刺法、压籽法的练习。

要求：毫针选用 0.5 寸，注意刺入深度，不可深刺；王不留行籽紧贴穴位，反复按压，直至热胀感。

3. 教师巡视辅导。

【实训报告】

按下表（表 7-14、表 7-15）将训练内容如实加以记录。

表 7-14　耳穴探察记录

探察方法	阳性反应	耳穴	初步诊断和分析

表 7-15　耳针法操作记录

耳穴	操作方法	体会

二、头针法练习

【教学目标】

掌握头针刺激线的定位和头针的操作方法。

【实训器材】

头针模型、皮尺、毫针、75% 酒精、2% 碘酒、消毒干棉球、学生自备练针用的纸垫、弯盘、镊子、电针仪等。

【实训步骤】

（一）点划头针刺激线

在观看模型和教师示范定位后,学生 2 人一组,相互之间点划头针刺激线,教师巡视辅导。最后教师抽查点划情况。

（二）教师示范头针操作

1. 进针 对选好的头针刺激线进行常规消毒,针尖与头皮成 30° 左右夹角,快速将针刺入头皮下,当针抵达帽状腱膜下层时,指下感到阻力减少,将针与头皮平行,沿刺激区刺入 0.5～1.5 寸。如推进过程中针下有抵抗感,或患者感到疼痛较剧时,应立即停止推进,后退改变角度后再推进。

2. 行针 术者肩、肘、腕关节及拇指固定,示指呈半屈曲状,用拇指掌侧面和示指桡侧面夹持针柄,以示指掌指关节不断屈伸,使针体左右快速旋转达 200 次 /min 左右。一般可持续捻转 2～3min,留针 20～30min,留针期间每隔 5min,重复捻针 1 次。也可用电针代替手法捻针。

3. 起针 如针下无紧涩感,可快速抽拔出针;如紧涩难出,可徐徐捻转出针。注意起针后必须用消毒干棉球按压针孔片刻,以防出血。

（三）学生分组练习

1. 学生相互点划头针刺激线,能准确定位。

2. 学生先在纸垫上进行头针针刺练习。

要求:注意针具选择,进针角度与棉团成 30° 左右,反复练习。

3. 熟练后相互之间进行实体操作练习。

要求:严格消毒针具和头针刺激线,头针针尖与头皮成 30° 左右夹角,快速刺入,密切体会针刺感觉以及患者体会,头皮易出血,应用干棉球按压针孔,防止出血。

4. 教师巡视辅导。

【实训报告】

按下表(表7-16)将训练内容如实加以记录。

表 7-16　头针法操作记录

头针刺激线	进针方法	行针方法	针刺体会

三、腕踝针法练习

【教学目标】

掌握腕部、踝部针区的定位和操作方法。

【实训器材】

腕踝针模型、皮尺、毫针、75% 酒精、2% 碘酒、消毒干棉球、棉团、弯盘、镊子,学生自备练针用的纸垫。

【实训步骤】

（一）点划腕部、踝部进针点

在观看模型和教师示范定位后，学生 2 人一组，相互之间点划腕部、踝部进针点，教师巡视辅导。最后教师抽查点划情况。

（二）教师示范腕踝针操作

选定进针点后，皮肤常规消毒，医者左手固定进针点上部（拇指拉紧皮肤），右手拇指在下，示、中指在上夹持针柄，针与皮肤成 30°角，快速刺入皮下，针体紧贴皮肤表面，沿皮下浅表层刺入一定深度，以针下有松软感为宜。若患者有酸、麻、胀、重感觉，说明针体刺入筋膜下层，进针过深，需要调针至皮下浅表层，针刺深度约 1.5 寸。针刺方向一般朝上，如病变在四肢末端则针刺方向朝下。

（三）学生分组练习

1. 学生相互点划腕部、踝部进针点。

2. 学生先在纸垫上进行腕部、踝部针刺练习。

要求：进针角度与纸垫成 30°左右，快速刺入，反复练习。

3. 熟练后相互之间进行实体操作练习。

要求：严格消毒针具和腕部、踝部进针点，头针针尖与头皮成 30°左右夹角，快速刺入，针下为松软感，密切体会针刺感觉。

4. 教师巡视辅导。

【实训报告】

按下表（表 7-17）将训练内容如实加以记录。

表 7-17　腕踝针法操作记录

腕踝针进针点	进针方法	行针方法	针刺体会

第六节　腧穴特种疗法训练

一、电针法练习

【教学目标】

掌握电针的操作方法，了解其注意事项。

【实训器材】

电针仪、毫针、75% 酒精、消毒棉球、针盘、镊子等。

【实训步骤】

（一）教师示范操作

电针操作　选同侧上肢两穴，针刺得气后，将输出电位器调至"0"位，将电针机输出的两个电极导线分别接在两根毫针的针柄上，然后打开电源开关，选好波型，慢慢调高至所需的电流量，使之出现酸胀热或刺麻等感觉以及局部肌肉节律性收缩。通电时间一般 5～20min，如在通电过程中感觉减低，可适当加大输出电流量，或暂时断电 1～2min 后再行通电。治疗结束时，先将输出电位器退回"0"位，再关闭电源，取下导线，最后按一般起针方法将针取出。

（二）学生分组练习

1. 检查电针仪　要求：电针仪接触良好，所有旋钮归零。

2. 两两一组，相互之间进行电针操作　要求：①熟记操作流程；②关注患者感受（电针操作，能够控制好电流强度，对施术过程中因电流强度过大患者产生疼痛进行正确处理）；③体会针感；④注意用电安全。

3. 教师巡回指导。

【实训报告】

按下表（表7-18）将训练内容如实加以记录。

表7-18　电针法操作记录

穴位	电流强度、频率、波型	通电时间	针感

二、穴位注射法练习

【教学目标】

掌握穴位注射的操作方法，了解其注意事项。

【实训器材】

注射针头、复方当归注射液（或其他可供穴位注射的药液）、75%酒精、2%碘酒、消毒棉球、针盘、镊子等。

【实训步骤】

（一）教师示范操作

穴位注射操作　根据需要选择合适的注射器和针头，局部皮肤常规消毒后，用无痛快速进针法将针刺入穴位，然后缓慢推进或上提下插，探得酸胀等"得气"感后，回抽一下，如无回血，即可将药液推入。一般疾病用中等速度推入药液；慢性病体弱者用轻刺激，缓慢推入药液；急性病体强者用强刺激，可快速将药液推入。如需注入较多药液时，可将注射针由深部逐渐边退边推药，也可将注射针更换几个方向注射药液。推药完毕，缓慢将针退至皮下，再快速拔出，然后用消毒棉球按压。

（二）学生分组练习

1. 两两一组，相互之间进行穴位注射操作　要求：①熟记操作流程；②关注患者感受（穴位注射注意回抽无血方可操作，注意药物的剂量及针感）；③体会针感；④注意安全。

2. 教师巡回指导。

【实训报告】

按下表（表7-19）将训练内容如实加以记录。

表7-19　穴位注射法操作记录

穴位	注射药物	剂量	针感

三、穴位敷贴法练习

【教学目标】

掌握穴位敷贴的操作方法。

【实训器材】

吴茱萸、肉桂、白醋、胶布、75%酒精、棉签等。

【实训步骤】

（一）教师示范操作

穴位敷贴法示范操作　以吴茱萸、肉桂粉敷贴涌泉穴为例。先将吴茱萸、肉桂粉成细末，用白醋调和成泥状备用。涌泉穴局部常规消毒后取蚕豆大小敷贴其处，用胶布覆盖即可。敷贴时间长短以敷贴部位及药物刺激量大小而定。

（二）学生分组练习

1. 两两一组，相互之间进行穴位敷贴操作练习　要求：①熟记操作流程；②关注患者感受（患者感觉瘙痒、灼痛时，及时揭下，如出现水疱，及时处理）。

2. 教师巡回指导。

【实训报告】

按下表（表7-20）将训练内容如实加以记录。

表7-20　穴位敷贴法操作记录

敷贴部位	敷贴药物	敷贴时间

四、穴位埋线法练习

【教学目标】

熟悉穴位埋线的操作方法，熟悉穴位埋线针具。

【实训器材】

实验用大白兔、镊子、埋线针、0～1号铬制羊肠线、0.5%～1%盐酸普鲁卡因、手术剪刀、75%酒精、棉签、敷料等。

【实训步骤】

（一）观看穴位埋线针的形状、特点。

（二）教师示范操作

1. **埋线针埋线法**　局部皮肤消毒后，以0.5%～1%盐酸普鲁卡因作浸润麻醉，剪取羊肠线一段（一般约1cm长），套在埋线针尖缺口上，两端用血管钳夹住。右手持针，左手持钳，针尖缺口向下以15°～40°方向刺入，当针头缺口进入皮内后，左手即将血管钳松开，右手持续进针直至肠线头完全埋入皮下，再进针0.5cm，随后把针退出，用棉球或纱布压迫针孔片刻，再用纱布敷盖保护创口。

2. **穿刺针埋线法**　常规消毒局部皮肤，镊取一段约1～2cm长已消毒的羊肠线，放置在腰椎穿刺针针管的前端，后接针芯，左手拇、示指绷紧或捏起进针部位皮肤，右手持针，刺入到所需的深度；当出现针感后，边推针芯，边退针管，将羊肠线埋植在穴位的皮下组织或肌层内，针孔处覆盖消毒纱布。

3.三角针埋线法   在距离穴位两侧 1～2cm 处，用龙胆紫作进出针点的标记。皮肤消毒后，在标记处用 0.5%～1% 盐酸普鲁卡因作皮内麻醉，用持针器夹住带羊肠线的皮肤缝合针，从一侧局麻点刺入，穿过穴位下方的皮下组织或肌层，从对侧局麻点穿出，捏起两针孔之间的皮肤，紧贴皮肤剪断两端线头，放松皮肤，轻轻揉按局部，使羊肠线完全埋入皮下组织内。敷盖纱布 3～5d。

（三）学生分组练习

1．两两一组，在大白兔身上进行穴位埋线操作练习   要求：①熟记操作流程；②关注患者感受（埋线处如出现疼痛、硬肿，及时处理）；③体会埋线的深度；④注意安全。

2．教师巡回指导。

【实训报告】

按下表（表7-21）将训练内容如实加以记录。

表7-21   穴位埋线法操作记录

埋线部位	操作方法

五、穴位磁疗法练习

【教学目标】

掌握穴位磁疗的操作方法。

【实训器材】

磁片、磁珠、胶布、75% 酒精、龙胆紫药水、棉签等。

【实训步骤】

（一）观看磁片、磁珠的形状、特点。

（二）教师示范操作

1.直接贴敷法   用胶布或伤湿止痛膏将直径 5～20mm、厚 3～4mm 的磁铁片，直接贴敷在穴位或痛点上，磁铁片表面的磁场强度约为数百至 2 000Gs，或用磁珠贴敷于耳穴。根据治疗部位不同，贴敷时可采用单置法、对置法或并置法。

（1）单置法：将一块磁片贴压于穴区或患部的方法。

（2）对置法：是利用南北极对称的两块磁片将病变部位或穴区点在中间的一种贴法。可用于体穴，如内关与外关、阳陵泉与阴陵泉等；亦可用于耳穴。应注意贴敷时要将磁片的极性相反对置。

（3）并置法：是将两块磁片并列在一起的贴敷方法，适用于发病面积较大的部位，操作时可以同名极排列，亦可以异名极排列。若同名极排列，可以使磁力线更深地透入患者体内；但两块磁片需保持一定距离；如果异名极排列，磁力线透入患者体内较浅，两个磁片容易接近。这时体内有两种磁场进入。

2.间接贴敷法   是指将永磁体磁片缝入衣服、或放入布袋、皮带、塑料膜内而制成的磁衣、磁带、磁帽、护膝、护腕等进行治疗的一种方法。在穿戴上述物品时，注意使磁片对准穴位或病所。

（三）学生分组练习

1．学生根据操作要求进行穴位磁疗操作练习。

2．教师巡回指导。

【实训报告】

按下表（表7-22）将训练内容如实加以记录。

表7-22 穴位磁疗法操作记录

贴敷法	贴敷部位	磁疗感觉强弱

六、穴位激光照射法练习

【教学目标】

掌握穴位激光照射的操作方法。

【实训器材】

激光仪

【实训步骤】

（一）教师示范操作

1．在使用之前，应详细检查仪器有无漏电、混线等问题，地线是否接好，以防触电或烧毁仪器等事件的发生。

2．接通电源。可先将电流调节电钮置于第二或第三挡上，这时指示灯发亮，氦-氖激光仪发出橘红色光束。若激光管不亮或出现闪辉现象时，表明启动电压过低，应立即断电，并将电流调节电钮沿顺时针方向旋1～2挡，停1min之后再将电源开关打开。切勿反复多次开闭电源开关，以免造成故障。

3．选择合适的治疗体位，照射穴位前，先准确找到穴位，并以龙胆紫药水标记。

4．捻动电流调节旋钮，至激光管最佳工作量，使激光管发光稳定。然后将激光束的光斑对准需要照射的穴位直接垂直照射。照射距离一般为8～100mm，宜据症情及仪器的性能而定。照射剂量，每穴5～10min，一般不超过20min。

（二）学生分组练习

1．学生根据操作要求进行穴位激光照射操作练习。

2．教师巡回指导。

【实训报告】

按下表（表7-23）将训练内容如实加以记录。

表7-23 穴位激光照射操作记录

部位	照射距离	照射时间

（蔡明星 赵惠连 李 强 陈春华）

附录一
古代医籍论刺灸法

古代医籍记载了各历史时期中医学的成就与经验总结，是中医学的伟大智慧宝库，其中关于刺灸法的论述遍布于诸多典籍中，是后世考察古代刺灸理论、认识古代刺灸方法的重要依据，对于我们继承和发扬刺灸手法有着十分重要的意义。限于篇幅，现仅就《黄帝内经》《难经》《流注指微赋》《金针赋》《针灸大成》等医籍有关刺灸法的内容作一介绍。

一、《黄帝内经》论刺灸法

《黄帝内经》是我国现存最早的较为系统论述医学内容的典籍，包括《灵枢》和《素问》两部分，各九卷八十一篇。其中，论述针具和刺灸法主要在《灵枢》这部分，所以《灵枢》又称之为《针经》。

（一）论刺法

1. 病位浅深的刺法 针刺的目的在于扶助正气，祛除邪气，而祛邪的方法是："邪气之所客也，针石缘而去之"（《素问·五脏生成》）。因此，针刺的浅深当视邪气所在的部位而定，邪气深则刺深，邪气浅则刺浅，针达于邪客之处，使邪气无所遁迹，正所谓"得邪所在，万刺不殆"（《灵枢·官针》）。而确定病位之浅深在于辨证识脉，《素问·刺要论》指出："刺有浅深，各至其理……深浅不得，反为大贼。"如果不会辨证，不能确定病邪所在位置，则不能掌握针刺浅深之"理"，容易发生病浅刺深或病深刺浅的情况，非但不能治疗疾病，反而会对患者的身体造成损害。只有病位确定之后，才可以决定针刺的浅深。

（1）毛刺：《灵枢·官针》曰："毛刺者，刺浮痹于皮肤也"。因邪在皮毛，浅刺于皮毛之间以散邪气，故称毛刺。

操作方法：古代使用镵针，后世改为皮肤针、滚刺筒一类的针具，现代采用皮肤针（梅花针、七星针）叩刺的方法就是这类刺法演变而来的。

临床应用：常用于治疗皮肤麻木不仁的一类病证。还可用于治疗斑秃、脱发、湿疹、神经性皮炎、带状疱疹等病证。

（2）半刺：《灵枢·官针》曰："半刺者，浅内而疾发针，无针伤肉，如拔毛状，以取皮气，此肺之应也。"因其刺入极浅，不是全刺，用于宣泄浅表部的邪气，故称半刺。

操作方法：以毫针浅刺于皮肤，刺得浅，不入肌肉，出针快，如拔去毫毛一般，使皮肤产生针感。此为五脏刺之一，现代发展为皮肤针刺法。

临床应用：肺主皮毛，浅刺于皮毛之间，内应于肺，能宣肺解表，治疗风邪束表，发热咳嗽喘息等与肺相关的疾病以及某些皮肤病。

（3）直针刺：《灵枢·官针》曰："直针刺者，引皮乃刺之，以治寒气之浅也。"直，是直对病所的意思。因邪气浅在，沿皮横刺才能直对病所，故称为"直针刺"。

操作方法：先夹持捏起穴位处的皮肤，然后将针沿皮下刺之。近代称直针刺为"横刺"或"沿皮刺"，这种刺法，进针较浅，有通络止痛的功效。现代发展为皮内针、头针、眼针、腕踝针，透穴刺法亦属于此类针法。

临床应用：适合治疗浅表络脉等部位的病证，常用于带状疱疹、丹毒的治疗。还可用来治疗痤疮、扁平疣等皮肤病，以及肌肉拘急或急性扭伤等属于经筋的病证。

（4）浮刺：《灵枢·官针》曰："浮刺者，傍入而浮之，以治肌急而寒者也。"因斜针浅刺，针浮于表，故称浮刺。

操作方法：将针斜向刺入，使其浅浮于肌腠之间。近代的皮内针法，就是由浮刺演变发展而来的。

临床应用：因浅刺勿深以治肌肉急寒，常用于治疗面肌痉挛、三叉神经痛、关节痛以及急慢性筋膜炎等。

（5）经刺：《灵枢·官针》曰："经刺者，刺大经之结络经分也。"所谓"结络经分"，是指经脉所过之处气血瘀滞有结聚现象的地方，常表现为瘀血、硬结、肿块、条索或压痛等阳性反应点。

操作方法：这类阳性反应点位置颇为表浅，采用"经络触诊法"可以触知，了解该阳性反应点与经脉分布和脏腑的关系，在判断疾病性质、所属经脉的基础上，刺激阳性反应点以治疗相关病证。

临床应用：用于治疗脏腑疾病和多种杂症。如脏腑疾病可于相应背俞穴、募穴、原穴、郄穴出现压痛，或在经脉所过之处出现结节、凹陷或寒温变化。又如肩关节周围炎患者可于肩部扪及条索状物等。

（6）分刺：《灵枢·官针》曰："分刺者，刺分肉之间也。"这是将针刺穿透皮肤，直达肌肉部的一种刺法。

操作方法：将针直刺入肌肉间，一般以穴位为刺激点，行针得气后留针。

临床应用：常用于治疗肌肉乏力、萎缩（如肌炎、皮肌炎、重症肌无力）等肌痹、肉痹、痿证等。

（7）关刺：《灵枢·官针》曰："关刺者，直刺左右尽筋上，以取筋痹，慎无出血，此肝之应；或曰渊刺；一曰岂刺。"由于经脉外络体表，内属脏腑，所以一些浅深的针法，其影响可以远及相应脏腑，激发脏腑之气，调整以脏腑为核心的整个系统，从而对皮、脉、筋、肉、骨等五体的疾病发挥治疗作用。"关刺"就是外取于筋，内应于肝的刺法。

操作方法：这种刺法多在关节附近的肌腱上进行针刺，即以毫针直刺进针，刺入肌腱浅层即止，得气后出针。因为筋会于节，四肢筋肉的尽端都在关节附近，故称关刺。由于针刺较深，必须注意不可伤脉出血。

临床应用：常用于治疗筋肉挛急、拘挛等筋痹。也可用于脑瘫、中风偏瘫、颈椎病等的治疗。

（8）短刺：《灵枢·官针》曰："短刺者，刺骨痹稍摇而深之，致针骨所，以上下摩骨也。"短是接近的意思。邪在骨髓，将针刺入于骨骼表面以达邪，故称短刺。

操作方法：将针缓慢刺入，直到靠近骨头然后上下捻转，以摩擦骨组织表面。

临床应用：常用于治疗骨痹等深部病痛。

（9）输刺："十二刺"中的"输刺"和"五刺"中的"输刺"都是深刺的方式，其法为直入直出，直达病所，以便引邪外出。

十二刺中说："输刺者，直入直出，稀发针而深之，以治气盛而热者也。"此谓针入组织深层，以泻病气。操作时，将针垂直刺入较深处以候气，得气后缓慢将针退出，乃从阴引阳，以输泻热邪。临床上常用于治疗高热不退，无汗烦躁，气盛而热的病证。

五刺中说："输刺者，直入直出，深内之至骨，以取骨痹，此肾之应也。"此处的"输"有输通之意，谓针深入，输通内外。操作时，将针直入直出，深于骨骼，通彻内外，内应于肾气。临床上常用于治疗先天肾气不足或肝肾亏虚之骨痿证，以及寒湿入于骨髓之身重、麻痹、四肢沉重难举之骨痹证。

（10）三刺法：即是在皮内、皮下、分肉间分为浅、中、深三个层次，分阶段施予针刺。

操作方法：其法是"先浅刺绝皮，以出阳邪。再刺则阴邪出者，少益深，绝皮致肌肉，未入分肉间也。已入分肉之间，则谷气出……始刺浅之，以逐邪气而来血气。后刺深之，以致阴气之邪。最后刺极深之，以下谷气"，这种刺法可以驱除"阴阳"（内外）邪气，保留谷气。后世的天、地、人三才分层刺法，以及在此基础上创立的"烧山火""透天凉"等复式补泻手法，均以"三刺法"为鼻祖。从三刺法可以看到，浅刺和深刺并不是孤立的，可以形成浅深结合，分级操作的复式手法。

临床应用：三刺法能从阴引阳，从阳引阴，祛除内外邪气，常用于治疗外感内伤多种病证。

2．放血刺法　气滞血瘀是疾病发生的基本机制之一，放血刺法可以逐去恶血，消除壅滞，从而恢复血脉的正常运行以治愈疾病。古人治病，首先观察是否存在放血刺法的体征，如果存在局部青紫，肿块，舌质瘀斑瘀点等瘀血阻滞的现象，或神识昏蒙，瘀血上攻，或高热神昏，气实血壅之际，符合"治病必先去其血，乃去其所苦"（《素问•血气形志论》）这一原则，则应首先采取放血刺法。《灵枢•官针》"九刺"中的"络刺""五刺"中的"豹文刺""十二刺"中的"赞刺"都是对放血刺法的论述。

（1）络刺："络刺者，刺小络之血脉也。"这是浅刺体表络脉使其出血以消除瘀滞的方法。由于这种刺法以浅刺血络为主，故称为络刺。

操作方法：以押手的拇、示指固定要刺的腧穴或充盈的小络脉，刺手持粗毫针或三棱针对准穴位或小络脉迅速刺入 3～5mm，立即出针，并挤压针刺处，使之出血数滴后，用消毒干棉球压迫止血。此法多用于四肢末端，如刺十宣、十二井穴等。现代临床上采用的各种浅刺放血法，如皮肤针叩刺、三棱针点刺法、刺络法等都属于本法范畴。"刺络拔罐法"，就是在络刺的基础上再结合拔罐法来治疗疾病，也属于本法的范畴。

临床应用：常用于治疗高热、惊厥、中风昏迷、中暑、乳蛾等以及瘀血肿痛、顽癣瘙痒等病证。

（2）赞刺："赞刺者，直入直出，数发针而浅之出血，是谓治痈肿也。"是在病患部位上反复多次地浅刺，使局部出血的刺法。

操作方法：直入直出，刺入浅而出针快，连续分散浅刺，使之出血，以促使瘀肿消散。""赞"是赞助其消散的意思。

临床应用：常用于治疗痈肿、丹毒、外伤性瘀血疼痛等病证。目前采用三棱针点刺出血治疗急性腰扭伤，小眉刀之散刺、割治、挑刺、泻血都是本法的发展和运用。

（3）豹文刺："豹文刺者，左右、前后针之，中脉为故，以取经络之血者，此心之应也。"这是以穴位为中心，进行散刺出血的刺法。"豹文"的"文"是"纹"字之借。散刺出血点多，形同豹纹，故称为"豹文（纹）刺"。

操作方法：根据病变部位大小，由病变外缘呈环形向中心进行点刺，一般刺 10～20 针，可见点状出血。若出血不明显，也可加用留罐法以促进出血，放出适量血液（或黏液）。

临床应用：心主血脉，豹文刺之刺络出血，内应于心，可以治疗心脉系统的疾病。如胸痹之心痛彻背。另一方面，"诸痛疡疮，皆属于心"（《素问•至真要大论》），本法亦用于治疗疮疡红肿热痛之病证。

3．局部多针刺法　局部多针刺法的目的在于利用多针得气之势，宣散局部气血，促进气血流通，从而解除久滞的寒痹和组织深层的痛症。十二刺中的"齐刺""扬刺""傍针刺"以及五刺中的"合谷刺"都是对局部多针刺法的论述。这类刺法是古代刺法趋于成熟的标志。

（1）齐刺："齐刺者，直入一，傍入二，以治寒气小深者。或曰三刺，三刺者，治痹气小深者也。"

操作方法：这种针法是先在病变正中直刺 1 针，左右或上下再各刺 1 针，三针齐用，故称齐刺（图附 1-1），得气后再施行补泻手法。

临床应用：本法具有驱寒逐痹，化瘀止痛的作用，主治病变范围较小而深的痹痛等症，适用于腰部及四肢的各种风寒湿痹证及软组织损伤、肩周炎、面瘫等。

(2)扬刺:"扬刺者,正内(纳)一,傍内(纳)四,而浮之,以治寒气之博大者也。""内"字古通"纳",是将针刺入的意思。

操作方法:这种针法是先在病变正中刺入一针,然后再于病变之上、下、左、右各浅刺一针,刺在肌肤之间,部位表浅而分散,有"扬散"之意,故称为"扬刺"(图附1-2)。

临床应用:本法具有行气活血,消肿散瘀,祛寒止痛的作用,常用于治疗寒气阻滞经络面积广而浅的病证。近代的梅花针叩刺,就是由扬刺法演变而来。

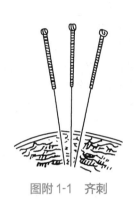
图附1-1　齐刺

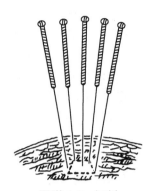
图附1-2　扬刺

(3)傍针刺:"傍针刺者,直刺、傍刺各一,以治留痹久居者也。"

操作方法:这种针法是先在病变处直刺一针,再于近旁斜向加刺一针。由于正傍配合而刺,故称为"傍针刺"。

临床应用:本法具有通经络,利关节的作用。临床多用于治疗压痛明显,部位固定,日久不愈的痹证,也可用于治疗骨质增生、骨刺等疾病。傍针刺与齐刺相似,都能促使疼痛局部的气血流通(图附1-3)。

(4)合谷刺:"合谷刺者,左右鸡足,针于分肉之间,以取肌痹,此脾之应也。"

操作方法:这种针法是将针刺入后,退至浅层,然后依次向两旁斜刺,形如鸡爪的分叉(图附1-4),多用于肌肉丰厚处。"肉之大会为谷"(《素问·气穴》),故称合谷刺。

临床应用:脾主肌肉,针于分肉之间,内应于脾气,多用于治疗肌痹。现在常用于治疗乳腺小叶增生、颈椎病、急慢性软组织损伤、肌肉痉挛症、肌肉痹痛等多种病证。

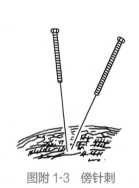
图附1-3　傍针刺

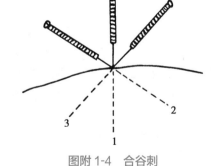
图附1-4　合谷刺

4.协同刺法　是指采取两针(或一针两刺)相互协同的方式以达到某种治疗目的的刺法。如十二刺中的"偶刺""报刺""阴刺"就属于这类刺法。

(1)偶刺:"偶刺者,以手直心若背,直痛所,一刺前,一刺后,以治心痹。刺此者,傍针之也。"这种一前一后,阴阳对偶的针法,称为偶刺,又称"阴阳刺"。

操作方法:这种针法是以一手按其胸腹,相当于胸部募穴处,一手按其后背,相当于相应的背俞穴处，当前后有压痛处进针。这样在人体躯干部前后对应取穴，使其发挥协同作用以加强疗效。一前一后，形如二人对偶，故称“偶刺”。胸腹属阴，腰背属阳，所以这种胸腹腰背前后对应的刺法又被称为“阴阳刺”。

临床应用：常用于治疗心痹等脏腑疾病。现代临床上常用的“前后配穴法”和“俞募配穴法”就是在这种刺法的基础上演变而来的。

(2) 阴刺：“阴刺者，左右率刺之，以治寒厥，中寒厥，足踝后少阴也。”“率”，有“皆”和“都”的意思。

操作方法：这种针法是在人体左右两侧同时取穴，进行针刺。这种左右两侧同名穴位配合治病的方法，现代临床上也经常采用。

临床应用：常用于治疗脏腑经脉的多种疾病。如取左右两侧足少阴肾经的太溪穴来治疗寒厥，取左右两侧的内关穴治疗胃痛和心绞痛，取左右两侧的合谷穴来治疗牙痛，取左右两侧的足三里来治疗腹泻等。

(3) 报刺：“报刺者，刺痛无常处也。上下行者，直内无拔针，以左手随病所按之，乃出针复刺之也。”“报”，有奔赴、急速之义，又有针出复刺的意思。谓出针于此而速赴于彼，复刺于彼，使两个针刺点发生协同作用。

操作方法：这种针法是治疗游走性疼痛的针刺方法，操作时根据病人所报之处下针，然后用押手随游走而动，按压在游走之线路上，刺手快速出针，再快速刺入按压点。

临床应用：常用于治疗游走性疼痛，近年来有人用于肩周炎、关节炎、胃痛、牙痛等，还可用于处理滞针。

(4) 恢刺：“恢刺者，直刺傍之，举之，前后恢筋急，以治筋痹也。”举，施行。其法多向透刺，能扩大针感影响。“恢”，有恢复其原来的活动功能的意思。

操作方法：这种针法是直刺于筋傍，得气后令病人做关节功能活动，不断更换针刺的方向，以疏通经气，舒缓筋急。

临床应用：本法有松解筋肉、肌腱挛急的作用，常用于治疗腱鞘囊肿、肌腱损伤、筋肉拘急(筋痹)、关节炎等病证。

5. 经腧刺法 是指利用腧穴与脏腑的联系、经脉的循行分布以及经络系统的整体效应来发挥治疗作用的刺法。如“九刺”中所论的“输刺”“远道刺”“巨刺”就是对上述关系的阐述。

(1) 输刺：《灵枢·官针》曰：“输刺者，刺诸经荥输、藏输也”。这是一种五脏有病时的针刺方法。

操作方法：五脏有病，可取有关经脉肘膝关节以下的荥穴和输穴，以及背部相关的五脏俞(如肺俞、心俞、肝俞、脾俞、肾俞)。如心病取手少阴心经之荥穴少府、输穴神门和背上的心俞穴；肺病取手太阴肺经之荥穴鱼际、输穴太渊和背上的肺俞；肝病取足厥阴肝经之荥穴行间、输穴太冲和背上的肝俞；脾病取足太阴脾经之荥穴大都、输穴太白和背上的脾俞；肾病取足少阴肾经之荥穴然谷、输穴太溪和腰部的肾俞。由于古代“输”与“俞”字常因同声借用，故取五输穴(荥穴、输穴)及背俞穴来治疗疾病，则被称为输刺。

临床应用：常用于治疗五脏六腑的疾病，以及与脏腑有关的病证。如对肝病的治疗，则兼及肝经所过的部位的疾病，如巅顶胀痛，目赤肿痛，口眼歪斜，以及所属筋的病证。

(2) 远道刺：《灵枢·官针》曰：“远道刺者，病在上，取之下，刺府腧也。”由于这是上病下取，循经而行，道里悠远，故称为远道刺。

操作方法：这是根据脏腑体表的经脉联系，选取距病患部位较远的穴位来治疗疾病的方法。如肝阳上亢，头目眩晕，可刺肝经的背俞穴或五输穴来治疗，正所谓“病在上，取之下，刺府腧也”。另一方面，中医自古以来就有“合治内府”(《灵枢·邪气脏腑病形》)的说法，胆、胃、大肠、小肠、膀胱、三焦六腑的“下合穴”均下会于足三阳经，故六腑的疾病刺其“府腧”——下合穴来治疗。如胃病取足三里、胆病取阳陵泉、大肠病取上巨虚、小肠病取下巨虚等。

临床应用：远道刺实际上是一种配穴方法，现代临床上常用的"本经配穴法""表里两经配穴法"，以及根据脏腑表里、生克等理论，辨证选用相关远道穴位治疗的方法，均可视为此法的发展。此外，从广义来说，凡头、面、躯干、脏腑有病，循经远取四肢肘、膝关节以下的腧穴进行治疗都可以称为"远道刺"，如头顶疼痛可循经下取太冲、至阴；牙痛则循经下取合谷、内庭等。

（3）巨刺：《灵枢·官针》曰："巨刺者，左取右，右取左。"巨刺是左病取右，右病取左，左右交叉取穴的方法。由于经脉在人体大都有左右交会的腧穴，如手足三阳经交会在督脉的大椎穴，足之三阴经交会在中极、关元，所以脉气能左右贯通，故左经有病取右经的腧穴，右经有病取左经的腧穴，这种刺法就称为巨刺。

操作方法："巨刺者，刺经脉"（《素问·调经论》），即当身体一侧经脉的某处发生病痛时，在另一侧对应之处——"对应点"进行针刺。如左侧曲池穴附近发生疼痛，则取右侧的曲池穴来治疗。

临床应用：常用于治疗经脉阻滞，阴阳失调的病证，如中风偏瘫、面瘫、痿证、痹证等。

6. 其他刺法

（1）大写刺：《灵枢·官针》曰："大写刺者，刺大脓以铍针也。""写"通"泻"，有排出泄出之意，故称为"大写刺"。

操作方法：用铍针来切开引流、排脓放血、泻水消肿，或用三棱针放出血液或黏液。

临床应用：古代用于痈疽引流，或切开排脓，现属于外科的治疗范围。

（2）焠刺：《灵枢·官针》曰："焠刺者，刺燔针则取痹也。"《类经》曰"用火先赤其针而后刺之，不但暖也，寒毒固结，非此不可。"焠刺就是将特定的针烧红后刺入穴位或病患部位。

操作方法：将针烧红后刺入，快进快出，随痛处取穴。现称为火针刺法。

临床应用：常用于治疗寒痹、阴疽、象皮腿、瘰疬、胃下垂、慢性泄泻、痢疾、痔疮、月经不调、阳痿、小儿疳积，以及某些皮肤病如疣、痣、癣等病证。

附：《灵枢·官针》刺法简表（表附 1-1～表附 1-4）

表附 1-1 《灵枢·官针》九刺

名称	刺法	取刺部位
输刺	刺诸经荥输、藏输	取荥穴、输穴、背俞穴
远道刺	病在上取之下，刺府腧	上病下取
经刺	刺大经之结络经分	刺大经
络刺	刺小络之血脉	刺血络
分刺	刺分肉之间	刺肌肉
大写刺	刺大脓以铍针	外症引流、排脓、泻水
毛刺	刺浮痹于皮肤	浅刺于皮肤之上
巨刺	左取右，右取左	左右交叉，点对点取穴
焠刺	刺燔针则取痹	将针烧红后刺入，随痛处取穴

表附 1-2 《灵枢·官针》十二刺

名称	刺法	主治
偶刺	一刺前（胸腹），一刺后（背），直对病所	心痹
报刺	进针后不即出，以左手随痛处按之，再刺	游走性疼痛
恢刺	刺筋傍，再作多向刺，并活动关节	筋痹
齐刺	三针同用，正入1针，傍入2针	寒痹之小深者

续表

名称	刺法	主治
扬刺	五针同用,正入1针,傍入4针	寒痹之广大者
直针刺	提起皮肤沿皮刺	寒痹之浅者
输刺	直入直出,针入深而缓退之	气盛而热者
短刺	近骨刺,稍摇深入之	骨痹
浮刺	傍入针而浮之	肌肤急而寒者
阴刺	并刺人体左右两侧穴位	寒痹
傍针刺	正刺1针,傍刺1针	留痹久居者
赞刺	直入直出,多针而浅,出其血	痈肿

表附1-3 《灵枢·官针》五刺

名称	刺法	针刺部位	内应脏腑
半刺	浅刺、疾出,以取皮气	皮毛	肺
豹文刺	多针散刺出血	血脉	心
关刺	刺在关节附近肌腱上	筋腱	肝
合谷刺	一针多向,刺分肉间	肌肉	脾
输刺	直入直出,深达于骨	骨骼	肾

表附1-4 《灵枢·官针》三种输刺比较

刺法归类	刺法	适应证	针对范围
九刺	取病经的荥、输穴和相关背俞穴	五脏病	属于配穴方法
十二刺	直入直出,针入深而缓退之	热病	针对疾病性质
五刺	直入直出,深内之至骨	骨痹	针对组织病变

(二)论灸法

1.灸法作用与应用法则

(1)针所不为,灸治所宜:《灵枢·官能》曰:"针所不为,灸治所宜……阴阳皆虚,火自当之。厥而寒甚,骨廉陷下,寒过于膝,下陵三里。阴络所过,得之留止,寒人于中,推而行之;经陷下者,火则当之;结络坚紧,火所治之。"另《灵枢·刺节真邪》曰:"宗气留于海,其下者,注于气街,其上者,走于息道。故厥在于足,宗气不下,脉中之血,凝而留止,弗之火调,弗能取之。"指出了"阴阳皆虚""厥而寒甚""经陷下""结络坚紧""厥在于足",是灸法擅长治疗的病证,说明灸法的作用性质和主治范围与针法不同,突显了灸法在临床上有其特殊的功效。

(2)寒则热之、治寒以热:《素问·至真要大论》提出了寒证的治疗原则"寒则热之""治寒以热"。《黄帝内经》中,对寒证使用灸法的论述较多。灸法治疗寒证,包括内寒与外寒。《素问·异法方宜论》曰:"北方者,天地所闭藏之域也。其地高陵居,风寒冰冽,其民乐野处而乳食,脏寒生满病,其治宜灸焫。故灸焫者,亦从北方来。"这里所说的"脏寒"是由于寒凝于内,伤及中土之阳导致的胀满发生。《灵枢·禁服》曰:"陷下者,脉血结于中,中有著血,血寒,故宜灸之。《灵枢·刺节真邪》曰:"治厥者,必先熨调和其经,掌与腋,肘与脚,项与脊以调之,火气已通,血脉乃行。"这些指的是阳气不足,不能振奋脉气而导致的陷下,由于阳虚内寒,则血凝不畅而结于脉中。其治以灸为宜。因血得温而行速,得寒则行迟,故当令其温而行之,血行则病可除。

（3）陷下则灸之，病生于脉治之与灸刺："陷下则灸之"是《黄帝内经》中提出的灸法的一个重要法则。《灵枢·经脉》在 12 脉病候后面，都列举了治疗原则，"为此诸病，盛则泻之，虚则补之，热则疾之，寒则留之，陷下则灸之，不盛不虚，以经取之"。原文直接提示，无论何病，"陷下"是使用灸法的指征，是有别于针刺治疗的适应病候。《灵枢·禁服》有更加具体的阐述，"陷下则徒灸之"。

"病生于脉治之与灸刺"也为灸法的法则之一。《灵枢·九针论》记载不同组织（脉、筋、肉）疾病时，对于治疗方法的选择，"形乐志苦，病生于脉，治之以灸刺。形苦志乐，病生于筋，治之以熨引。形乐志乐，病生于肉，治之以针石"。而病生于脉，可以选择灸法与刺法治疗。此外，还有"紧则先刺而后灸之"，提示灸法和针刺的配合使用。

（4）虚损诸证多宜灸之：对虚损诸证的治疗，《黄帝内经》中论述较多，灸法即是常用的方法。《灵枢·官能》曰："阴阳皆虚，火自当之。"《素问·阴阳应象大论》曰："形不足者，温之以气。"《素问·至真要大论》也说："劳者温之……损者温之。"《素问·通评虚实论》更具体指出："络满经虚，灸阴刺阳；经满络虚，刺阴灸阳。"这些都说明灸法具有温阳、益气、补虚的作用而适宜于虚损诸证的治疗。

（5）五脏之病灸其背俞穴：《灵枢·背腧》曰："胸中大腧，在杼骨之端，肺腧在三焦之间，心腧在五焦之间，膈腧在七焦之间，肝腧在九焦之间，脾腧在十一焦之间，肾腧在十四焦之间。皆挟脊相去三寸所，则欲得而验之，按其处，应在中而痛解，乃其腧也。灸之则可，刺之则不可。"这里所说的五脏之腧穴即指五脏的背俞穴。《素问·阴阳应象大论》曰："阴病治阳"，五脏属阴，背部属阳，五脏之病取之背俞是谓阴病治阳，且宜用灸法来治之。

（6）艾灸通调经气：《灵枢·经水》记载："十二经之多血少气，与其少血多气，与其皆多血气，与其皆少血气，皆有大数。其治以艾，各调其经气。"阐述了灸法具有温经调气的作用。

2. 灸法操作要点及注意事项

（1）得气穴为定：《灵枢·四时气》针对黄帝的疑问"灸刺之道，何者为定"，岐伯答曰："四时之气，各有所在，灸刺之道，得气穴为定。"指出了灸法治疗中，也重视和强调腧穴定位和取穴的重要性。

（2）五脏背俞"灸之则可，刺之则不可"：《灵枢·背腧》在叙述完五脏背俞穴后，指出："灸之则可，刺之则不可。"可能是因为针刺背俞穴出现过医疗事故，故而留下这样的文字。但是，《素问·血气形志》记载五脏背俞穴定取方法后，指出"是谓五脏之俞，灸刺之度也"，提示背俞穴并非不能针刺。所以，此句当辨证视之。

（3）灸有度量：《灵枢·经水》讨论了灸法之度量。首先针对针灸临床治疗，提出量化，"刺之深浅，灸之壮数（《灵枢·经水》）"；其次，借用刺法来说明灸之量，"夫经水之应经脉也，其远近浅深，水血之多少，各不同，合而以刺之，奈何……其少长、大小、肥瘦，以心撩之，命曰法天之常。灸之亦然"而假如艾灸过量，则"得恶火则骨枯脉涩"；最后，又强调，由于个体差异的存在，"其可为量度者，取其中度也，不甚脱肉而血气不衰也。若失度之人，消瘦而形肉脱者，恶可以量度制乎……因适而为之真也"。这里提示《黄帝内经》时代对于灸量（壮数）的把握，既有原则性又有灵活性，关键是"法天之常""取其中度""因适而为之真"。

（4）灸有补泻：《灵枢·背腧》依据补虚泻实原则，指出了艾灸补泻方法——"以火补者，毋吹其火，须自灭也。以火泻者，疾吹其火，传其艾，须其火灭也"。我们必须看到，艾灸过程中，吹不吹火，直接关系到灸火的大小、燃烧的快慢等因素。这两个因素又是构成艾灸量的基本要素。

二、《难经》论刺法

《难经》原名《黄帝八十一难经》，相传为战国时秦越人（扁鹊）所著。全书以答疑的形式阐述解释了有关脉学、经络、脏腑、疾病、腧穴、针法等问题，进一步丰富了《黄帝内经》的理论。其中第六十九难至八十一难主要讨论针法及补泻法的运用,对后世针灸学的发展产生了广泛而深远的影响。

(一)强调押手的作用

针刺时称持针施术的手为"刺手",多为右手;称辅助进针的手为"押手",多为左手。刺手进针,押手护持针身,所谓"右主推之,左持而御之"(《灵枢·九针十二原》),双手协作,密切配合,才能顺利完成针刺操作。在针刺过程中,《难经》非常强调"押手"(左手)的作用。《难经·七十八难》说:"知为针者信其左,不知为针者信其右",这是因为"当刺之时,必先以左手厌(压)按所针荥俞之处,弹而努之,爪而下之,其气之来如动脉之状,顺针而刺之"(《难经·七十八难》)。实际上,押手在确定穴位,感知所刺部位情况,探测局部气感,促使经气聚散,运用爪切、提捏以辅助各种手法实施,减轻或消除进针和行针时的不适感,乃至在候气、催气、行气等方面都有很大的作用。经《难经》的提倡,重视押手在针刺中的作用一直为后世医家所遵从。

(二)刺法结合腧穴特性

针刺产生的补泻效应不但与人体功能状态和针刺手法有关,而且还与腧穴的特性有着非常密切的联系。《难经》以五输穴为基础,根据阴阳两经的五行属性及其生克关系,创立了"补母泻子法"和"泻井刺荥法",将手法与腧穴的特性紧密结合起来。

1. 补母泻子法　《灵枢·本输》论及了由于经脉之气的流注,在肘膝关节以下形成了井、荥、输、经、合等特定的穴位,《难经·六十四难》根据脏腑阴阳配合刚柔相济的原理,以五输穴配属五行:阴经为井木、荥火、输土、经金、合水;阳经为井金、荥水、输木、经火、合土;再将脏腑与天干相配:肺属辛金,大肠属庚金;肾属癸水,膀胱属壬水;肝属乙木,胆属甲木;心、心包属丁火,小肠、三焦属丙火;脾属巳土,胃属戊土。按照五行相生的关系,每条经各有一个"母穴"和一个"子穴"。由于母子之间存在着"子能令母实,母能令子虚"(《难经·七十五难》)的关系,《难经·六十九难》提出了"虚则补其母,实则泻其子"的补泻方法来治疗脏腑疾病。如肺在五行中属金,当肺实证时则可泻其子穴——合穴(水)尺泽;如肺虚证时则可补其母穴——输穴(土)太渊来治疗。脏腑补泻,以此类推。

"补母泻子法"除了可用于本经的穴位外,还可用于阴经与阴经之间或阳经与阳经之间。如肺属"金",实证可取"水"经上的"水"穴——肾经的阴谷穴,亦为"实则泻其子";虚证可取"土"经的"土"穴——脾经的太白穴,"虚则补其母",以培土生金。此法亦可用于阴阳两经之间。如肺之实证,可取五行属性相同并与之相表里之阳经上的"水"穴——大肠经的二间穴;如为虚证,则取大肠经的"土"穴——曲池穴。

2. 泻井刺荥法　本来热证常取五输穴的井穴来泻热,但由于井穴多位于手足指(趾)端,此处皮肉组织浅薄,气聚不多,针刺与手法均不便施行。对此,《难经·七十三难》说:"诸井者,肌肉浅薄,气少不足使之,刺之奈何?然:诸井者木也;荥者火也,火者木之子。当刺井者,以荥泻之。"所以就改以荥穴来代替。泻井刺荥的根据也是五输穴的母子关系,采取"实则泻其子"的方法。阴经如肺之实证当泻井穴少商时用荥穴鱼际代之,阳经如胃之实证当泻井穴厉兑时用荥穴内庭代之。元代滑寿说:"此说为泻井者言也,若当补井,则必补其合"(《难经本义》)。于是有"泻井泻其荥,补井补其合"(《针灸问对》)的说法。

(三)刺法合于四时

《难经》认为自然界的阴阳变化对人体气血的活动会造成一定的影响,针刺时必须考虑,并为此设计了一套针刺深浅和穴位选择的方法来与四时阴阳相适应。现介绍如下:

1. 春夏刺浅,秋冬刺深　针刺进入人体须与体内阳气相逢,才易产生"得气"效应。《难经·七十难》认为"春夏者,阳气在上,人气亦在上,故当浅取之;秋冬者,阳气在下,人气亦在下,故当深取之"。春夏季节,自然界的阳气升浮,人体的阳气亦趋向浅层,所以针刺宜浅;秋冬季节,自然界阳气潜藏,人体的阳气亦随之趋于深层,所以针刺宜深。

2. 春刺井，夏刺荥，季夏刺输，秋刺经，冬刺合　《难经·七十四难》指出"春刺井者，邪在肝；夏刺荥者，邪在心；季夏刺输者，邪在脾；秋刺经者，邪在肺；冬刺合者，邪在肾"，这是一种将五输穴分季节而刺的主张。认为自然界中五季的阴阳变化会对井、荥、输、经、合五输穴造成影响。实际上，这种刺法与五输穴本身的特性也有关。如"井者，东方春也，万物之始生"（《难经·六十五难》），其主治范围是"井主心下满（肝主满）"；又如"合者，北方冬也，阳气入藏"，在主治上为"合主逆气而泄（肾主泄）"。

（四）营卫补泻法

营卫补泻法是利用营卫运行之理进行针刺补泻的一种方法。卫为阳，行于皮肤，散布在人体的浅表部位，营血属阴，行于经脉之中，处于较深层的组织。于是《难经·七十六难》说"当补之时，从卫取气；当泻之时，从荣置气"。这种方法的操作是：进针得气后，将针推进下插为补法，以引卫分阳气深入，使其纳之于内，以补其虚；进针到深层得气后，将针动而上提为泻法，以引荣血之气从阴分向外发散，而泻其实邪。正所谓："补则从卫取气，宜轻浅而针，从其卫气随之于后而济其虚也。泻则从荣弃置其气，宜重深而刺，取其荣气迎之于前而泻其实也"（《医学入门》）。后世将这种刺法演变成：先浅后深，紧按慢提为补；先深后浅，紧提慢按为泻。

三、其他医籍论刺灸法

继《黄帝内经》《难经》之后，我国历史上相继出现过许多杰出的针灸学家，留下许多著作，其中许多对刺灸法造诣极高，为后世留下了很多宝贵的经验。现就刺灸法方面有代表性的内容作一介绍。

（一）论进出针手法

1. 何若愚手法要点　《流注指微赋》是金代医家何若愚所著。是自《黄帝内经》以来首次论述进针与出针技巧的文章。他说："针入贵速，既入徐进；针出贵缓，急则多伤。""贵速"，是说进针之时，应当迅速将针尖刺入皮下，这样可以减轻甚至消除进针时的疼痛感；"徐入"，则是针刺入皮下后，缓缓地将针进至所需的深度，这样才可以准确掌握针刺深度；而小心地推进，才不至于刺伤肌肉、肌腱和骨骼等组织；另一方面，"徐进"才能体会到针下的感应，做到"密意守气勿失"（《灵枢·九针十二原》），以利于抓住气至的机会作补泻等操作。至于出针，何氏认为出针时太快太猛则可能损伤穴位的组织，这是因为在操作过程中，尤其是在进行提插捻转等行针手法之后，针身可能被肌纤维缠绕；另外，治疗时患者体位的移动则可能发生弯针和滞针情况。所以，出针"贵缓"。出针的操作是先将针身缓慢上提，同时可辅以轻度捻转，让针身松动，再向上提至皮下，而最后则应如拔毛一样迅速出针。何氏这一主张被后世针灸临床工作者广泛采用。

2. 窦汉卿手法要点　《标幽赋》乃金元时期著名医家窦汉卿所著。他着重阐明了左右手配合进针的要领："左手重而多按，欲令气散，右手轻而徐入，不痛之因。""左手重而多按"既可令"气散"，也可以提高痛阈，减轻进针时的疼痛感；"右手轻而徐入"是指针尖透入皮肤之后再缓慢深入，但在针入皮下之时仍需迅猛，才能做到不痛。

窦汉卿在《针经指南·真言补泻法》中还提出，无论补法还是泻法，"令病人咳嗽一声，拈针入腠理"。这种随咳进针法的目的在于用咳嗽转移患者对针刺紧张（恐惧）的注意力，减轻或消除毫针刺入皮肤时的疼痛感。

（二）单式针刺手法

宋代以后，针灸学家们提出了许多简单易行，切实有效的单式操作手法，如金元时期的针灸学家窦汉卿就认为"原夫补泻之法，非呼吸而在手指"，指明手法是取得疗效的关键。在他所著《针经指南》中详细地论述了各种手法的具体操作：即"动、摇、进、退、搓、盘、弹、捻、循、扪、摄、按、爪、切"。后来，徐凤在其所著《金针赋》中对手指十四法做了归纳，总结为"下针十四法"。明代杨继洲又根据家传和个人的经验,将刺法的基本操作总结为十二种,同时将进针的一些基础操作归纳为"下手八法"。明代汪机在《针灸问对》中对上述手法作了进一步的说明和解释,使之易于理解与掌握。现将这类单式手法综合起来作以介绍。

1. 揣法　揣,是指揣摸探明穴位。古人称为"司外揣内"(《灵枢·外揣》);又说,"揣而寻之,凡点穴,以手揣摸其处。"本法是在针刺之前,先用拇指之指腹于穴位所在部位揣按、摸索,以准确定取穴位,然后下针。穴位常在筋骨结合部或肌肉凹陷处,揣摸点穴常在这些部位进行(图附1-5)。杨继洲于揣法的运用时说道:"在阳部筋骨之侧,陷者为真。在阴部郄腘之间,动脉相应。其厚薄,或伸或屈,或平或直,以法取之,按而正之,以大指爪切掐其穴,于中庶得进退,方有准也"(《针灸大成》)。皆为揣摸点穴的经验之谈。

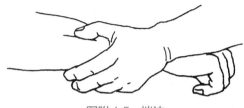

图附1-5　揣法

2. 爪法　爪,指针刺时用指甲掐切穴位,使进针准确,减少误差。窦汉卿说:"凡下针,用手法揣摸穴处,以指爪切掐其处,针方有准"(《针经指南》)。明代汪机进一步说明"爪"须以"左手大指甲着力掐穴",在穴位上留下指切印记,以便"右手持针插穴有准"(《针灸问对》)。

3. 切法　切,用拇指指甲垂直于穴位之上做切按动作。汪机谓"凡欲下针之时,用左手大指甲于穴旁上下左右四周掐而动之,如刀割之状,令气血宣散"(《针灸问对》);而杨继洲补充道:"用左手大指甲,重切其针之穴"(《针灸大成》),"重切",可以宣散气血,提高痛阈,减轻进针时的疼痛感。

4. 指持法　指持,是指刺手持针于穴位之上,准备刺入。正所谓"指持者,凡下针,以右手持针,于穴上着力旋插,直至腠理"(《针灸大成·三衢杨氏补泻》)。

5. 进法　所谓进法,是指针刺从皮下进入到一定深度所采用的候气方法。其法是使针由浅入深,渐次而进,以取得针感。即所谓"凡针入穴,宜渐次从容而进,攻病者知酸、知麻、知痛或似麻、似痛之不可忍者即止"(《针灸内篇》)。窦汉卿之《针经指南》将本法列入十四法之一:"进者,凡不得气男外女内者,及春夏秋冬,各有进退之理。"意指瘦则进浅,肥则进深,并适当捻转以达到气至。

6. 循法　循,古人称"扪而循之"(《素问·离合真邪论》),指入针后用手指指腹于针刺穴位所在之经络上下推循以促使得气的方法。《针经指南》将其列入十四法之一:"凡下针于属部分经络之处,用手指上下循之,使气血往来而已。"汪机在《针灸问对》中有进一步的说明:"下针后,气不至,用手上下循之。假如针手阳明合谷穴,气若不至,以三指平直,将指面于针边至曲池,上下往来抚摩,使气血循经而来"。

7. 摄法　摄,指用拇、示、中指沿所刺穴位归属的经脉上下进行提、捏、抓、掐等动作,以促使针感沿经脉传导。《针经指南》将其列入十四法之一:"摄者,下针时和气涩滞,随经络上用大指甲上下切,其气自得通行也。"本法常在针感迟钝和出现滞针现象时使用。汪机说得较为详细:"下针之时,气或涩滞,用大指、示指、中指三指甲,于所属经分来往摄之,使气血流行,故曰摄以行气"(《针灸问对》)。

8. 搓法　搓,指用拇、示指做一捻一放的动作。窦汉卿将之归于十四法之一,但汪机将操作方法阐述得更详细:"下针之后,将针或内或外,如搓线之状,勿转太紧,令人肥肉缠针,难以进退。左转插之为热,右转插之为寒,各停五息久,故曰搓以使气"(《针灸问对》)。搓时示指前伸为右转,后退则为左转。目的是加强针下感应。

9. 捻法　捻,也写作撚。即用手指一前一后转动的意思。窦氏说:"以手捻针也,务要识乎左右也,左为外,右为内,慎记耳"(《针经指南》)。关于"左为外""右为内"的说法,《针灸大成·三衢杨氏补泻》做了进一步的说明："治上大指向外捻，治下大指向内捻。外捻者令气向上而治病，内捻者令气向下而治病。如出针，内捻者令气至病所，外捻者令邪气至针下而出也"。此法将针来回反复捻转，促使得气，加强针感。

10. 盘法　盘，盘转。针浅刺入皮下后，斜倒针身，将针柄作圆圈形盘转，主要用于腹部。窦汉卿说："如针腹部，于穴内轻盘摇转而已"（《针经指南》）。目的是加大刺激（图附1-6）。

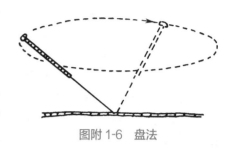

图附1-6　盘法

11. 弹法　弹，指进针得气后用手指弹动针柄，使针身颤动。窦氏说："凡补时，可用大指甲轻弹针，使气疾行"（《针经指南》）。当然，也不一定非用"大指甲"不可，只要用手指弹针柄就行。目的是加强针感。

12. 摇法　摇，指摇动针体，即所谓"摇大其穴"（《灵枢·官针》），用于泻法的出针。窦氏将之列入十四法之一："摇者，凡泻时欲出针，必须动摇而出是也"（《针经指南》）。目的是摇大针孔，便于气泄（图附1-7）。

13. 按法　按，指将针刺入后，将针下插少许，所谓"重按豆许曰按"（《金针赋》）。目的是加强针感。这是一种"补益"的手法："欲补之时，用手紧捻其针按之……按以添气。添，助其气也"（《针灸问对》）。

14. 提法　提，是将针上提少许，使针下感应减弱或消失。这是一种"泻邪"的手法。古人谓"动而伸之"（《难经》），"伸"就是提的意思。汪机阐述得较为详细："欲泻之时，以手捻针，慢慢升提豆许，无得转动……其法提则气往，故曰提以抽气"（《针灸问对》）。

15. 努法　努，原谓"弹而怒之"（《素问·离合真邪》），本指在行针之前，用手指弹击穴位，使其气血充盛，后世因音讹为"努"，并用以特指行针时用中指按压拨动针身这一动作。在操作时"务待气至，如欲上行，将大指、次指捻住针头，不得转动，却用中指将针腰轻轻按之，四五息久，如拨弩机之状，按之在前，使气在后；按之在后，使气在前"（《针灸问对》）。是用拇、示两指捏住针柄，中指按压拨动针身，目的是控制针下感应向单向扩散（图附1-8）。

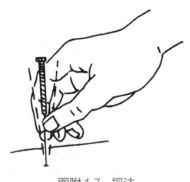

图附1-7　摇法

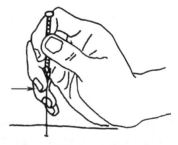

图附1-8　努法

16. 退法　退，指针刺时从深部退至皮下出针的方法。窦氏将其列为十四法之一："退者，为补泻欲出针时，各先退针一豆许，然后却留针，方可出之，此为退也"（《针经指南》）。即将针由深出浅，退到浅层时再略作停留，方可出针。

17. 动法　动，即"动而伸之"，指在留针时活动其针，以加强针感。此法也可用于催气："下针之时，如气不行，将针摇之，如摇铃之状，动而振之"（《针灸问对》）。

18. 留法　留，又称指留。即"如出针至天部之际，须在皮肤之间留一豆许，少时方出针也"（《针灸大成·三衢杨氏补泻》）。在退针外出，针尖到达皮下时，应留针片刻方出针，这是为避免出针太猛太快损伤组织。请参看"退法"。

19. 拔法 拔,即拔针。是将针尖退至皮下拔出。但须注意,拔针之时要待针下松活不滞涩时方可拔出;而拔出这一动作却要干净利落,如拔毛一样。古人这样描述这一过程:"拔者,凡持针欲出之时,待针下气缓不沉紧,便觉轻滑,用指捻针,如拔虎尾之状"(《针灸大成·三衢杨氏补泻》)。

20. 扪法 扪,是指出针后用手指按压针孔,所谓"盖其外门,真气乃存"(《灵枢·官能》),目的是减轻出针时的疼痛感,防止气泄。

(三)复式针刺手法

宋代以后,针刺手法出现了颇为纷繁的局面,除运用单式手法之外,许多针灸学家还提出了很多复式手法。如明代徐凤在其所著《金针赋》中提出的"飞经走气法"和"治病八法"就盛极一时,且产生了较为深远的影响。杨继洲在所著《针灸大成》中对复式手法有了更进一步的发展,内容尤为详备。这里择其要者介绍如下。

1. 飞经走气法 飞经走气是徐凤《金针赋》中催行经气的一类针刺催气手法。他说:"若关节阻涩,气不过者,以龙、虎、龟、凤通经接气,大段之法,驱而运之。"这些手法包括青龙摆尾、白虎摇头、苍龟探穴、赤凤迎源四法。这些催气手法,目的在于通经接气,促使针感通经过关而直达病所。适用于气血壅滞,经络不通之证,也可用于在关节附近针刺不得气的情况。

(1)青龙摆尾:《金针赋》曰:"青龙摆尾,如扶船舵,不进不退,一左一右,慢慢拨动。"这种刺法是斜向浅刺,或先深后浅,使针尖刺向病所,再将针柄作左右摆动或结合下按动作,有如手扶船舵或左或右以正航向一般,以推动经气向远端传导(图附1-9)。

(2)白虎摇头:《金针赋》曰:"白虎摇头,似手摇铃,退方进圆,兼之左右,摇而振之。"这种刺法是将针直刺,达于一定深度(地部),得气后将针快速左右摇动,如手摇铃一般,一边摇动,一边提针,以推动经气;与此同时,用左手手指按压于所针腧穴与病所相反一端,使其关闭,这样可使经气更易向病所一端传导,直达病所(图附1-10)。

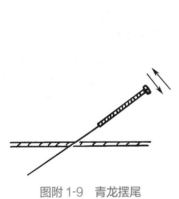

图附 1-9 青龙摆尾

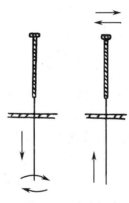

图附 1-10 白虎摇头

(3)苍龟探穴:《金针赋》曰:"苍龟探穴,如入土之象,一退三进,钻剔四方。"这种刺法是将针刺入穴位后,先退至浅层,然后调整针尖方向,上下左右多向透刺,逐渐加深,其状极似苍龟入土探穴的"钻剔"动作。目的是寻找最佳气感点,有通行经气的作用,同时,也可以用来加大刺激量以加强气感(图附1-11)。

(4)赤凤迎源:《金针赋》曰:"赤凤迎源,展翅之仪,入针至地,提针至天,候针自摇,复进其元,上下左右,四周飞旋。"这种刺法是先将针刺入深层(地部),再上提至浅层(天部),得气后再进入

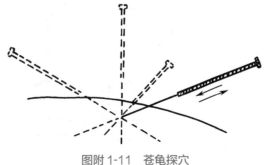

图附 1-11 苍龟探穴

中层(人部),进行上下、左右的提插,捻转动作,手指一捻一放,有如凤凰展翅,"四围飞旋"(《金针赋》),此法有通行经气的作用(图附 1-12)。

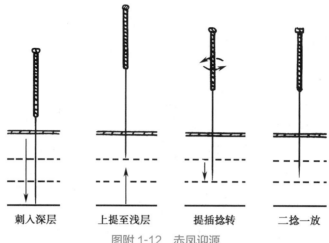

| 刺入深层 | 上提至浅层 | 提插捻转 | 二捻一放 |

图附 1-12　赤凤迎源

2. 治病八法　《金针赋》记载的烧山火、透天凉、阳中隐阴、阴中隐阳、子午捣臼、龙虎交战、进气与留气、抽添等手法,合称为治病八法,是针灸补泻的主要内容。由于这些手法步骤较多、十分复杂,所以对其中一些动作规范化,定出了一定的次数。即分别以阳数九和阴数六作为基数,一般情况下,补法用九阳数,泻法用六阴数。如补法用三九二十七次,七七四十九次或九九八十一次;泻法用三六一十八次,六六三十六次或八八六十四次。如操作无反应,则可以反复施行。

(1)烧山火:本法将穴位的深度分成浅、中、深三层或者浅、深两层,行针先浅后深,每部行紧按慢提(或用捻转)九数,然后退至浅层,称为一度。如此反复施术数度,能产生温热感,故称为"烧山火"。本法适用于顽麻冷痹、虚寒性疾病等。详见第一章第六节毫针复式补泻手法。

(2)透天凉:本法与烧山火相反。根据穴位深度,分作浅、中、深三层或浅、深两层,行针先深后浅,每部行紧提慢按六数,称为一度。如此反复施术数度,能产生针下清凉感,故称为"透天凉"。本法适用于热痹、急性痈肿等实热性疾病热证。详见第一章第六节毫针复式补泻手法。

(3)阳中隐阴:阳中隐阴是一种先补后泻的手法。针法是:视穴位的可刺深度,分浅深两层操作。先浅部运针,行针紧按慢提九数,以行补法;觉微热后,再将针纳入深部,行紧提慢按六数,以行泻法(图附 1-13)。适用于先寒后热、虚中夹实之证。

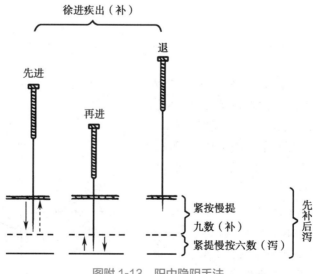

图附 1-13　阳中隐阴手法

（4）阴中隐阳：此法与"阳中隐阴"相反，是一种先泻后补的手法。针法是：进针后先在深层紧提慢按六数，以行泻法；再退至浅层，紧按慢提九数，以行补法（图附1-14）。适用于先热后寒、实中夹虚之证。

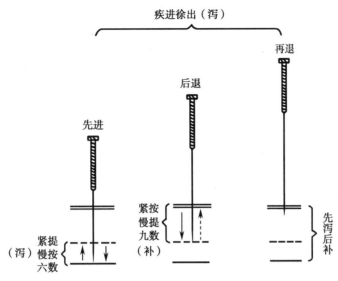

图附 1-14 阴中隐阳手法

（5）子午捣臼：子午，指左右捻转；捣臼，指上下提插。这是一种捻转与提插相结合的针刺手法。针法是：进针得气后，先紧按慢提九数，再紧提慢按六数，同时结合左右捻转，反复施行（图附1-15）。此法能导引阴阳之气，补泻兼施，又有消肿利水的作用，可用于治疗水肿、气胀等病证。

（6）龙虎交战：龙指左转，虎指右转，左转右转反复交替进行故称"龙虎交战"。针法是：进针得气后，先以左转为主，即以大指向前用力捻转九数，再以右转为主，大指向后用力捻转六数，反复施行多次。也可分浅、中、深三部重复进行（图附1-16）。多用于痛症。

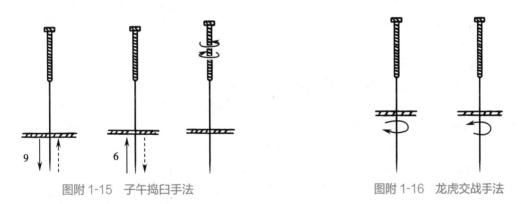

图附 1-15 子午捣臼手法　　　　　　图附 1-16 龙虎交战手法

子午捣臼与龙虎交战两法均以捻转为主。左转为"子"为"龙"，右转为"午"为"虎"。汪机说："从子至午，左行为补；从午至子，右行为泻"（《针灸问对》）。左转用九阳数，右转用六阴数。子午捣臼是捻转兼提插，而龙虎交战则为反复捻转。

（7）进气与留气法：进气法主要是在深层施行补法。针法是：直刺进针，纳入深层，得气后行紧按慢提九数（补法），然后将针卧倒，针尖向上（向心），让针下感应上行，并让患者吸气五七口，以助运气，使针感至病所。用以治疗腰背肘膝的疼痛，游走性疼痛。

留气法是由徐疾和提插法组合而成。针法是：先将针刺入中层，行紧按慢提九数之补法，再将针直插至深层，然后提针回原处，使气留针下而消积聚。若未得气，可依法再行。

(8) 抽添法：抽，意为上提；添，意为按纳。它与纳气法类似。因用针在浅、深、上、下提插搜寻，一提再提，一按再按，故名"抽添"。针法是：进针后先提插或捻转九数以促使得气，再向周围作多向提插，然后再向下直刺按纳。用于治疗瘫痪、半身不遂等病证。

（四）杨氏针法

明代针灸学家杨继洲在家传《卫生针灸玄机秘要》的基础上，考之典籍，荟萃历代刺法，融贯自己的医案和经验，撰成《针灸大成》十卷。该书取材广泛，内容详备，其中总结了历代补泻手法，并有所发挥。现介绍如下。

1. 补针要法与泻针要法

(1) 进退针法：无论补法泻法，进针都应随咳快速进针，以减轻进针时的疼痛感。补法分三部而进：分别先于浅层，次于中层，再于深层施行手法，依次徐徐而入；泻法则刺入皮下浅层稍作停留后，直接刺入深层，先于深层施行手法，次于中层施行手法，再于浅层施行手法，分三部而退，是徐退的手法。

(2) 呼吸针法：补法随呼气推进，泻法随吸气退回。

(3) 撚撅法：撚，捻转；撅，提插。撚法，补可作左转，泻可作右转；撅法，补可用紧按慢提，泻可用紧提慢按。

(4) 担截法：担，指提法、泻法；截，指按法、补法。杨氏将担截法解释为提法和按法。针法是：当针分三部进入地部（中层）时，"再推进一豆，谓之按，为截，为随也"；当针分三部退出至天部（浅层）时，"退针一部，谓之提，为担，为迎也"（《针灸大成·经络迎随设为问答》）。

2. 平补平泻与大补大泻

(1) 平补平泻：又称小补小泻，与大补大泻相对，指手法较轻，刺激量较小的补泻法。杨氏谓"有平补平泻，谓其阴阳不平而后平也。阳下之曰为补，阴上之曰为泻，但得内外之气调而已"（《针灸大成·经络迎随设为问答》）。意指对一些阴阳不平的病证，只要采用上提下插的补泻法达到气调即可，不需要大补大泻。有时古人也将不分补泻的针刺方法称为"平补平泻"，又称调和法。

(2) 大补大泻：指手法较重、刺激量较大的补泻方法。杨氏称："有大补大泻，惟其阴阳俱有盛衰，内针于天地部内，俱补俱泻，必使经气内外相通，上下相接，盛气乃衰。"意指于浅（天）部、深（地）部，分部施行补法或泻法，以便"经气内外相通，上下相接。"如烧山火、透天凉等法均属此类。

（五）透穴针刺手法

1. "透穴刺法"的概念及源流　透穴刺是一针刺透两穴甚至多穴的特殊刺法。金元时期针灸学家窦汉卿在其所著《针经指南》中就有"一针两穴"的说法。元代王国瑞在其所著《玉龙歌》中说："偏正头风最难医，丝竹金针亦可施，沿皮向后透率谷，一针两穴世间稀。"采取从丝竹空向后沿皮肤透刺率谷的针法来治疗偏头痛。明代杨继洲也擅用透穴法，并在所著《针灸大成》中以医疗实例加以补充和丰富，如头风呕吐："印堂入一分，沿皮透左右攒竹"；偏正头痛："风池刺一寸半，透风府穴"；口歪："颊车之针，向透地仓"；眉间疼痛："头维入一分，沿皮透两额角"；双目红肿："鱼尾针透鱼腰"；髋骨疼痛："犊鼻内，横针透膝眼"；脾病："间使透支沟"；手臂红肿："液门沿皮针向后，透阳池"等。至今仍为针灸临床所采用。

2. 透穴刺法的方式和作用　透穴刺法的特点是针刺少，刺激穴位多。既可以减轻由于多针刺入所致的痛苦，还可以利用两个或多个穴位的协同作用以加强针感，提高疗效。操作时可根据所刺部位选择不同的进针方向和角度，如可在四肢内外两侧或前后两侧相对穴位进行"直刺"，透而出之，也可在身体各部的上下方或前后方的邻近穴位之间进行"横刺"等。

(1) 透刺本经穴位：因为同一经脉往往分布在同一平面上，故这种透刺多为横向透刺。此法可促进本经气血流通，提高对经脉疾病的疗效。如丝竹空透刺率谷、地仓透颊车、列缺透太渊等。

(2) 透刺邻经穴位：这种刺法也多是向同一平面作横向透刺。此法可疏通局部经气，改善局部症状。如从风池透向风府,从曲差沿皮向外透头临泣,印堂沿皮透刺攒竹等。

（3）透刺于表里、阴阳两经之间:由于表里、阴阳两经在肢体上分布在前后或左右相互对应的位置上,故这种透刺多为直刺深刺,刺激量大,针感强烈,可用于调和阴阳,治疗相关表里两经的疾病,并能改善全身症状和治疗肢体远端的病证。如阴陵泉透刺阳陵泉,合谷透刺劳宫,昆仑透刺太溪,光明透刺蠡沟等。

3. 透刺法临床举例 近年来临床工作者们为透刺法增添了许多新的内容。如治疗面瘫的透刺方法就很丰富:额纹消失,阳白透鱼腰、阳白通丝竹空;眼睑闭合不全,攒竹透鱼腰、丝竹空透太阳、丝竹空透鱼腰、攒竹透睛明、瞳子髎透太阳、太阳透四白、四白透承泣、承泣透睛明;口角歪斜,颊车透地仓、四白透迎香、水沟透地仓、太阳透下关、地仓透下关、地仓透承浆、颧髎透迎香、太阳透牵正、颧髎透牵正、大迎透迎香、下关透牵正,以及选配下关透颊车、翳风透完骨等。

又如中风后遗症:肢体偏瘫者,肩髃透臂臑、曲池透少海、外关透内关、合谷透后溪、阳陵泉透阴陵泉、悬钟透三阴交、昆仑透太溪、太冲透涌泉;吞咽或语言功能障碍者,廉泉透旁廉泉(廉泉旁开0.5寸,为奇穴);口角歪斜、流涎者地仓透颊车、承浆透夹承浆(承浆旁开0.5寸,为奇穴)。又如合谷透刺劳宫,太冲透刺涌泉治疗呃逆,条口透承山治疗"寒凝肩"都是临床上行之有效的透刺法。

（刘晓旭　陈春华）

附录二
针法灸法研究进展

运用现代科学技术手段和方法,研究针灸刺激穴位的启动过程及原理,对于合理应用针灸技术,揭示针灸作用机制及提高针灸临床疗效有着非常重要的作用。在针灸技术研究中,针法和灸法的现代研究最为深入,研究成果最为丰富,而拔罐法、三棱针法、穴位埋线法等刺灸法的研究也取得了一定的进展。现概要介绍如下。

一、针法研究进展

针刺疗法作为一种复杂干预手段,其疗效受多种因素影响,在与针刺疗效密切相关的进针,针刺深浅、角度和方向,得气,补泻手法,留针等环节上,学者们在继承前人经验的基础上做了大量的观察、对比、思考和各种研究,下面分别就近年取得的一些进展介绍如下。

(一)进针

进针是毫针刺法的首要操作技术,是应用各种手法将针刺入腧穴皮下的方法。为减轻疼痛、消除患者的恐惧心理,取得患者的信任和配合,目前大部分医生普遍采用"快进针,慢候气"的快速进针法,此法运用娴熟,确实能减轻疼痛,易被患者所接受,但是近年来有学者从提高针刺疗效的角度出发倡导缓慢进针,认为缓慢进针能增强针感,充分发挥皮部的功能,有学者发现缓慢进针法与"飞针"进针法操作的动作要领基本一致,都是利用旋刀原理透皮。

缓慢进针的要领是:针尖垂直于穴位表面,针尖在与皮肤接触的瞬间,稍加压力同时轻微捻转(捻转的幅度<15°),微旋而徐推之,动作要轻巧连贯。适当延长刺激的作用时间,以增强得气感应。现代神经生理学认为,人体表皮分布着丰富的痛觉感受器,痛觉的产生与被刺激部位的敏感性、刺激的强度和持续的时间相关,在同样的刺激强度下,延长刺激时间显然可使痛觉增强,所以要想减轻痛感,就要以尽可能快的速度进针透皮,缩短刺激的时间,这也是快速进针可减轻疼痛的原因。缓慢进针相对快速进针无疑是延长了刺激的时间,熟练后在表皮进针时患者通常可感觉到一种轻微麻胀痛感或痒感,类似一种蚊虫叮咬的能够忍受的"皮肤感"。这种感觉易于循经脉扩散或由穴位处向外辐射,是皮部络脉之气被激发的表现,可以更充分发挥皮部的作用。《黄帝内经》认为"皮者,脉之部","凡十二经络脉者,皮之部也","欲知皮部,以经脉为纪","卫气之所留止,邪气之所客也,针石缘而去之","卫气先行皮肤,先充络脉","审察卫气,为百病母,调其虚实,虚实乃止。"都明确指出皮部乃是十二经脉所辖属的一部分,是人体防治疾病的重要部位。古法的"刺卫""半刺""毛刺"等都是取皮气而调卫气。甚至有的流派针灸医家针尖透皮后不再深入,由于进针深度只有2mm左右,针体立不住,都倒伏在穴位上,但效果却非常理想,即被赞誉为"针针倒、病病好"的浅刺针法,针尖就像粘在皮肤上,被谐称为"挂针",针刺后穴位周围的皮肤一般都能很快出现红晕,这往往被视为效果较好的反应。

由于经络系统有多层次的结构特性,不同层次的经络组织结构对刺激均可产生得气,运用缓慢捻转进针法，由浅及深，可以很好地控制进针的深浅层次，同时利于深层得气，使浅、深两个不同层面均能获得针感，更容易观察到天、人、地三部不同的针刺效应，找到最佳的针感点，并分别在三部得气，使经气累积，有效信息得以叠加、放大，易于产生循经感传，更好地疏通经络

（二）针刺深度、角度和方向与疗效的关系

针刺深度、角度、方向是针刺过程中的最基本要素，近年也有不少研究者对针刺深度、角度、方向与疗效的关系，予以关注和研究。

1. 同一穴位针刺深度与方向不同可治疗不同疾病　浅刺：直刺翳风穴可用于治疗外耳病、乳突疼痛、面瘫；向下颌骨方向斜刺翳风穴，可用于治疗下颌病变、牙痛。深刺翳风穴，针对不同疾病选择不同方向：①向对侧乳突方向直刺 1.5～2 寸，主要用于治疗偏头痛、面肌痉挛、眩晕、呃逆、中风等；②针尖微微向上沿耳道方向刺入 1.5～2 寸，主要用于治疗内耳疾病；③针尖微微向下，即指向咽部刺 1.5～2 寸，用于治疗失语、口吃、舌咽神经痛、吞咽障碍等。

类似的还有：直刺秩边穴 3～4 寸用以治疗下肢疼痛、瘫痪等症；向前阴斜刺 4～5 寸，可治疗泌尿、生殖系统病证；向后阴斜刺 3～4 寸，可治疗脱肛、腹泻之症；刺向少腹部 4～5 寸则可用以治疗妇科诸症。临床上类似情况不胜枚举，可能是不同针刺深度和方向刺激到的组织层次、结构差异导致了不同的治疗效果，其机制还有待于进一步深入研究。

2. 同一疾病针刺相同穴位的不同深度的疗效比较　有人对比观察了不同深度针刺环跳穴治疗坐骨神经痛的疗效，得出浅刺组（针刺深度为 0.5～1 寸）与深刺组（针刺深度为 2～3 寸）的总有效率无明显差异；但深刺组遗留有麻木感的例数明显多于浅刺组，是因为深刺组追求下肢放射样传导感，反复刺激神经干，有可能对神经本身产生损害。有人将 82 例中风偏瘫的患者随机分为浅刺治疗组和常规针刺组各 42 例，比较其疗效。浅刺组取 0.3mm×25mm 毫针，浅刺 5～10mm，行针缓慢、均匀、小幅度地提插捻转约 30s，不论得气与否，均轮换选取头部、上肢、下肢 3 对腧穴，加电针刺激。其对照组只是针长的不同，选用 0.3mm×（40～60）mm 毫针，其他操作都一样，结果前组总有效率为 95.24%，后组总有效率为 90%，其差异具有统计学意义。

以上是同一病种深浅刺观察对比的结果提示，浅刺具有与深刺相同甚至更好的临床效果，浅刺还具有减轻患者的恐惧心理和治疗痛苦以及避免深刺引起的肌肉痉挛、刺伤神经和血管的风险等优势，所以在保证疗效的前提下，可以优先选用浅刺。

但有些病种深浅刺对比观察显示结果正好相反，如通过对比深刺组（20～30mm）23 例和浅刺组（10mm）24 例，针刺耳前三穴（耳门、听宫、听会）为主治疗突发性耳聋的疗效差异，结果表明：深刺组的有效率为 87%，浅刺组有效率为 29%，差异有统计学意义。有人治疗神经根型颈椎病，比较深刺（1.5～2 寸）45 例和浅刺（0.5～0.8 寸）温针灸 35 例颈夹脊穴的疗效，发现深刺组疗效优于温针组，其疗程也明显短于温针组，临床症状的改善也优于温针组。有人比较深刺（45～55mm）风池穴（针尖向对侧目内眦）为主治疗 28 例偏头痛、常规针刺（20～25mm）风池穴为主治疗 24 例的疗效，其疼痛消失的时间、疗效、复发率均有显著差异，说明了深刺风池穴对偏头痛有较好的疗效。还有比较深刺（约 3 寸）与常规针刺夹脊穴治疗腰椎间盘突出症的疗效和观察针刺条口穴不同的深度对肩周炎疗效的差异，都得出了深刺组疗效优于浅刺组的结果。

以上临床研究说明对某种疾病的针刺治疗是选用浅刺还是深刺不能一概而论，大量临床研究报告的分析表明，浅刺多用于虚证，病位表浅的病证，例如周围性面瘫、面肌痉挛、陈旧性面瘫、湿疹、黄褐斑和小儿腹泻等病证；深刺多用于实证，病位较深的病证，广泛运用于中风、椎间盘突出症、三叉神经痛、偏头痛、便秘、尿潴留、前列腺炎、呃逆等疾病。

特别值得一提的是近年发展比较快的以浅刺为特征的皮内针、腕踝针、浮针等特种针法只针到皮下疏松组织，不要求得气针感，但痛感轻，见效快，而且适应证广泛，很有发展前途。

（三）得气

历代医家都对针刺得气十分重视，认为得气是产生治疗作用的前提，在针灸过程中具有非常

重要的意义。《灵枢·九针十二原》记载:"刺之要,气至而有效,效之信,若风之吹云,明乎若见苍天,刺之道毕矣。"《标幽赋》记载:"气速至而速效,气迟至而不治。"《针灸大成》解释为:"言下针若得气来速,则病易痊而效亦速也。气若来迟,则病难愈而有不治之忧。"这些经典论述都说明了针刺得气与否,得气的快慢,都直接影响着针刺治疗效果,疾病的转归与预后,现代大量的临床对比观察和实验也证实了这一点,但近年来也有部分学者发现有些情况下针刺不得气同样也能获效,提出了"隐性得气"的概念,认为隐性得气同样也很有意义。

对外界刺激发生反应是人体正常的生理功能之一。针刺,作为一种物理刺激,当针刺入人体与经气相逢后,患者会产生不同的主观感觉,比如感觉针下有酸、麻、胀、沉重、痒、舒松、冷感、热感等,有时某种感觉还可沿着一定的部位向一定的方向扩散或传导,甚至气行至某些脏腑器官还可出现某些功能的改变,这些反应都可称之为得气,属于患者主观体验到的针感,也叫做自觉反应。在自觉反应的同时,施术者指下也会感到有沉紧或松空的感觉,如《标幽赋》中所说的:"轻滑慢而未来,沉涩紧而已至";"气之至也,如鱼吞钩饵之沉浮;气未至也,如闲处幽堂之深邃",或观察到局部或经脉循行部位的肌肉跳动、震颤或针柄跳动,或皮肤色泽改变,或患者表情改变等,这些被称作他觉反应,是施术者对得气的感知。得气感的性质可能与机体状态、疾病性质、针刺的部位、深浅和针尖所刺激的各类组织结构所在的感受装置有关。研究显示,穴位深部的感受装置主要有 5 种,分别是肌梭、腱器官、环层小体、关节感受器和游离神经末梢。身体不同部位的穴位,其深部感受装置不完全相同。肌肉丰厚处的穴位(如足三里、合谷、内关)以肌梭为主,肌与腱接头处的穴位(如承山)可能以腱器官为主,腱附近处穴位(如昆仑、曲泽)主要为环层小体,头皮处穴位(如印堂至百会,攒竹至丝竹空)可能以游离神经末梢为主,关节囊处穴位(内外膝眼)则可能以类路芬尼氏小体为主。针感的差异可能是由于针刺兴奋了不同感受装置,也可能是各类感受传入冲动组合构型不同所致,针感与穴位形态结构关系密切。研究还发现,刺激神经多引起麻感、触电感,刺激血管多引起痛感,刺激骨膜多引起酸感,刺激肌肉多引起酸、胀、困重感,还可出现跳动感、上下传导感。关于针刺得气的医者"手下感觉"则有可能与肌肉收缩有关,可能是由于梭内肌收缩所致。因为手下感觉主要出现于肌肉丰厚处的穴位,这类穴位处的肌梭密集。

大量得气与针刺疗效关系的临床观察都证实:针刺得气的疗效优于针刺不得气,但发现得气的强弱与针效之间的关系不能一概而论。对于急性疼痛、痹证、痿证、瘫痪等疾病,得气感强则效果较好;对失眠、心悸、眩晕、面肌痉挛等疾病,得气感弱些则效果更好。同时还发现有的患者在接受针刺时并无明显的得气感觉,但也能取得较好的疗效。特别是近年运用较多的皮内针、腕踝针,浮针等,其操作要领是不要求患者有酸、麻、胀、重等针感,而是将针刺入皮下,越表浅越安全,虽然得气感不强,甚至无任何针感,但临床疗效却很显著。对此研究者解释为,不能被大脑皮质所感知到的阈下刺激同样能将治疗信息传递到中枢发挥效应,并将这种刺激形成的信息称为潜在信息,所形成的是隐性感觉。与阈上刺激形成的显性信息一样,均能成为一种治疗信息,并把针刺中这种阈下刺激称之为隐性针感,或隐性得气。有研究者分别以胃电变化和心功能变化作为针效指标,观察不同得气状态对针效的影响,并同时对不同得气状态下的针效做了比较,结果发现显性得气与隐性得气之间的针效无明显差异,两者均可产生效应。

过分强烈的得气感显然对接受针刺的人来说是一种不适感,临床上应追求患者在最少不适的前提下获得疗效。既然隐性得气和显性得气都能取得较一致的针效,因此临床中针刺操作可以既让患者舒适,又疗效显著,不宜一味追求针感。特别是对初诊、体质不敏感的患者,针感不宜过强,否则会使这部分患者因畏惧针感而放弃针刺治疗。因此可以利用隐性得气让更多的患者主动接受针刺治疗,毕竟针刺得气并非目的,治疗疾病才是目的。

(四)补泻手法

针刺补泻是针刺过程中最重要的环节,由于学科本身的特点和历史原因,传统的针刺补泻手法操作复杂,没有统一标准,多不规范,且法出多门,或相互矛盾,让后来学者无所适从。尽管研究者们对此做了大量的探讨和研究, 有关补泻手法的诸多问题至今也没有得到很好的解决, 比如传统补泻手法设定的依据是什么? 各种补泻手法的具体操作如何标准化与量化? 补泻手法与补泻效应有何联系? 补泻手法的作用究竟有多大? 补泻手法与刺激量关系如何等? 正应"针灸易学, 补泻难明"的说法。虽然目前对这些关系到针灸发展的必须解决的基础性问题还没有一致的结论, 很多观点充满矛盾甚至截然对立, 但也需要我们针灸医学生多加以关注和思考。

传统观点认为, 针刺所产生的补泻效应, 是在补泻手法施用的基础上产生的, 没有补泻手法就不会产生补泻效应, 针刺补泻手法是决定针刺疗效(补虚泻实)的关键, 对此现代有大量实验和临床对比研究报道予以证实。同时也有截然相反的观点认为: 针刺补虚泻实的作用是客观存在的, 针刺补泻手法虽名义上存在, 但实际上并不存在能产生补泻作用的所谓针刺补泻手法; 针刺补泻手法名目繁多, 具体操作没有统一规范标准, 无法量化, 不易效仿复制, 形同虚设, 有"巧立名目, 故弄玄虚"之嫌; 针刺之所以能产生补虚泻实效用, 其核心乃是机体的功能状态和得气。机体功能状态是针刺产生补泻效应的主要因素, 补泻手法虽是针刺产生补泻效应的重要手段, 但只能起外在的、相对的、辅助的作用。当代针灸临床普遍现象是进针后提插捻转, 得气即可, 然后留针, 数分钟后重复, 直至出针; 或直接接通电针, 不做补泻, 同样有不同程度的效果。有人在调查近 10 年的针灸文献后发现, 相当部分的针灸临床医生完全忽略手法的应用, 海外留学生们的操作更是如此。这些没用补泻手法, 但一样有补泻效果的事实都直接或间接地提示: 传统理论对补泻手法的认识理解是否有偏差? 这种观点主张应通过现代科学方法探讨针刺操作手法的实质, 找出真正有用的东西, 去伪存真。甚至有人认为, 不破除对传统针刺手法的迷信, 便不可能出现新的针刺手法理论, 更谈不上发展。

之前相当长的一段时间里, 很多人认为针刺提插捻转幅度大、频率快、用力重、操作时间较长者的强刺激为泻法, 起抑制作用, 适用于实证, 反之则为补法, 适用于虚证。近年来通过学者们溯本清源的不懈努力, 以《黄帝内经》为立足点, 通过总结当代针灸名家关于针刺补泻的经验, 并结合当前与针刺补泻效应相关的科研进展, 古今相参, 理清了补泻手法和强弱刺激的关系, 认为针刺对经络功能的调节作用不能完全以神经对刺激轻重的反应来代替, 刺激量的大小也不能与补泻完全等同; 一个最佳刺激量在一定条件下偏补或偏泻, 而在不同条件下则具备补虚泻实的双向调节作用。

从《黄帝内经》里关于补泻手法的论述可以看出针刺补泻手法与"强弱刺激论"不存在必然联系。以现代神经反射理论将轻重刺激分为补泻, 认为针灸治疗就是能量传递的过程与生物场的作用, 这只是西医学的一种认识, 是不应该与传统针灸理论混为一谈的, 针刺补泻手法不能简单地冠以"强弱刺激"。补泻手法不能只以施针者单方面为标准, 还要考虑到受针者的状态, 所以有研究者认为补泻效应的产生应该是医者的刺激量值与患者的感应量值相匹配的结果。据此, 有人根据长期临床经验提出了补泻新标准。针刺补法的操作是: 针刺得气后运用提插捻转等行针手法, 使患者感到酸、麻、重、胀、沉的强度合适, 此时患者表情平静, 医者感到针下沉紧, 一直待到患者气感开始减弱, 医者指下感觉较前松弛, 则停止运针, 留针 30min, 15min 行针 1 次; 泻法的操作是: 针刺得气后, 运用提插捻转等行针手法使患者感到气感较为强烈, 此时患者表情比较痛苦, 医者感觉指下沉紧, 保持行针, 直到患者气感明显减弱, 医者感觉针下明显松弛而无沉紧感, 则停止运针, 留针 30min, 15min 行针 1 次。这个标准尽管还不能被所有人接受, 却开拓出一个以受针者对手法反应为标准的补泻研究的方向。

事实上, 针刺补泻不仅是指针对病证虚实而施行的针刺手法, 更是贯穿整个针灸治疗过程理、法、方、穴、术的基本原则, 针刺补泻手法作为其中重要组成部分, 其操作正确与否直接关系到是否能达到"通经络、调阴阳"的治疗目的, 针刺补泻手法与强弱刺激不存在必然联系。但传统的针刺补泻手法中有很多确实具有针刺刺激量的属性, 所以"强弱刺激"可以对针刺补泻手法的临床实践和现代科研的标准量化起一定积极作用。

(五)留针时间

留针是针灸操作的重要环节,留针时间与病程、病情、病种、针刺部位等多方面因素有关,当前针灸门诊普遍留针 30min 的常规操作显然具有一定的盲目性和随意性,如何确定各种疾病的最佳留针时间,以提高针灸临床疗效,也是学者们关心的问题。有人观察留针 5min、20min、30min、40min 和 60min,对踝关节软组织损伤的疗效,发现留针 30min 对急性损伤疗效最佳,留针 60min 对慢性损伤疗效最佳。

有人对速刺与留针治疗脑性瘫痪做对比观察,发现留针组对综合功能及运动功能的改善作用均明显优于速刺组。有关针刺镇痛的基础研究显示,针刺留针 20min 以上,才能充分发挥镇痛效果。有人比较留针 2～3h 和留针 20～30min 治疗三叉神经痛的疗效,发现长时间留针组疗效明显优于常规留针组。有人研究 20min、40min 和 60min 不同留针时间改善肺功能的时效关系,发现 40min 留针组肺功能各项指标的改善效应最为显著。

有人采用头针治疗脑性瘫痪,发现头针留针至 1h 对脑瘫患儿治疗效果明显。有研究表明:对慢性疾病、危重疾病、痛证以及头皮针疗法等留针时间宜长。

以上研究显示:针刺疗效与留针时间密切相关,因此研究针刺时效关系,寻找不同状况下最佳留针时间,对于提高针刺疗效具有重要意义。

二、灸法研究进展

艾灸是指点燃用艾绒制成的艾炷、艾条在体表穴位上烧灼、温熨,借灸火温和的热力和药性,通过经络的传导起到温经散寒、行气活血、扶正祛邪、防治疾病的一种外治法,是传统中医治疗疾病的重要手段,故自古有"一针二灸三汤药"的说法。针与灸都是在经络穴位上施行的,有共通的地方,但灸法亦有其独到之处。《灵枢•官能》载有:"针所不为,灸之所宜",宋代窦材主张"保命之法,灼艾第一,丹药第二,附子第三",《医学入门》也有"药之不及,针之不到,必须灸之"的论述,说明灸法对某些疾病的治疗优势是针法不能替代的。

灸法适用范围十分广泛,可适用于内、外、妇、儿等科的常见病、多发病,凡是存在经络不通、气血不畅的病理状态,艾灸都可以取得很好的效果。现代研究表明:灸法可以调整脏腑功能、促进新陈代谢、增强免疫功能,尤其在治疗慢性病、疑难病及预防保健方面具有显著优势。在灸法作用机制研究方面,国内外研究普遍认为:人体对艾灸的温热刺激及其生成物的反应是灸法取效的科学基础;经络腧穴与艾灸理化作用的有机结合,产生了灸法的"综合效应"。

温热特性是艾灸最重要的物理特性,燃烧时的热效应是产生治疗效果的关键。艾灸热传递同样遵循辐射、传导、对流 3 种方式。艾燃烧时产生一种十分有效并适宜于机体的物理因子红外线,其辐射能谱在 0.8～5.6μm 之间,这表明燃烧艾绒时的辐射能谱不仅具有热辐射一远红外辐射,而且还具有近红外光辐射,艾灸的能谱中近红外辐射占主要成分,且峰谱在 1.5μm 附近。根据物理学原理,一般远红外线能直接作用于人体的较浅部位,靠传导而扩散热量,而近红外线较远红外线波长短,能量强,可直接渗透到深层组织,穿透机体的深度可达 10mm 左右,并通过毛细血管网传到更广泛的部位,而为人体所吸收。有人对不同品种艾叶的燃烧热进行了测量:蕲艾 18 139J/g、北艾 17 463.4J/g、祁艾 17 419.3J/g、川艾 16 136.4J/g,分析结果显示:能量愈高,波长愈短,渗透力愈强。学者们的研究认为,艾灸时的红外线辐射,既可为机体细胞代谢活动、免疫功能提供必要的能量,也为能量缺乏的病态细胞提供活化能,并有利于生物大分子氢键偶极子产生受激共振,从而产生"灸感",同时又可借助反馈调节机制,纠正病理状态下能量信息代谢的紊乱,调控机体免疫功能。

艾灸在燃烧过程中除了发出光热辐射外,还产生大量烟雾和灰烬等生成物。经测定,艾烟中含芳烃、萜类以及一些长链脂肪烃,大部分是艾挥发油及其氧化产物、黄酮、鞣酸等的燃烧分解产物，以及未分解的挥发油成分等。大量研究显示：艾烟具有广谱抗菌、抗病毒以及镇咳、祛痰、平喘、抗过敏等作用。艾烟能抑制、杀灭大肠杆菌、金黄色葡萄球菌、乙型链球菌、绿脓杆菌，具有抗真菌及抗支原体、衣原体和病毒的作用。有人观察比较外耳道涂药（咪康唑乳膏）、艾烟熏耳和涂药艾烟熏耳结合 3 种外治方法治疗耳真菌病的临床效果。结果表明：艾熏、涂药艾熏结合、涂药 3 种外治法在治疗后 1 个月、1 年的总有效率组间差异无统计学意义，但艾熏外治法和涂药艾熏结合外治法的治愈率较涂药外治法高，因此认为艾熏法治疗耳真菌病具有治疗简单、疗效巩固、治愈率高的优点，可替代常规外治法。另外研究还显示艾烟的杀菌效果与烟熏时间长短有关，时间越长杀菌作用越强。

日本学者的研究结果表明，艾叶燃烧生成物的甲醇提取物，有清除自由基和过氧化脂质的作用。国内学者对艾燃烧产物艾烟轻组分、重组分、焦油、艾烬晶体以及艾挥发油等成分清除自由基能力进行了比较，结果发现其大小顺序依次为重组分 > 焦油 > 轻组分 > 艾烬晶体 > 挥发油，由重组分中分离出来的 52 叔丁基连苯三酚具有较强的抗自由基能力，清除 DPPH 自由基能力比天然抗氧化剂维生素 C 和人工抗氧化剂 BHT 均强。可以推测 52 叔丁基连苯三酚是艾烟抗自由基的核心物质，是艾灸的重要活性成分。这些结论都为艾灸具有保健防病、益寿延年、抗衰老作用提供了依据。

目前对艾灸的作用机制尚未完全明了，根据现有研究成果推测：艾灸的作用机制是由燃艾时所产生的物理因子（热，光）和化学因子（烟雾，灰烬），作用于腧穴感受装置与外周神经传入途径，刺激信号传入中枢，经过整合作用传出信号，调控机体神经—内分泌—免疫网络系统、循环系统等，从而调整机体的内环境，作用于靶器官，以达到防病治病的功效。但是艾灸的光、热刺激如何启动穴位局部感受器调节靶器官发挥治疗作用，艾烟中哪些成分以何种方式（皮肤渗入、吸入、嗅觉等）参与灸法效应启动还需要进一步深入研究。近年来，灸法的理论与应用方面最突出的进展当属江西中医药大学陈日新教授研究团队提出的腧穴热敏新理论，并以此创立了腧穴热敏化艾灸的新疗法，简称"热敏灸"。

该研究团队通过对临床灸疗的长期实践观察分析，发现人体腧穴存在敏化态与静息态两种功能态，当人体发生疾病时能使体表腧穴发生敏化，敏化的类型多种多样，而腧穴热敏化是腧穴敏化的一种新类型，处在敏化态的腧穴对外界相关刺激呈现腧穴特异性的"小刺激大反应"，即当"热敏腧穴"当受到艾热刺激时可呈现透热、扩热、传热、局部不（微）热远部热、表面不（微）热深部热以及产生其他非热感觉六种明确可感知的现象，而非热敏点对艾热仅产生局部和表面的热感。热敏化腧穴是灸疗的最佳选穴，其最佳刺激为艾热刺激。腧穴热敏态在艾热刺激下极易激发灸性感传（约 95% 的出现率），乃至气至病所，艾灸必须激发经脉感传才能大幅提高疗效。因此，灸之要，仍然是气至而有效，完善和发展了"刺之要，气至而有效"的针灸理论。

灸法和针法一样存在着刺激量与效应的关系。传统观点和现代研究都认为，灸量是影响艾灸效应的最重要因素之一。研究者认为，灸量是施灸时艾热对腧穴的刺激强度，刺激强度是施灸时间与施灸强度的总和，达到一定的灸量就会产生一定的灸效。影响灸量的关键因素是：①灸法火势大小，灸法火势大小是决定单位时间内产生灸量的决定因素；②施灸时间的长短：灸法和用药一样也有量的积累，施灸时间越长，施灸时释放的能谱和化学活性物质被机体吸收越多，即产生的灸量越大；③灸距的大小（灸温），灸距决定了灸部局部温度的高低和灸材燃烧释放的化学活性物质的吸收；④施灸频度，有学者研究表明温和灸调治亚健康状态的疗效与灸频有关，每日灸与隔日灸疗效显著，优于每周灸。

研究发现艾灸治疗时，把握好灸量非常关键。《医宗金鉴·刺灸心法要诀》云："凡灸诸病，火足气到，始能求愈。"《外台秘要》曰："凡灸有生熟，候人盛衰及老小也。衰老者少灸，盛壮强实者多灸。"《扁鹊心书》云："大病灸百壮，小病不过三五七壮。"《医学入门》曰："针灸穴治大同，但头面诸阳之会，胸膈二火之地，不宜多灸，背腹阴虚有火者，亦不宜多灸，惟四肢穴最妙，凡上肢及当骨处，针入浅而灸宜少，下肢及肉厚处，针可入深，灸多无尽。"以上古代医家经验说明：施灸时必须要有足够的灸量，还应根据患者的体质、年龄、病变部位、病情轻重、寒热虚实及患者耐受力的大小等选择合适灸量，但是实际操作时，具体怎样把握施灸的量，却并不容易。古代医籍中多记载某病某穴施灸的壮数，与现在临床上多采用的艾条灸无法对应。现在临床上一般施灸的时间仅十几分钟，经常治疗效果尚未发挥而施灸已经停止，尽管灸法对于某一具体病证十分合适，但因为灸量未能恰到好处，导致疗效不能充分显现，甚至徒劳无功。目前灸疗方法很多，但尚难以从客观上掌握一种灸法的最佳刺激量，对各种病证的施灸量，医者把握起来随意性比较大。热敏灸法，很好地解决了这个问题。通过悬灸热敏腧穴，直到激发出热敏感传至病所，持续施灸感觉逐渐消退，"敏消"量足。持续艾灸，直至热敏感传现象消失，艾灸疗效最佳。这是患病机体自身表达出来的需求灸量，所以是最适合的个体化充足灸量，即饱和消敏灸量，就是说灸量的把握不以时间或壮数为量化指标，而以灸后患者的感觉和机体的反应为标准。

迄今的研究证实，辨"敏"取穴施灸的疗效优于辨证取穴，腧穴热敏化新灸法对下列病证确能明显提高疗效：风湿性关节炎、骨性关节炎、软组织损伤、肌筋膜疼痛综合征、颈椎病、腰椎间盘突出症、感冒、面瘫、面肌痉挛、三叉神经痛、胃动力障碍、肠激惹综合征、便秘、男性性功能障碍、月经不调、痛经、盆腔炎、慢性支气管炎、支气管哮喘、中风、过敏性鼻炎等。

长期以来，传统灸法因疗效无明显突破，再加上艾绒燃烧时产生大量烟雾、操作繁琐、耗时费力，效率低下，甚至引起灼伤等弊端，使艾灸在临床上的应用呈现出萎缩的趋势，但热敏灸以其简、便、廉、验、安全、高效的特征充分展示了艾灸疗法的特色与优势，在一定程度上扭转了这种颓势，赢得了越来越多的针灸医师和患者的喜爱，在短时间内被迅速推广到全国几十个省市上百家医院使用，甚至有些保健性质的灸疗馆、养生会所、美容院等非医疗机构也开始学习应用。

三、现代针灸器材的研制与应用

多年来，随着科技的不断进步，针灸器具制造工艺不断提高，现代针灸器材的种类也越来越丰富。具有代表性的就是电疗仪，其品种多样，包括蜂鸣式电针仪、电子管式电针仪、脉冲式晶体管电针仪、开阖枢治疗仪、声波电针仪、电热针、电子冷热针灸治疗仪、激光针疗仪等。

在针疗仪中以电针仪的研制为最早，在临床上使用最广泛，而且品种多样。它是在针刺作用的基础上结合电刺激的一种新疗法，通过穴位电刺激的方法来加强和维持得气感，以提高针灸临床疗效。电针刺激参数主要包括波型、波幅、波宽、频率、输出电压等，在临床上可用以调节电针刺激量。目前，临床上最常用的电针仪输出波型为连续波、疏密波、断续波以及各种调制波，频率<1 000Hz 的称为低频电脉冲治疗仪，临床用于治疗各种疾病。根据神经绝对不应期特性，频率高于1 000Hz 以上的电脉冲作用于手术刀口周围可起到局麻作用，这便是电针麻醉。到了20世纪60年代，以G6805型为代表的低频脉冲电针仪得到进一步推广应用。为了解决电针治疗仪在应用过程中产生的电解、电泳、电离以及电适应现象，曾先后研制了调制脉冲波电针仪、声波电针仪，从而克服了临床上的电适应现象。在此研究的基础上，又研制出了多功能电针仪，使其能同时输出规律脉冲、调制脉冲、声电波等三大类电针参数的脉冲电，还附有耳穴探测装置。电针仪发展至今，大致可分为四代：感应式电针仪、电子管式电针仪、晶体管电针仪和集成电路电针仪。从电针仪输出波型的电特性分析，可以归纳为三类：第一类电针仪输出脉冲是有规律的，它的波型是固定不变的，当人体接受这类电针治疗时，会出现电适应现象，即通电几分钟后，电刺激强度会逐渐变小，须再行调整。第二类电针仪输出的是调制脉冲，它的波幅或频率随时发生有规律的变化，此类电针仪可改善电适应现象。第三类电针仪输出的波幅或频率随时发生无规律的变化，它是用产生噪音或音乐等声电波作为电针仪输出波，如声波电针仪、噪音电针仪。实验证明：在三类电针仪的输出波中第三类的镇痛效果最佳，第二类次之，第一类最差。在电针仪

的应用过程中，又衍生出穴位电极治疗仪，这类治疗仪的输出电压比较高，因此它可免除针刺穴位这一环节，直接用电极代替毫针来刺激穴位。音乐声波电针仪和噪音电针仪在临床上已有广泛应用。其中，音乐声波电针仪的研制，为音乐与针刺结合应用而形成的新一代电针治疗仪，具有广阔前景，值得推广。

电热针是根据经络学说，结合现代电子技术研制而成的一种新型的针灸治疗仪器。它具有针刺和火针的综合作用。其作用机制是利用一个可调电源，根据治疗需要，调节电压及电流的大小，使电流通过特制的针具产生热量。针尖部的热量可控制在一定范围，刺入人体穴位后产生热量，沿经络传导扩散，可改善和调节气血运行。通过调节温度使电热针针感稳定持久，可保持恒定的传导感应，对研究经络感传的定向、定位提供了一项客观的观察手段，故可作为针刺定量研究的仪器。

电子冷热针灸治疗仪是在古代冷灸以及近代冷冻疗法的基础上，将现代电子、冷冻技术运用于针灸临床的一种现代针疗仪器，于 1979 年研究成功并应用于临床。由于它通过半导体制冷的方式提供了可热可冷之法，尤其是它提供的冷冻的方法可通过人体经络、穴位起到滋阴降火作用，在临床上对甲状腺功能亢进、糖尿病、风湿热、癫痫及各种炎症、出血性疾病等都具有较好的疗效。

激光针灸是用激光向人体经络穴位照射，可产生热效应、机械效应、光效应、电磁效应等，从而对机体生理病理过程起调节的作用。作为一种激光发生器其基本结构由三部分组成：①激光工作物质，如固体、气体、液体、半导体等，不同的工作物质产生不同波长、不同性能的激光；②激发能源，有光、电、化学能等，视激光工作物质而定，置于激励装置内；③光学谐振腔，由相互平行的两个反射面构成，其中一个为全面反射面，一个为半透半反射面。激光由谐振腔半反射面一端辐射出来。临床常用的有氦 - 氖激光针疗仪和氩离子激光针疗仪等。基本机制是利用激光产生的微热、压力、电磁波对经络穴位起作用，取得治病防病的效果。国内外已利用激光针灸治疗内、外、妇、儿、神经、皮肤、五官科等几十种病证。

此外，随着超声波腧穴治疗仪、经络导平治疗仪、腧穴离子导入治疗仪、特定电磁波治疗器（TDP 神灯）、微波治疗仪、电脑中频治疗仪等一批仪器设备的研发、设计、生产和制造，极大地丰富了针灸防治疾病的治疗手段，也为临床应用提供了更多选择。

（赵云龙　史　炜　周美启）

附录三
针法灸法操作技能考核
项目及评分细则

一、毫针刺法考核评分细则

（一）毫针针刺进针手法考核评分细则

项目	技术要求	分值	得分	备注
针前准备	着装整洁，关爱患者	1.0		
无菌观念	术前后洗手，消毒；针具消毒	1.0		
体位	选取合适的体位，充分暴露施术部位，注意保暖	1.0		
进针手法	选择适宜的针具进针，持针要稳，力量集中，肩肘放松，手指施力，针身挺直； 进针后能恰当地把握针刺的角度、方向和深度，体会得气感，注意双手进针法左右手之间的配合度以及不同部位的选择； 根据常用不同进针手法操作要点与不同，选择常用单手进针法、提捏进针法、夹持进针法、舒张进针法、指切进针法进行考核。	4.0		
结束	医疗垃圾处理得当	1.0		
评价	动作熟练，规范	2.0		
合计		10.0		

（二）毫针针刺行针手法考核评分细则

项目	技术要求	分值	得分	备注
针前准备	着装整洁，关爱患者	1.0		
无菌观念	术前后洗手，消毒；针具消毒	1.0		
体位	选取合适的体位，充分暴露施术部位，注意保暖	1.0		
行针手法	选择适宜的针具进针后，能恰当地把握针刺的角度、方向和深度，体会得气感，注意行针时毫针的左右旋转角度、幅度以及频率，不同行针手法的动作要领。选择常用行针手法：捻转法、提插法、循法、弹法、飞法、摇法、刮法、震颤法考核。	4.0		
结束	医疗垃圾处理得当	1.0		
评价	动作熟练，规范	2.0		
合计		10.0		

（三）毫针针刺补泻手法考核评分细则

项目	技术要求	分值	得分	备注
针前准备	着装整洁，关爱患者	1.0		
无菌观念	术前后洗手，消毒；针具消毒	1.0		
体位	选取合适的体位，充分暴露施术部位，注意保暖	1.0		
补泻手法	选择适宜的针具进针，行针，体会得气感；注意根据不同的针刺阶段选择相应的补泻方法；补与泻的动作区分；补泻过程中患者的感受以及医者针感，复式补泻手法注意刺手和押手的配合。抽题选择单式补泻手法、复式补泻手法进行考核。	4.0		
结束	医疗垃圾处理得当	1.0		
评价	动作熟练，规范	2.0		
合计		10.0		

二、艾炷灸法考核评分细则

项目	技术要求	分值	得分	备注
灸前准备	着装整洁，关爱患者	1.0		
无菌观念	术前后洗手，消毒；灸具消毒	1.0		
体位	选取合适的体位，充分暴露施灸部位，注意保暖	1.0		
施灸	取艾绒适量，搓成大小相同的艾炷，方法正确，点火后，选取适当的手法（非化脓灸、隔姜灸）施灸，观察施灸部位皮肤，合理控制艾炷的壮数。	4.0		
结束	医疗垃圾处理得当	1.0		
评价	动作熟练，规范	2.0		
合计		10.0		

三、艾条灸法考核评分细则

项目	技术要求	分值	得分	备注
灸前准备	着装整洁，关爱患者	1.0		
无菌观念	术前后洗手，消毒；灸具消毒	1.0		
体位	选取合适的体位，充分暴露施灸部位，注意保暖	1.0		
施灸	用右手拇、示指指腹持艾条，方法正确，点火后，选取适当的手法（温和灸、回旋灸、雀啄灸）施灸，观察施灸部位皮肤，合理控制艾火与皮肤的距离；体会灸感并观察穴位皮肤的变化。	4.0		
结束	医疗垃圾处理得当	1.0		
评价	动作熟练，规范	2.0		
合计		10.0		

四、温针灸法考核评分细则

项目	技术要求	分值	得分	备注
灸前准备	着装整洁,关爱患者	1.0		
无菌观念	术前后洗手,消毒;灸具消毒	1.0		
体位	选取合适的体位,充分暴露施灸部位,注意保暖	1.0		
施灸	取艾绒适量,搓成大小相同的艾炷,针刺得气,方法正确,在施灸部位垫一硬纸片,点火后施灸	4.0		
结束	医疗垃圾处理得当	1.0		
评价	动作熟练,规范	2.0		
合计		10.0		

五、拔火罐法考核评分细则

项目	技术要求	分值	得分	备注
拔罐前准备	着装整洁,关爱患者	1.0		
无菌观念	术前后洗手,消毒;器具消毒	1.0		
体位	选取合适的体位,充分暴露施术部位,注意保暖	1.0		
拔罐	用右手持罐,左手点火,选取合适的方法(闪罐、走罐、针罐、刺血拔罐)吸拔至所拔部位。	4.0		
结束	取罐方法正确,医疗垃圾处理得当	1.0		
评价	动作熟练,规范	2.0		
合计		10.0		

六、三棱针法考核评分细则

项目	技术要求	分值	得分	备注
针前准备	着装整洁,关爱患者	1.0		
无菌观念	术前后洗手,消毒;针具消毒	1.0		
体位	选取合适的体位,充分暴露施术部位,注意保暖	1.0		
三棱针法	持针:右手持针,用拇、示两指捏住针柄中段,中指紧靠针身的侧面露出针尖 0.3~0.5cm。点刺:①操作者平心静气,受针者配合;②行局部点刺;③根据治疗目的,运用点刺法、挑刺法;④选择合适力度,避免用力过度或不足。	4.0		
结束	清洁消毒施术部位,医疗垃圾处理得当	1.0		
评价	动作熟练,规范	2.0		
合计		10.0		

七、电针法考核评分细则

项目	技术要求	分值	得分	备注
针前准备	着装整齐,干净卫生;仪态得体,关爱受针者	1.0		
无菌观念	术前后洗手,要求消毒部位消毒方法正确;针具消毒,消毒后物品摆放顺序、方法、位置正确	1.0		
毫针针刺	用右手拇、示指指腹持针,方法正确,进针后予以适当的提插捻转手法以得气	1.0		
电针法	①操作者能平心静气,全神贯注,并获得受针者的配合; ②把脉冲电针仪上每对输出的两个电极分别连接到两根毫针的针柄上,单穴电针时,可将另一电极接在用水浸湿的纱布上作为无关电极,固定在同侧经脉循行路线的皮肤上; ③调节波形,并逐渐调整输出电流至所需要的电流强度,强度由小到大,至患者出现能耐受的酸麻感为佳; ④根据病情、患者耐受性和选择的波形等决定合适的通电时间	4.0		
出针	治疗完毕后,应首先缓慢旋转输出强度旋钮回到"0"位,然后切断电源,撤去导线电极,退出毫针,出针后医疗垃圾处理得当	1.0		
综合	动作熟练,规范	2.0		
合计		10.0		

（蔡明星　赵惠连　李　强　陈春华）

主要参考书目

[1] 黄帝内经素问 [M]. 北京：人民卫生出版社，1963

[2] 灵枢经 [M]. 北京：人民卫生出版社，1963

[3] 杨继洲. 针灸大成 [M]. 北京：人民卫生出版社，1963

[4] 朱汉章. 针刀医学原理 [M]. 北京：人民卫生出版社，2002

[5] 方剑乔，吴焕淦. 刺法灸法学 [M]. 2 版. 北京：人民卫生出版社，2016

[6] 刘茜. 针法灸法 [M]. 4 版. 北京：人民卫生出版社，2018

[7] 王富春，岳增辉. 刺法灸法学 [M]. 北京：中国中医药出版社，2021

复习思考题答案要点

模拟试卷

《针法灸法》教学大纲